Statistische Methoden für den Rettungsdienst

Statistische Methoden für den Rettungsdienst

Eine allgemeine Einführung

Holger Behrendt
und
Klaus Runggaldier

S+K

Verlagsgesellschaft Stumpf & Kossendey mbH, Edewecht · Wien 2005

Für Marko

Die Deutsche Bibliothek-CIP-Einheitsaufnahme

Behrendt, Holger; Runggaldier, Klaus:
Statistische Methoden für den Rettungsdienst: Eine allgemeine Einführung / von Holger Behrendt ; Klaus Runggaldier. – 1. Aufl. – Edewecht ; Wien: Stumpf und Kossendey, 2005
ISBN 3-938179-01-5

Umschlagfoto: Frank Flake
Satz: Weiß & Partner, Oldenburg
Druck: Media-Print, Paderborn

Vorwort

> *»Es gibt drei Arten von Lügen – Lügen, dreckige Lügen und die Statistik«. Angewandt auf die Arbeit berufsmäßiger Statistiker ist das eine gänzlich ungerechtfertigte Verleumdung; eine ihrer beruflichen Befähigungen ist gerade die Vermeidung solcher Fehler. Aber angewandt auf die »Statistiken« in der Tageszeitung oder in Nachrichtenmagazinen im Fernsehen ist das ein treffender Kommentar.*
>
> David Friedman (1999, S. 256)

Kein anderer Wissenschaftszweig hat wahrscheinlich in unserem alltäglichen Leben eine so hohe Präsenz mit seinen Ergebnissen wie die Statistik und dabei gleichzeitig einen so zweifelhaften Ruf bezüglich der Glaubwürdigkeit ihrer Resultate. Dass uns Statistiken tagtäglich umgeben, ist aber ein direkter Beweis für die enorme Bedeutung des Faches, neue Erkenntnisse über unsere Umwelt zu erhalten. Das fängt bei der Physik an, geht über die Biologie und Medizin hin zu den Wirtschaftwissenschaften und gesellschaftswissenschaftlichen Fächern. Dieses breite Spektrum an Anwendungen resultiert aus dem allgemeinen Ansatz statistischer Methoden, nämlich von dem Speziellen auf das Allgemeine zu schließen – oder anders ausgedrückt, mittels einer Stichprobe Aussagen über die unbekannte Grundgesamtheit zu erhalten. Wie kommt nun aber der schlechte Ruf der Statistik zustande? Natürlich sind mithilfe der Statistik Ergebnisse manipulierbar, aber so etwas ist auch in jedem anderem Fach möglich und es ist davon auszugehen, dass der Anteil an krimineller Energie wohl in allen Wissenschaftsdisziplinen in etwa gleich groß sein dürfte. Also muss die Ursache für das negative Erscheinungsbild der Statistik letztlich woanders liegen. Wenn es aber nicht an den Fachleuten liegt, welche die Statistiken erstellen, dann offensichtlich an denen, die die Statistiken lesen und für eigene Zwecke weiter verwenden. Zugegebenermaßen: statistische Schlussfolgerunen sind nicht so eindeutig, wie wenn man vor einer Wand steht und feststellt, dass diese grün gestrichen ist, da den Ergebnissen immer ein Grad an Unsicherheit zugrunde liegt. Aber die Rechenregeln der Statistik sind zu erlernen bzw. in unserer heutigen »Medienwelt« zu beherrschen, wenn es darum geht, die bereitgestellten Informationen zu verstehen und letztlich richtig zu bewerten.

Das vorliegende Buch möchte hierzu eine Hilfestellung geben, indem wichtige Themenfelder der Statistik vorgestellt werden und anhand von Rechenbeispielen erläutert werden. Dabei stammen alle Beispiele aus dem Bereich des Rettungsdienstes, der im zunehmenden Maße vor der Aufgabe steht, die eigenen Daten zur Qualitätssicherung statistisch aufbereiten zu müssen. Der Bezug der Beispiele auf den Rettungsdienst hebt allerdings den allgemeinen Charakter einer Einführung in die Fragestellungen der Statistik nicht auf, so dass sich das Buch durchaus an ein breiteres Publikum wendet. Über Hinweise und Anregungen freuen wir uns sehr.

Abschließend bedanken wir uns herzlich bei Frau Petra Vater für die nicht immer einfachen textlichen Umsetzungen und bei Herrn Bruno Walter für die ideenreiche graphische Gestaltung und die damit verbundenen Diskussionen.

Bonn/Osnabrück im Februar 2005

Holger Behrendt
Klaus Runggaldier

Inhalt

1 Einführung

1.1 Statistik und Rettungsdienst

Das vorliegende Buch versteht sich als eine Einführung in die angewandte Statistik mit einer bewussten Einschränkung auf die Beschreibung der statistischer Methoden, die für die »Praxis« relevant sind. Ein Anspruch auf die Vollständigkeit der vorgestellten Methoden wird dabei nicht erhoben, vielmehr wird auf die zitierte Literatur verwiesen. Die Beispiele aus dem Bereich Rettungsdienst sind deshalb gewählt worden, weil hier seit langem vielfältig medizinische und organisatorische Leistungen dokumentiert werden, diese Leistungsdokumentation aber zunehmend zu der Frage führt, wie solche Daten im Rahmen einer so genannten Qualitätssicherung überhaupt auszuwerten sind. Der Rettungsdienst als ein integraler Bestandteil unseres Gesundheitssystems ist in zunehmendem Maße mit seiner medizinischen Leistungsfähigkeit Gegenstand des öffentlichen Interesses. Genau diese Öffentlichkeit führte nicht zuletzt dazu, dass im betrieblichen Leistungsbereich des Rettungsdienstes die Implementierung von Qualitätsmanagementsystemen erfolgte, die unter dem Wirtschaftlichkeitsgebot die Zielsetzung besitzen, Qualitätsstandards zu definieren, umzusetzen und auf Dauer zu gewährleisten. Das Land Hessen hat darüber hinaus bereits eine Verordnung über die Qualitätssicherung im Rettungsdienst mit nachstehenden Grundsätzen erlassen:

Verordnung über die Qualitätssicherung im Rettungsdienst
Vom 27. Februar 2003 (GVBl. I S. 105)

Aufgrund des § 26 Abs. 1, 3 und 4 des § 27 Abs. 1 des Hessischen Rettungsdienstgesetzes 1998 vom 24. November 1998 (GVBl. I S. 499) wird verordnet:

§ 1 Grundsatz

(1) Ziel der Qualitätssicherung im Rettungsdienst ist die Sicherstellung und Optimierung eines auf den Patienten ausgerichteten und bedarfsgerechten Rettungsdienstes unter wirtschaftlich effizienten Bedingungen.

(2) Die Träger der Notfallversorgung stellen sicher, dass geeignete Qualitätsmanagementstrukturen geschaffen werden, die unter Mitwirkung aller Beteiligten anhand einer differenzierten Datenerfassung und -auswertung eine regelmäßige Analyse der Struktur-, Prozess- und Ergebnisqualität des Rettungsdienstes ermöglichen, um daraus mögliche Verbesserungen zu ermitten und deren Umsetzung zu realisieren.

Wie hängt nun aber nun aber der Begriff der Qualitätssicherung mit den Methoden der angewandten Statistik zusammen? In der Euronorm EN ISO 8402 wird der Qualitätsbegriff allgemein als »Gesamteinheit von Merkmalen einer Einheit bezüglich ihrer Eignung, vorausgesetzte Erfordernisse zu erfüllen« definiert. Im Bereich der wissenschaftlichen Qualitätssicherung im Gesundheitswesen ist Qualität dagegen definiert als das Ausmaß, mit dem die tatsächliche (medizinische) Versorgung mit zuvor festgelegten Kriterien einer guten Versorgung übereinstimmt. Bei einer umfassenden Betrachtung des Qualitätsmanagements in der Gefahrenabwehr und der Daseinsvorsorge sind aber neben den primär Rettungsdienstbeteiligten auch die Interessen und Blickwinkel der anderen beteiligten Gruppen wie Hilfesuchende, Kostenträger, Aufgabenträger und politische Instanzen zu beachten. Durch diesen ganzheitlichen Ansatz sind zusätzliche Dimensionen wie Wirksamkeit, Relevanz, Gerechtigkeit, soziale Akzeptanz und Wirtschaftlichkeit in die Definition des Qualitätsbegriffes mit einzubeziehen.

Qualitätsmanagement sollte somit ganz allgemein dem Ziel dienen, bei knapper werdenden Ressourcen die Qualität der Gefahrenabwehr und der Daseinsvorsorge zu sichern und zu verbessern. Die Ziele der am Qualitätsmanagement Beteiligten sind dabei selbstverständlich unterschiedlich. Während der Hilfesuchende Zufriedenheit mit der Versorgung anstrebt, ist dem Leistungserbringer, also vor allem den Hilfsorganisationen, an Effektivität und dem Kostenträger bzw. der politischen Seite an einem guten Kosten/Nutzen-Verhältnis gelegen. Qualitätsmanagement aus diesem Blickwinkel muss alle drei »Partner« beteiligen und ihre unterschiedlichen Aspekte und Zielsetzungen berücksichtigen.

Die Qualitätssicherung ist dabei als dynamischer Prozess zu verstehen, der fortlaufend mithilfe statistischer Methoden den Ist-Zustand mit dem (zuvor festgelegten) Soll-Zustand vergleicht, bei Abweichungen Korrekturmaßnahmen einleitet und schließlich die Wirksamkeit der eingeleiteten Maßnahmen überprüft. Qualitätssicherung ist somit die Gesamtheit der organisatorischen, technischen und normativen Maßnahmen zur Sicherung, Verbesserung und Weiterentwicklung von Qualität.

Obwohl die Begriffe Qualitätssicherung und Qualitätsmanagement in Hilfeleistungssystemen, insbesondere im Umfeld des Rettungsdienstes, heute in zunehmendem Maße begrifflich verwendet werden, wecken die Begriffe bei allen Beteiligten trotzdem noch immer falsche Erwartungen. Ziel ist es nicht, auf eine imaginäre Perfektion hinzuarbeiten, sondern vielmehr zu garantieren, dass auf definierte Probleme im Aufgabenbereich des Rettungsdienstes mit konstanter Regelmäßigkeit kompetent und prompt reagiert wird, wenn dies mithilfe statistischer Analysen hinterlegt ist. Der effiziente Rettungsdienst sollte deshalb den Weg zum Erreichen eines Zieles strukturieren, um die Vergeudung von Ressourcen durch »Trial and Error« oder Zufälligkeiten zu verhindern.

Für den Gesamtbereich einer Optimierung, wie z.B. die der rettungsdienstlichen Leistung, ist zielführend ein sechsstufiger Zyklus zu durchlaufen, bei dem die Statistik mit ihren Methoden, insbesondere in den Bereichen »Qualitätsvergleich« und »Fehleranalyse«, gefragt ist (vgl. Abb. 1.1):

1. Problembereich definieren
2. Qualitätsanforderungsprofil festlegen (Qualitätsstandard)
3. Qualitätsdokumentation durchführen (Ist-Zustand)
4. Qualitätsvergleich
5. Fehleranalyse
6. Qualitätssicherung

Der Begriff der Statistik ist von seiner Definition und Zielsetzung her allgemein als eine methodische Wissenschaft zu interpretieren, die sich mit empirisch erfassten Merkmalen von nicht-deterministischen Vorgängen beschäftigt, um diese zu beschreiben und bei

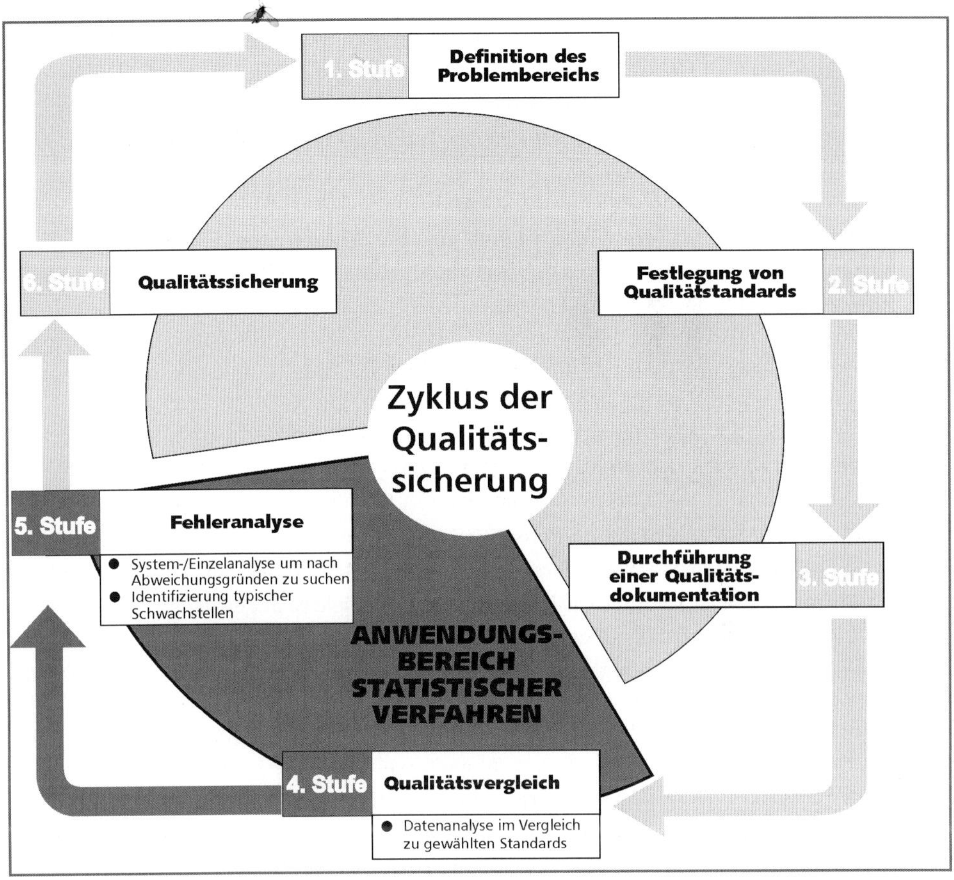

ABB. 1.1 ▶ Die sechs Stufen im Zyklus zur Qualitätssicherung mit der Hervorhebung des Anwendungsbereiches der Statistik

entsprechender Zielsetzung des Untersuchungskonzeptes unter Zuhilfenahme von Wahrscheinlichkeitsberechnungen zu verallgemeinern. Diese kurze inhaltliche Abgrenzung des Begriffs zeigt schon, dass Statistik nicht mit einer reinen Zusammenstellung von empirischen Daten zu verwechseln ist, sondern vielmehr darüber hinaus die Zielsetzung verfolgt, von beobachteten Daten auf eine definierte Grundgesamtheit zu schließen. Hierbei besteht allerdings sehr schnell die Gefahr, die mittels statistischer Methoden erzielten Ergebnisse fehlzuinterpretieren, weil im Vorfeld der Untersuchung die zugehörige notwendige theoretische Fundierung in Form eines Untersuchungskonzeptes keine hinreichende Beachtung gefunden hat.

In diesem Zusammenhang ist das schon als berühmt zu bezeichnende Beispiel von der Geburtenzahl und der Anzahl der Störche zu sehen. Danach berechnet sich mit dem Korrelationskoeffizienten ein statistisch zu messender Zusammenhang zwischen der Geburten- und Störchezahl in Mitteleuropa in der ersten Hälfte des 20. Jahrhunderts. Allerdings existiert zwischen der Anzahl der Störche und der Geburtenzahl selbstverständlich kein durch ein Untersuchungskonzept theoretisch begründeter Zusammenhang. Vielmehr handelt es sich um eine so genannte Scheinkorrelation, die dadurch zu erklären ist, dass für beide Variablen unabhängig voneinander ein zeitlich negativer Trend vorliegt. Die Maßzahl über eine Korrelation zwischen der Geburten- und Störchenzahl ist damit nach inhaltlichen Gesichtspunkten im Sinne eines wissenschaftlichen Erkenntnisgewinns ohne jede Bedeutung. Folglich muss das Untersuchungskonzept mit seinen theoretischen Grundlagen immer das Kernstück für eine über die Beschreibung hinausgehende statistische Analyse bilden, weil nur so gesichert methodisch wie inhaltlich konsistente Ergebnisse zu erzielen sind. Letztlich ist in der Statistik nichts schlimmer, als dass diese nur aus ihrem Selbstwillen heraus betrieben wird, weil so ein »Datenfriedhof« von statistischen Ergebnissen entsteht. Dieser allgemeine Grundsatz zur Bedeutung eines Untersuchungskonzeptes gilt selbstverständlich auch für die statistischen Analysen aus dem Bereich des Rettungsdienstes, wobei im Rahmen einer zyklischen Qualitätssicherung insbesondere die Stufen »Definition des Problembereichs« und »Festlegung des Qualitätsstandards« das theoretische Fundament des Konzeptes bilden.

Mit den nachfolgend vorgestellten statistischen Methoden wird das für eine Qualitätssicherung notwendige »Handwerkszeug« praxisnah erläutert, um eine Ansammlung von »Datenfriedhöfen« zu vermeiden. Dabei sind alle Beispiele so angelegt, dass die einfacheren Berechnungen mithilfe eines Taschenrechners nachzurechnen sind, während bei den umfangreicheren Berechnungen sich das rechnerische Nachvollziehen mit Tabellenkalkulationen wie beispielsweise Microsoft® Excel anbietet. Die statistischen Verfahren selber werden ohne mathematische Herleitung erläutert. Durch die Hinweise zur weiterführenden Literatur ist es jedem ermöglicht, sich bei Interesse eigenständig tiefer in spezifische Fragestellungen einzuarbeiten. Für die Leser, die sich ausschließlich für die statistischen Methoden interessieren, noch der Hinweis, dass zum Verständnis der Beispiele keinerlei Hintergrundwissen über den Rettungsdienst notwendig ist.

1.2 Kurzprofil Rettungsdienst

Der Rettungsdienst moderner Prägung versteht sich in der Bundesrepublik Deutschland als medizinisch-organisatorische und funktionelle Einheit von Notfallrettung und Krankentransport. Dabei ist die gesetzliche Zuständigkeit für den Rettungsdienst auf der Landesebene verankert. In den Landesrettungsdienstgesetzen werden u.a. die Aufgabenbereiche von Notfallrettung und Krankentransport definiert. Dort wird allgemein unter dem Begriff der Notfallrettung die Durchführung lebensrettender Maßnahmen bei Notfallpatienten am Notfallort verstanden sowie die Herstellung der Transportfähigkeit und die Beförderung dieser Personen unter Aufrechterhaltung der Transportfähigkeit und der Vermeidung weiterer gesundheitlicher Schäden in ein für die Versorgung geeignetes Krankenhaus. Die Notfallrettung als Aufgabenbereich des Rettungsdienstes bildet dabei im Rahmen der so genannten Rettungskette ein eigenständiges System, das in Notfallsituationen entsprechend Abb. 1.2 mit der Ersten Hilfe durch Laien beginnt und mit der Einlieferung des Notfallpatienten im zuständigen Krankenhaus endet.

Zeitpunkt	Handlung
Notfalleintritt	
Auffinden des Notfallortes	
Entscheidung über Meldeperson getroffen	
Ende Orientierungsphase der Meldeperson	
Eintreffen der Meldeperson am Melderstandort	
Beginn der Aufschaltzeit in der zuständigen Leitstelle	
Beginn der Anrufsignalisierung	
Abfragezeitpunkt/ Gesprächsbeginn	
Einsatzentscheidung	
Alarmierungsbeginn	
Alarmierung beendet/ Einsatzbeginn	
Ausgerückt	
Ankunft am Einsatzort	
Ankunft beim Patienten	
Transportbeginn	
Ankunft am Transportziel	
Patientenübergabe beendet	
Freimeldezeitpunkt/ Einsatzende/Folgeeinsatz	
Eingerückt Standort	

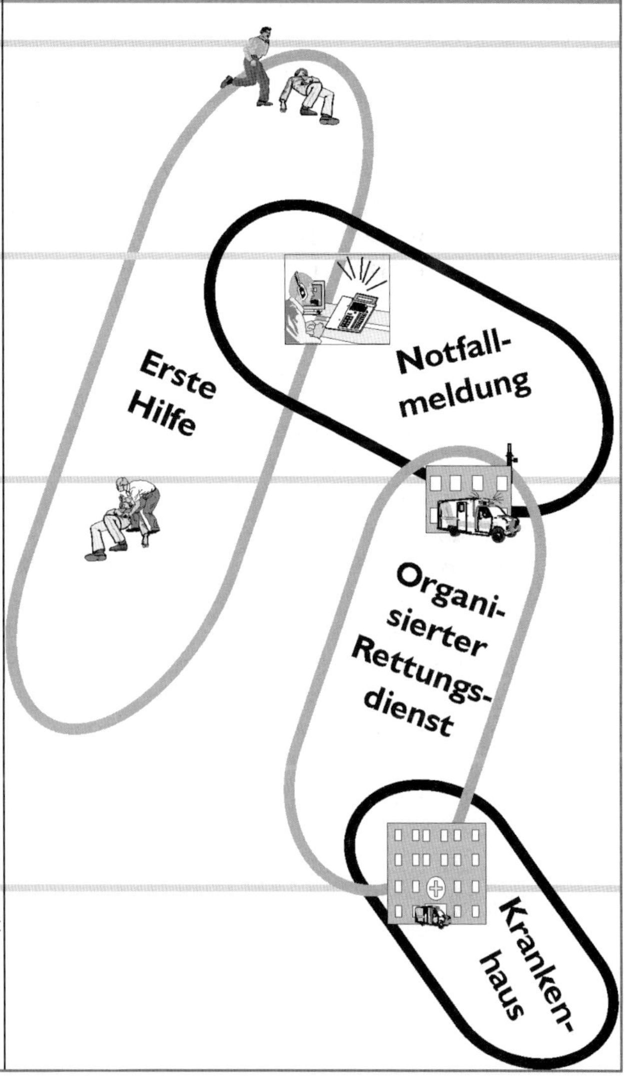

Abb. 1.2 ▶ Zeitlicher Handlungsablauf innerhalb der »Rettungskette«

Das System Rettungsdienst hat als Schnittstelle zwischen der Ersten Hilfe durch Laien und der Einlieferung in das Krankenhaus eine zeitnahe und optimale medizinische Versorgung des Notfallpatienten zu gewährleisten, die neben einem reibungslosen organisatorischen Einsatzablauf eine fachlich fundierte Aus- und Weiterbildung sowohl des Rettungsfachpersonals als auch des notärztlichen Personals voraussetzt.

Neben der Notfallrettung umfasst das Aufgabenspektrum des öffentlichen Rettungsdienstes zusätzlich den Bereich des Krankentransportes, der sich nach den Landesrettungsdienstgesetzen als Beförderung und fachgerechte Betreuung von Kranken, Verletzten oder sonstigen hilfsbedürftigen Personen versteht, die keine Notfallpatienten sind.

Aus den beiden Aufgabenbereichen des Rettungsdienstes ist abzuleiten, dass die Notfallrettung eine besonders zeitkritische notfallmedizinische Versorgung von Notfallpatienten zu gewährleisten hat, während der Krankentransport als zeitlich disponible Beförderungsleistung mit fachlicher Betreuung der Patienten zu verstehen ist. Im Einklang mit der Erfüllung der Voraussetzungen zur Benutzung von Sonder- und Wegerecht nach § 35 und § 38 der Straßenverkehrsordnung (StVO) handelt es sich somit bei Einsatzfahrten im Rahmen der Notfallrettung um Anfahrten mit Sonder- und Wegerecht, während die Anfahrt beim Krankentransport ohne Sonder- und Wegerecht erfolgt.

Die für den Einsatzablauf notwendigen Komponenten wie Rettungsleitstelle, Rettungswachen, Fahrzeuge etc. sind in Abb. 1.3 beispielhaft aufgezeigt. Die Leistungen des Rettungsdienstes werden über eine Rettungsleitstelle, in der die Hilfeersuchen entgegengenommen werden, für ein bestimmtes Gebiet, den so genannten Rettungsdienstbereich, disponiert und koordiniert. Ein Rettungsdienstbereich entspricht dabei in der Regel mindestens einem Kreis bzw. einer kreisfreien Stadt. Nach Angaben der Bundesanstalt für Straßenwesen (BASt) werden mit Stand 2000/01 in der Bundesrepublik Deutschland jährlich vom Rettungsdienst rund 10,3 Mio. Einsätze durchgeführt. Davon entfallen rund zwei Fünftel auf den Bereich der Notfallrettung, was bundesweit einem Einsatzaufkommen von ca. 3,6 Mio. Notfalleinsätzen entspricht. Auf die Bundesbevölkerung umgerechnet bedeutet das, dass jährlich auf 1.000 Einwohner durchschnittlich 43 Notfalleinsätze entfallen. Der Vergleichswert für den Krankentransport liegt bei rund 82 Krankentransporten pro 1.000 Einwohner und Jahr. Für ein städtisches Gebiet mit rund 300.000 Einwohnern ist damit z.B. ein jährliches Einsatzaufkommen für den öffentlichen Rettungsdienst in Höhe von ca. 38.000 Einsätzen zu erwarten, das sich aus rund 13.000 Notfalleinsätzen und 25.000 Krankentransporten zusammensetzt. Neben dem öffentlichen Rettungsdienst gibt es im zunehmenden Maße den Bereich der so genannten »Privaten« im Rettungsdienst, die auf der Grundlage einer Genehmigung nach den Landesrettungsdienstgesetzen als Unternehmer im Bereich der Notfallrettung und/oder des Krankentransportes arbeiten. Insbesondere im Bereich des Krankentransportes unterhalten die »Privaten« eigenständig arbeitende Telefon- und Dispositionsstellen, wodurch sich das zugehörige rettungsdienstliche Leistungsaufkommen den Statistiken der öffentlichen Rettungsleitstellen entzieht. Verlässliche bundesweite Aufkommenszahlen der »Privaten« für einzelne Länder oder das Bundesgebiet liegen zurzeit nicht vor. Weitere Informationen über den Rettungsdienst in der Bundesrepublik Deutschland finden sich zu unterschiedlichen Themenschwerpunkten bei Brinkmann (2002), Moecke und Ahnefeld (1995), Schmiedel (1998b), Schmiedel, Moecke und Behrendt (2002), Kühn, Luxem und Runggaldier (2004) oder Schmiedel, Behrendt und Betzler (2004).

Nach diesem kurzen Einstieg in die Grundstrukturen des Rettungsdienstes in der Bundesrepublik Deutschland und dem damit verbundenen rettungsdienstlichen Leistungsgeschehen folgt in Kapitel 2 eine Beschreibung der Grundlagen, die für das Verständnis statistischer Vorgehensweisen wichtig sind. Die Methodik zur Beschreibung von empirischen Verteilungen erfolgt in Kapitel 3. Im Anschluss daran werden in Kapitel 4 ausge-

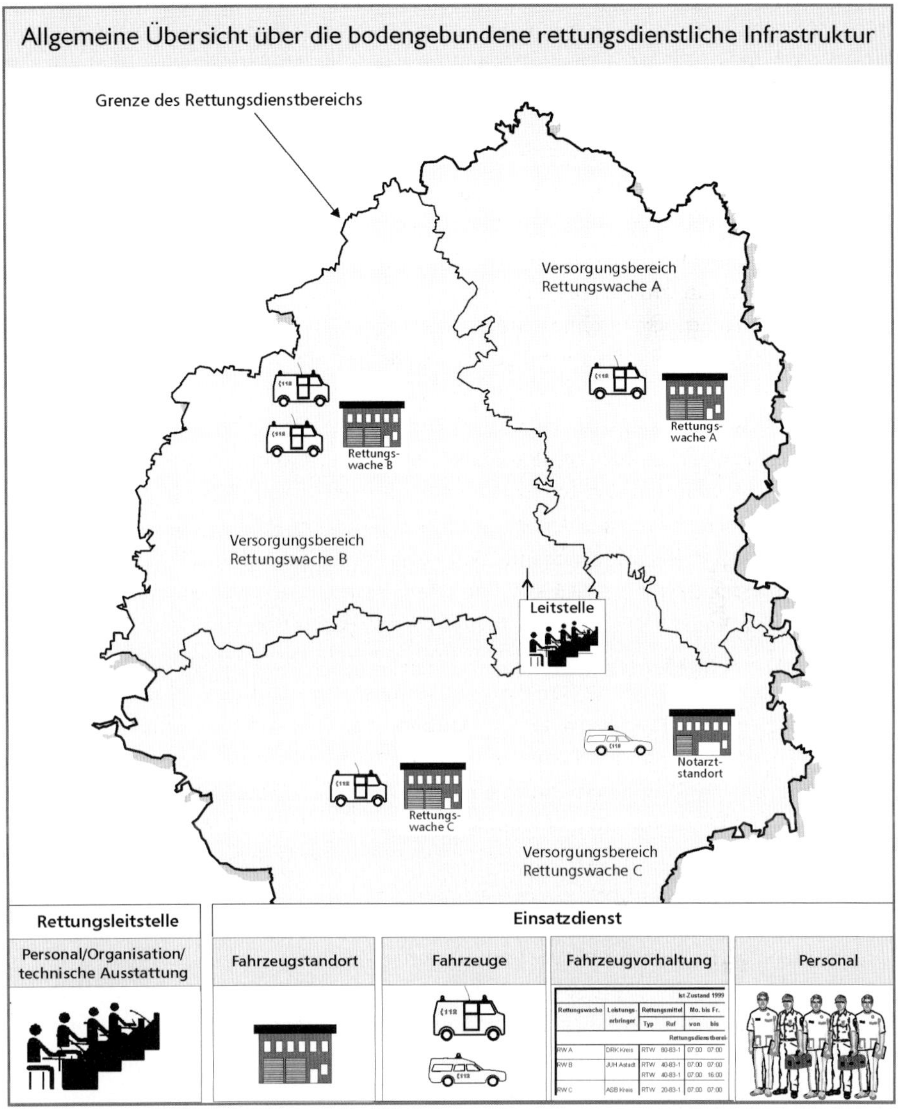

Abb. 1.3 ▶ Übersicht über die bodengebundene rettungsdienstliche Infrastruktur

wählte theoretische Verteilungen vorgestellt. Kapitel 5 beinhaltet die Thematik zur Erhebung von Stichproben, an die sich in Kapitel 6 die Beschreibung ausgewählter nicht parametrischer und parametrischer Testverfahren anschließt. In Kapitel 7 werden unterschiedliche Korrelationsmaße vorgestellt, um darauf aufbauend in Kapitel 8 die Regressionsanalyse zu erläutern. Kapitel 9 beschäftigt sich abschließend mit den Methoden der Zeitreihenanalyse und ihrer bisher wenig beachteten Anwendung im Bereich der Qualitätssicherung bei Rettungsdienstsystemen.

2 Grundlagen zur Statistik

Bereits in der Einleitung wurde der Begriff der Statistik definiert als eine wissenschaftliche Disziplin, die sich zur Aufgabe setzt, in einem ersten Schritt statistische Daten zu sammeln und zu beschreiben, um ggf. in einem zweiten Schritt darauf aufbauend für eine zuvor definierte Grundgesamtheit allgemeine oder repräsentative Schlussfolgerungen und Gesetzmäßigkeiten abzuleiten. Daneben gibt es aber noch die so genannte mathematische Statistik, die sich die Ausarbeitung von Methoden zur statistischen Erhebung und zur Analyse von statistischen Daten zum Ziel setzt. Die mathematische Statistik bildet folgerichtig das methodische Fundament der Statistik. Unter der Überschrift »Grundlagen der Statistik« wird hier allerdings im Weiteren nicht eine einführende Darstellung in die Aufgabenstellung der mathematischen Statistik verstanden, wie sie u.a. bei van der Waerden (1957) oder Gnedenko (1997) zu finden ist, sondern vielmehr in Kapitel 2.1 ein kurzer historischer Abriss zur Entwicklung der Statistik, an den sich ein grundlegender Problemaufriss anschließt, wie aus einer Reihe von Beobachtungsdaten überhaupt erkenntnistheoretisch gesichert eine Verallgemeinerung erfolgen kann. Mit dem kurzen Abriss zur Historie der Statistik soll ansatzweise aufgezeigt werden, welche Motivationen in der Vergangenheit überhaupt Anlass waren, sich mit der Entwicklung von statistischen Methoden und Fragestellungen zu beschäftigen. Die letztlich philosophische Fragestellung, wie aus einer Ansammlung von Beobachtungen allgemeine Gesetzmäßigkeiten abgeleitet werden können, dient dazu, den Blick dafür zu schärfen, dass statistisch gewonnene Ergebnisse immer nur ein vorläufiges Ergebnis darstellen, das aufgrund permanent verbesserter Gewinnung von Beobachtungsdaten und/oder ausgeklügelterer statistischer Verfahren überprüft werden muss. An diese Ausführungen schließt sich in Kapitel 2.2 eine grundsätzliche Darstellung über die Vorgehensweise zur Erfassung und statistischen Auswertung von Daten an.

2.1 Anmerkungen zur Geschichte der Statistik und zu wissenschaftstheoretischen Grundüberlegungen

Die Geschichte der Statistik ist in zwei grundlegende Entwicklungsstränge einzuteilen. Da ist einerseits das ausschließliche Erheben von Zahlen, wie es z.B. im Rahmen von Volkszählungen durchgeführt wird, und andererseits die Erarbeitung von mathematischen Grundlagen zur Wahrscheinlichkeitsrechnung mit ihren Anwendungen in der empirischen Forschung. Während z.B. Volkszählungen bereits 3050 v. Chr. in Ägypten durchgeführt worden sind, werden die wesentlichsten Grundlagen zur Wahrscheinlichkeitsrechnung dagegen erst im 17. und 18. Jahrhundert erarbeitet. Neben der beginnenden Ausarbeitung der Wahrscheinlichkeitsrechnung, insbesondere motiviert durch Fragestellungen aus dem Bereich des Glücksspiels, entwickeln sich unabhängig davon zwei gegensätzliche Richtungen der Sozialforschung, deren inhaltliche Diskussion, welches der »bessere wissenschaftliche Weg« ist, im Grunde genommen bis heute noch nicht abgeschlossen ist. Die politische Arithmetik auf der einen Seite als eine Forschungsrichtung, die versucht, quantitative soziale und ökonomische Prozesse zu erfassen, um daraus Gesetzmäßigkeiten abzuleiten, und die so genannte Universitätsstatistik mit ihrem Begründer Hermann Conring (1606 - 1681) auf der anderen Seite mit der Zielsetzung einer qualitativen Beschreibung eines »Staatskörpers« wie Bevölkerung, Wirtschaft, Rechtssystem, Sitten etc.

Begründer der politischen Arithmetik ist neben William Petty (1623 - 1687) mit seinem bekanntesten Werk »The Political Anatomy of Ireland« aus dem Jahr 1672 als erste soziographische Studie vor allem John Graunt (1620 - 1674) zu nennen, der mit seinen demographischen Forschungsansätzen u.a. durch die Zusammenstellung von Todesfällen anhand des Totenregisters von London eine so genannte Sterbetafel als Absterbeordnung berechnete. Die von Graunt entwickelte Sterbetafel wurde später durch den Astronomen Edmond Halley (ca. 1656 - 1743) – nach dem der gleichnamige Komet benannt wurde, dessen astronomische Bahn Halley berechnete, und seine Wiederkehrzeit exakt vorhersagte – anhand von vollständigeren Bevölkerungszahlen zu Geburten und Sterbefällen der Stadt Breslau im Zeitraum 1687 - 1691 verbessert. Die von Petty, Graunt und Halley durchgeführten empirischen Untersuchungen zu sozialen und ökonomischen Fragestellungen gaben der Wahrscheinlichkeitsrechnung wichtige Impulse. So z.B. durch den von Graunt bereits erkannten Zusammenhang zwischen der Genauigkeit von Ergebnissen und ihrer Anzahl an Beobachtungen, was einen Vorgriff auf das Gesetz der großen Zahlen nach Jacob Bernoulli darstellt sowie der Einführung der relativen Häufigkeit, mit der gegenüber der absoluten Häufigkeit sehr einfach Gesetzmäßigkeiten zwischen verschiedenen Beobachtungsdaten aufzudecken sind. Anzumerken sei noch, dass die Ergebnisse von Halley eine große Bedeutung für die Weiterentwicklung der Demographie im Zusammenhang mit Versicherungsfragen hatten. Eine umfassende Beschreibung über den Stand der Statistik Mitte des 18. Jahrhunderts findet sich bei Johann Peter Süßmilchs (1707 - 1767) berühmten Werk »Die göttliche Ordnung in den Veränderungen des menschlichen Geschlechts. Aus der Geburt, dem Tode und der Fortpflanzung desselben erwiesen«. Gleichzeitig stellt das Werk, das erstmals 1741 erschien und im Rahmen einer zweiten Auflage 1761 stark erweitert wurde, aber auch eine wichtige Weiterentwicklung der Bevölkerungsstatistik dar.

Die eigentliche Entwicklung einer Wahrscheinlichkeitstheorie ist von Anfang an verknüpft mit Fragen der Berechnung von Zufälligkeiten, die sich, wie bereits gesagt, im Zusammenhang mit Fragestellungen des Glücksspiels ergeben und hier insbesondere des Würfelspiels als letztlich einfach zu handhabende Versuchsanordnung, die durch ihren Gebrauch leicht zu Fragen der hinter dem Ergebnis stehenden Gesetzmäßigkeit führt. Dabei stand am Beginn die Berechnung von Versuchsausgängen beim Wurf mehrerer Würfel ebenso im Vordergrund wie die Frage der Gewinnaufteilung der beteiligten Spieler eines Wurfsspiels bei dessen vorzeitigen Abbruch. Während die Lösung des Problems der Gewinnaufteilung sich als weit schwieriger erwies, wurde z.B. der korrekte Berechnungsweg zur Ermittlung der Anzahl der Ausgänge mit drei Würfeln bereits von Richard de Fournivals (1200 - 1250) richtig erkannt, allerdings erst sehr viel später, nämlich 1615, veröffentlicht. Wesentliche Fortschritte bei der Berechnung von Würfelergebnissen und der Gewinnaufteilung bei Abbruch eines Würfelspiels finden sich später bei Girolamo Cardano (1501 - 1576) und Niccolo Tartaglia (ca. 1499 - 1557). Anzumerken ist, dass das Würfeln das älteste Glücksspiel ist, das bereits die Griechen und Römer der Antike spielten.

Im weiteren zeitlichen Verlauf wurden bei der Wahrscheinlichkeitsrechnung erst wieder erkennbare Fortschritte erzielt, als es zu einem Schriftwechsel zwischen Blaise Pascal (1623 - 1662) und Pierre de Fermat (1601 - 1665) kommt, in dem es um die Probleme geht, wie häufig zwei Würfel zu werfen sind, so dass darunter mindestens eine Doppelsechs auftritt, und wie die Gewinnaufteilung bei Abbruch eines Würfelspiels zu erfolgen hat. Im Jahr 1657 hielt sich Christian Huygens (1629 - 1695) in Paris auf und hörte von dem Briefwechsel zwischen Pascal und Fermat, ohne allerdings neben der eigentlichen Problemstellung weitere Informationen über die erarbeiteten Lösungswege zu erhalten. Huygens entwickelte deshalb eine eigene Methode mithilfe des von ihm eingeführten Begriffs des Erwartungswertes für zufällige Ereignisse. Die Ergebnisse von Huygens wurden 1656 unter dem Titel »De ratiociniis in ludo aleae« als Vervollständigung des Buches »Exercitationum mathematicarum libri quinque« seines Lehrers Frans van Schooten (ca. 1615 - 1660) veröffentlicht und bildeten im Wesentlichen die Grundlage für die nachfolgenden Arbeiten zur Wahrscheinlichkeitsrechnung bis Jacob Bernoulli und de Moivre. Entscheidend für die Beurteilung der Arbeit von Pascal, Fermat und Huygens ist aus heutiger Sicht, dass sie die mathematischen Lösungen zu den ihnen gestellten Aufgaben gefunden haben, wie z.B. die Aufteilung des Spieleinsatzes bei Spielabbruch durch die Berechnung der Gewinnwahrscheinlichkeit jedes einzelnen Spielers als Aufteilungskriterien und darüber hinaus insbesondere Pascal Beiträge zur Weiterentwicklung der Kombinatorik leistete, aber keiner von ihnen die abschließende Einführung des Begriffs der Wahrscheinlichkeit vollzog.

Erst Jacob Bernoulli (1654 - 1705) entwickelte aus dem Begriff des Erwartungswertes die mathematische Theorie der Wahrscheinlichkeit mit dem Kernstück des Gesetzes der großen Zahlen, wonach sich im Rahmen von Zufallsexperimenten die relative Häufigkeit mit zunehmender Stichprobengröße der entsprechenden theoretischen Wahrscheinlichkeit annähert. Mit Jacob Bernoulli wird erstmals der Begriff der Wahrscheinlichkeit eines Ereignisses zwischen 0 und 1 definiert, wonach 0 für ein unmögliches Ereignis steht und 1 für ein sicheres Ereignis. Dazwischen liegen die Wahrscheinlichkeiten von Ereignissen, die weder unmöglich noch sicher sind. Die Berechnung der Wahrscheinlichkeit von Ereignissen selbst ist hierbei prinzipiell über zwei Verfahren möglich: einerseits theoretisch über die Division der günstigsten Fälle durch die Anzahl der möglichen Fälle oder durch die Bestimmung der relativen Häufigkeit durch eine möglichst hohe Anzahl von Versuchen. Dabei nähert sich über das Gesetz der großen Zahlen die relative Häufigkeit der theoretisch berechneten Verteilung an.

Jacob Bernoulli schreibt zum Begriff der Wahrscheinlichkeit in den erst acht Jahre nach seinem Tod 1713 veröffentlichten »Ars conjectandi«:

> *»Die Wahrscheinlichkeit ist nämlich ein Grad der Sicherheit und unterscheidet sich von ihr wie der Teil vom Ganzen. Sei z.B. angenommen, die gesamte und absolute Sicherheit, die ich mit dem Buchstaben a oder mit der Einheit 1 bezeichne, bestehe aus fünf Wahrscheinlichkeiten oder Teilen, von denen drei für die gegenwärtige oder zukünftige Existenz irgendeines Ereignisses stehen, die restlichen dagegen, so soll dieses b Ereignis $^3/_5$ a oder $^3/_5$ der Sicherheit besitzen. Deswegen wird das wahrscheinlicher als etwas anderes genannt, was einen größeren Anteil an Sicherheit beansprucht,*

wenn auch umgangssprachlich nur das wirklich als wahrscheinlich bezeichnet wird, dessen Wahrscheinlichkeit die Hälfte der Sicherheit beträchtlich übertrifft. Ich betone, beträchtlich; denn, was der Hälfte der Sicherheit annähernd gleichkommt, wird als zweifelhaft *oder* unsicher *bezeichnet. So ist das, was* $^1/_5$ *der Sicherheit besitzt, wahrscheinlicher als das, was* $^1/_{10}$ *[der Sicherheit] besitzt, wenn auch keines von beiden wirklich wahrscheinlich ist.«*

(Schneider 1988, S. 63)

Abraham de Moivre (1667 - 1754) baute in der Zeit nach Jacob Bernoulli mit seinem Werk »The doctrine of chances« von 1718 die Wahrscheinlichkeitsrechnung weiter aus und erkannte u.a. den Zusammenhang zwischen der Binomial- und der Normalverteilung. Auch Thomas Bayes (1702 - 1761) erarbeitet in dieser Zeit grundlegende Sätze zur Wahrscheinlichkeitstheorie, die zwei Jahre nach seinem Tod unter dem Titel »An essay towards solving a problem in the doctrine of chances« veröffentlicht wurden. Beim nach Bayes benannten Bayes'schen Theorem handelt es sich um Aussagen über so genannte bedingte Wahrscheinlichkeiten, also Wahrscheinlichkeiten, die unter der Voraussetzung zu erwarten sind, dass bestimmte andere Ereignisse bereits eingetreten sind. Die zum Bayes'schen Theorem zugehörigen mathematischen Sätze sind allerdings erst später von Pierre-Simon Laplace (1749 - 1827) vollständig entwickelt worden. Laplace veröffentlichte mit seiner Arbeit »Théorie analytique des probabilités« von 1812 eine wichtige zusammenfassende Ausarbeitung über frühere Untersuchungen zur Wahrscheinlichkeitsrechnung wie z.B. von Pascal, Fermat, Huygens bis Jacob Bernoulli und de Moivre unter zusätzlicher Berücksichtigung mathematischer Hilfsmittel, die von Stirling, Euler und Lagrange erarbeitet worden sind. Hierbei ist wichtig anzumerken, dass erstmals Laplace bei der Definition der Wahrscheinlichkeit anführte, dass die Chancen des Eintritts für alle Ereignisse gleich sein müssen. Diese Chancengleichheit wurde zuvor weder von Jacob Bernoulli noch von de Moivre explizit erwähnt.

Die Beschreibung seltener und unabhängiger Ereignisse, wie z.B. das Aufkommen von zeitgleichen Notfallereignissen, kann mithilfe der so genannten Poisson-Verteilung erfolgen, die Siméon-Denis Poisson (1781 - 1840) in seinem Hauptwerk von 1837 aufführte, welche allerdings bereits de Moivre bekannt war. Poisson leitet die trotzdem nach ihm benannte Verteilung für seltene und zufällige Ereignisse in § 81 seines »Recherches sur la probabilité des jugements en matière criminelle et en matière civile« auf nur einer Seite ab, ohne dabei ein konkretes Anwendungsbeispiel zu geben. Antoine Augustin Cournot (1801 - 1877) hat die knappen Ausführungen von Poisson zu dieser Wahrscheinlichkeitsverteilung aufgegriffen und zwölf Jahre später durch Anwendungsbeispiele hinterlegt. Auch Ladislaus von Bortkewitsch widmet sich mit seinem Buch »Das Gesetz der kleinen Zahlen« aus dem Jahr 1898 der Poisson-Verteilung mit zahlreichen Beispielen, wie »Selbstmorde von Kindern«, »Selbstmorde von Frauen«, »Tödlichen Berufsunfällen« sowie »Getötete Militärpersonen infolge von Pferdehufschlägen« und zeigt damit die hohe Bedeutung dieser Verteilung für die Statistik auf.

In dem gleichen Werk von 1837 hat Poisson weiterhin das Gesetz der großen Zahlen von Bernoulli für den Fall bewiesen, dass die Wahrscheinlichkeit eines Ergebnisses von

Versuch zu Versuch variiert, wobei nur der Mittelwert der Wahrscheinlichkeiten stabil bleibt. Als ein Anwendungsbeispiel wählte Poisson hierzu den Nachweis der Stabilität des jährlich ermittelten Anteils der Verurteilten an den Angeklagten in Frankreich in der Zeit zwischen 1825 - 1830 aus. Unabhängig davon wurde das von Poisson verwendete Zahlenmaterial auch von Adolphe Quetelet (1796 - 1874) untersucht. In diesem Zusammenhang ist die unterschiedliche Aufbereitung der Daten zwischen Quetelet und Poisson von Interesse, weil sie ein frühes Beispiel dafür geben, wie wichtig eine kritische Datenaufbereitung in der Statistik ist. Im vorliegenden Beispiel übersah Quetelet bei der Zusammenstellung seiner Daten eine definitorische Veränderung in der offiziellen Statistik, die von Poisson berücksichtigt wurde.

Im 19. Jahrhundert trägt auch die mathematische Schule in Russland u.a. mit Aleksander M. Ljapunow (1857 - 1918), Andrej A. Markow (1856 - 1922) und Pafnuty L. Tschebyschew (1821 - 1894) mit wichtigen Beiträgen zur Weiterentwicklung der Wahrscheinlichkeitstheorie bei. Richard von Mises (1883 - 1953) unternimmt in einer Veröffentlichung von 1918 den Versuch, den Begriff der Wahrscheinlichkeit eines zufälligen Ereignisses über den Grenzwert der relativen Häufigkeit seines Auftretens zu definieren, der sich allerdings als nicht tragfähig erwies. Einen Abschluss findet die methodische Fundierung der Wahrscheinlichkeitsrechnung, indem die von Alfred Hilbert (1862 - 1943) in seiner berühmten Rede auf dem Internationalen Mathematikkongress in Paris 1900 geforderte Problemlösung der Axiomatisierung der Wahrscheinlichkeitsrechnung durch Andrei Nikolajewitsch Kolmogorov (1903 - 1987) im Jahre 1933 mit der Veröffentlichung seiner Arbeit über die »Grundbegriffe der Wahrscheinlichkeitsrechnung« erfolgte. Neben dem offenen Problem im Rahmen der Wahrscheinlichkeitsrechnung führte Hilbert in seinem Vortrag weitere 22 mathematische Probleme auf, wobei diese Liste die gesamte Mathematik des 20. Jahrhunderts beeinflusste, da sie die wichtigsten offenen Fragen der damals bestimmenden Zweige der Mathematik umfasste.

Mit der Wahrscheinlichkeitsrechnung eng verbunden ist der Begriff der Entropie, der im Rahmen der Thermodynamik von Rudolf J. E. Clausius (1822 - 1888) eingeführt wurde. Ludwig Boltzmann (1844 - 1906) erkennt als erster den Zusammenhang zwischen der Wahrscheinlichkeit eines bestimmten Zustandes, wie z.B. der Verteilung von Gasmolekülen in einem Gefäß, und der damit verbundenen Entropie. Nach Claude E. Shannon (1916 - 2001) ist der Begriff der Entropie und damit auch die Wahrscheinlichkeitsrechnung ein zentraler Bestandteil der so genannten mathematischen Informationstheorie. Shannon entwickelte diesen Zweig der Wissenschaften mit seinen bahnbrechenden Arbeiten aus den Jahren 1947 und 1948. Die Entropie ist hierbei ein Maß der Unbestimmtheit, wobei jede Verringerung der Unbestimmtheit eine Information darstellt.

Neben der frühen Entwicklung der mathematischen Berechnung von Häufigkeiten und der damit verbundenen Erarbeitung des Begriffs der Wahrscheinlichkeit ist die so genannte Fehlerrechnung ein weiterer wichtiger Bereich zur methodischen Fortentwicklung der Statistik. Erstmals Hinweise hierzu finden sich bei Galileo Galilei (1564 - 1642), der richtig bemerkte, dass bei jeder Beobachtung Fehler auftreten, wobei immer zwischen systematischen und zufälligen Fehlern zu unterscheiden ist. Die zufälligen Fehler analytisierte Galilei sehr gründlich und konnte damit zeigen, dass kleine Fehler häufiger auftreten als große Fehler. Laplace vermutete bei einer sehr großen Zahl von zufälligen Messfehlern, dass diese ihrer Verteilung nach einer Normalverteilung entsprechen müssen. Die zugehörige Schätzung des Messfehlers nach Laplace setzte sich jedoch durch die nachfolgend aufgeführte Methode der kleinsten Quadrate nicht durch. Karl Friedrich Gauß (1777 - 1855) und Adrien Marie Legendre (1752 - 1822) entwickelten unabhängig voneinander im Rahmen der Fehlerrechnung die im Gegensatz zu den Ansätzen von Laplace sehr erfolgreiche Methode der kleinsten Quadrate, die u.a. die Grundlage der modernen Regressionsrechnung bildet. Die Abhandlung von Legendre über die Methoden der kleinsten Quadrate erschien 1805 als Anhang in dem Buch »Nouvelles méthodes pour la détermination des orbites des comètes«. Gauß veröffentlichte vier Jahre später die Methode der kleinsten Quadrate in seinem Buch »Theoria motus corporum coelestium in sectionibus conicis solem ambientium« mit einem Wahrscheinlichkeitstheoretischen Erklärungsansatz, den er 1823 mit einem mathematisch strengeren Beweis unter dem Titel »Theoria combinationis observationum erroribus minimis obnoxiae (pars prior)« ergänzte. Die Fehlerrechnung selbst hat mit den von Gauß und Legendre entwickelten Konzepten auf die Wahrscheinlichkeitsentwicklung einen großen Einfluss ausgeübt, da die Allgemeingültigkeit des Konzeptes die empirischen Anwendungsmöglichkeiten sehr breit gestreut hat. Das Konzept der Normalverteilung hatte darüber hinaus in der ersten Hälfte des 18. Jahrhunderts einen großen Einfluss auf die Sozialforschung, indem vielfältige Daten aus der Sozialstatistik auf eine zugrunde liegende Normalverteilung untersucht worden sind. In diesem Zusammenhang ist insbesondere Quetelet mit seiner Beschreibung des »Mittleren Menschen« zu nennen. Quetelet, der seine wissenschaftliche Karriere als Mathematiker und Astronom begann, veröffentlichte sein Hauptwerk 1835 unter dem Titel »Sur l`homme et le développement de ses facultés ou Essai des physique sociale« und gilt damit als Begründer der modernen Sozialstatistik. Auf Quetelet geht auch der Vorschlag eines statistischen Weltkongresses zurück, der dann erstmals 1853 in Brüssel mit 150 Statistikern aus 26 Ländern stattfand.

Seit Mitte des 18. Jahrhunderts wurde darüber hinaus eine Vielzahl wichtiger anwendungsorientierter Verfahren der Statistik erarbeitet. So entwickelte beispielsweise Auguste Bravais (1811 - 1863) den mathematischen Ausdruck des Korrelationskoeffizienten. Francis Galton (1822 - 1911) baute diese Möglichkeit, den Grad einer Beziehung zwischen Variablen zu messen, zu einer Theorie der Korrelationsrechnung aus. Karl Pearson (1857 - 1936) entwickelte die unabhängig von Ernst Abbe (1840 - 1905) und Friedrich Robert Helmert (1843 - 1917) entdeckte und veröffentlichte Chi-Quadrat-Verteilung wieder und erarbeitet den Chi-Quadrat-Anpassungstest. Darüber hinaus baute Pearson in hohem Maße die Korrelations- und Regressionsrechnung weiter aus. Wesentliche Grundlagen der heutigen modernen Statistik wurden durch Ronald Aylmer Fisher (1890 - 1962) erarbeitet, wie z.B. die Methoden der Varianzanalyse oder die Maximum-Likelihood-Methode. Die Entwicklung der Varianzanalyse durch Fisher ist allerdings erst mit der Ausarbeitung der F-Verteilung durch George W. Snedecor (1882 - 1972) möglich. Darüber hinaus ergänzte Fisher die von William S. Gosset (1876 - 1937) unter dem Pseudonym »Student« veröffentlichte t-Verteilung. Egon Sharpe Pearson (1895 - 1980) und Jerzy Neyman (1894 - 1981) haben anschließend die von Fisher entwickelten Verfahren zu einer Theorie der Stichproben ausgebaut. Das Prinzip der repräsentativen Stichprobe wurde allerdings bereits von Anders

Nicolai Kiaer (1838 - 1919), der von 1867 bis 1913 Leiter des Norwegischen Statistischen Amtes war, um die Jahrhundertwende in die amtliche Statistik eingeführt. Von Abraham Wald (1902 - 1950) wurde das sequenzielle Verfahren zur Prüfung von Hypothesen im Rahmen der industriellen Qualitätskontrolle 1942 in den USA entwickelt, allerdings durfte die Publikation aufgrund ihrer hohen Bedeutung für die Rüstungsindustrie erst nach dem zweiten Weltkrieg erfolgen.

Nach diesem kurzen historischen Abriss zu wesentlichen Entwicklungen in der Statistik ist zusammenzufassen, dass sich die Grundtendenzen der zeitlichen Entwicklung inhaltlich erstens auf die Ausarbeitung des Begriffs der Wahrscheinlichkeit konzentrie-

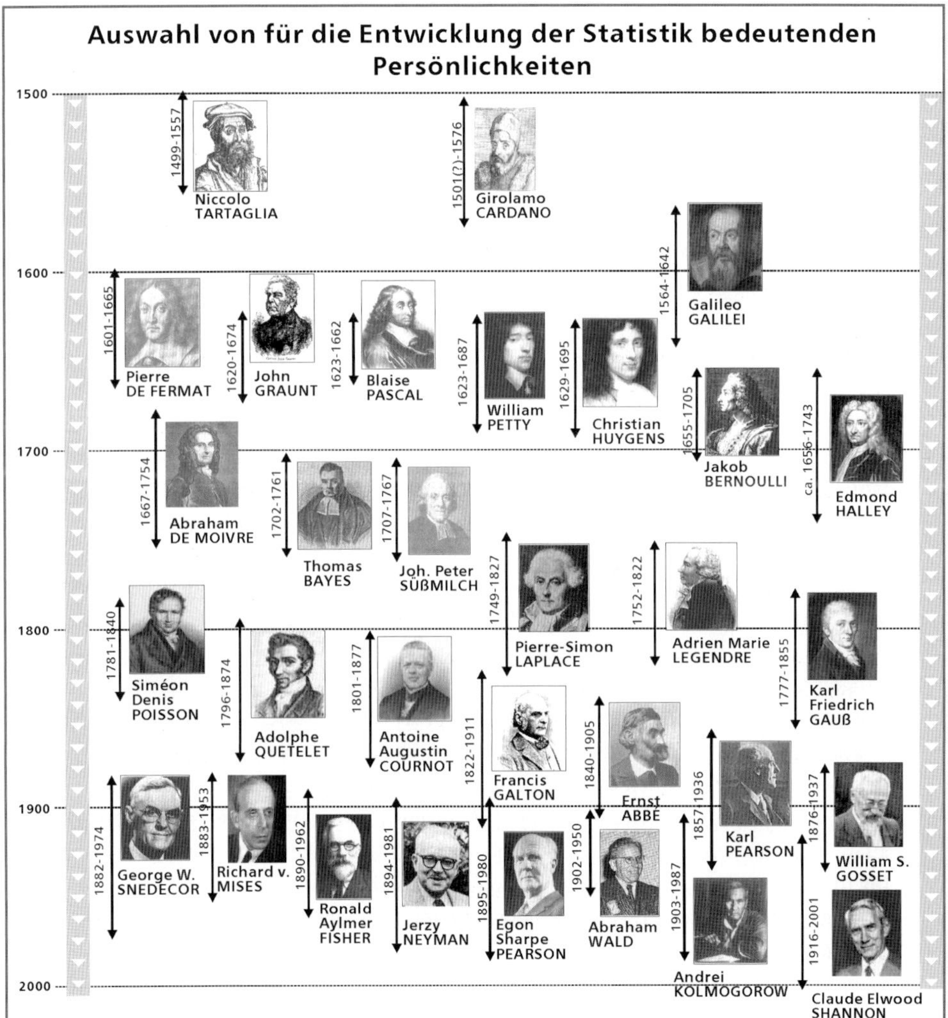

ABB. 2.1 ▶ Auswahl von Persönlichkeiten, die für die Entwicklung der Statistik bedeutend waren

ren und zweitens auf die Erarbeitung von Analyseverfahren einschließlich der zugehörigen Prüfverteilungen, um so von einer gegebenen Stichprobe auf die zugrunde liegende Grundgesamtheit schließen zu können.

An dieser Stelle ist anzumerken, dass wissenschaftstheoretisch grundsätzlich zwischen zwei Vorgehensweisen zu unterscheiden ist, mit deren Hilfe neue wissenschaftliche Erkenntnisse oder Theorien gewonnen werden können. Der deduktive Ansatz baut allein auf Verstandes-Aussagen auf, die durch Plausibilitätsüberlegungen, Analogiebildungen, Konstruktionen oder auch durch Intuitionen entstehen. Deduktive Theorien bestehen aus allgemeingültigen Verstandes-Aussagen, die den Schluss vom Allgemeinen auf das Einzelne zulassen.

Demgegenüber ist der induktive Ansatz ein Erkenntnisgewinn, der auf empirischer Forschung und damit auf Erfahrung, Beobachtung oder Experiment basiert. Induktive Theorien schließen damit vom Einzelnen auf das Allgemeine. Der deduktive Ansatz ist auf den griechischen Philosophen Platon (427 - 347 v. Chr.) zurückzuführen, der später im 17. Jahrhundert als Rationalismus u.a. von Rene Descartes (1596 - 1650), Spinoza (1632 - 1677) und Gottfried Wilhelm Leibniz (1646 - 1716) vertreten wurde. Demgegenüber geht der induktive Ansatz auf Aristoteles (384 - 322 v. Chr.), einem Schüler von Platon zurück. Ende des 17. und beginnenden 18. Jahrhunderts wird der Ansatz von Aristoteles vom so genannten Empirismus mit seinen Vertretern John Locke (1632 - 1704), George Berkeley (1685 - 1753) und David Hume (1711 - 1776) fortgeführt. Den logischen Abschluss des Empirismus bildet der kritische Rationalismus, der von Karl R. Popper (1902 - 1994) entwickelt worden ist, und die Antwort darauf gibt, wie Erkenntnisgewinn durch empirische Befunde zu gewährleisten ist. Der gefundene Lösungsansatz von Popper wird nachfolgend kurz erläutert, um einordnen zu können, welchen Stellenwert statistische Ergebnisse im Spannungsfeld von Hypothesen/Theorien und statistisch/mathematischen Methoden und dem daraus resultierenden wissenschaftlichen Erkenntnisgewinn besitzen.

Ganz allgemein zeichnet sich das wissenschaftliche Forschen dadurch aus, dass ein Problem erkannt und definiert wird, und darauf aufbauend objektiv überprüfbare Erklärungen erarbeitet werden, die das Problem im Sinne einer wissenschaftlichen Erkenntnis lösen. In der empirischen Wissenschaft, also nach dem induktiven Ansatz, stellen diese Lösungen insbesondere Hypothesen und Theoriensysteme dar, die entwickelt und mithilfe von Beobachtungen oder Experimenten überprüft werden. Nach R. A. Fisher ist es Thomas Bayes, der den ersten Versuch unternahm, »die Theorie der Wahrscheinlichkeit als ein Instrument für induktive Schlussfolgerungen zu gebrauchen, d. i. das Schliessen vom Besonderen auf das Allgemeine oder von der Beobachtungsreihe auf die Population« (Fischer 1956, S. 20). Wissenschaftliche Hypothesen zeichnen sich allerdings gegenüber den im Alltag formulierten Hypothesen/Vermutungen dadurch aus, dass

a) sie eine über den Einzelfall hinausgehende verallgemeinernde Behauptung darstellen,
b) sie eine Formalstruktur im Sinne eines Bedingungssatzes, z.B. der Form »wenn – dann« besitzen und
c) es grundsätzlich möglich sein muss, dass die Hypothese widerlegbar ist.

Da das Aufstellen von Hypothesen dem wissenschaftlichen Fortschritt dient, gilt es, dass mit dem Aufstellen neuer Hypothesen auch neue Problemlösungen erzielt werden. Diese eher selbstverständlich klingende Forderung ist insbesondere in weniger formalisierten Wissenschaften kritisch zu hinterfragen, da neue Begriffe nicht zwingend auch neue Problemlösungen beinhalten, sondern vielmehr eine Umformulierung bereits bekannter Sachverhalte darstellen können. Ist eine Hypothese in ein Netz von mehreren Hypothesen integriert, die einen Sachverhalt klären, so ist von einer Theorie zu sprechen. Zielsetzung von Theorien ist es, Sachverhalte zu beschreiben, zu erklären und vorherzusagen. Analog dazu steht der Begriff des Modells, wobei sich Modelle, wenn überhaupt, durch einen höheren Formalisierungsgrad gegenüber Theorien auszeichnen. Theorien sind somit eher sprachlich formuliert, während Modelle meistens formalisiert/mathematisiert sind.

Bei empirischen Wissenschaften ist, wie bereits eingangs formuliert, die Frage zu lösen, inwieweit die Ergebnisse von Beobachtungen bzw. Experimenten die Allgemeingültigkeit einer Problemlösung stützen. Popper schreibt zu diesem so genannten »Induktionsproblem«:

> *»Nun ist es aber alles andere als selbstverständlich, daß wir logisch berechtigt sein sollen, von besonderen Sätzen, und seien es noch so viele, auf allgemeine Sätze zu schließen. Ein solcher Schluß kann sich ja immer als falsch erweisen: Bekanntlich berechtigen uns noch so viele Beobachtungen von weißen Schwänen nicht zu dem Satz, daß alle Schwäne weiß sind. Die Frage, ob und wann induktive Schlüsse berechtigt sind, bezeichnet man als Induktionsproblem«*
>
> (Popper 1994a, S. 3)

Die Lösung des Induktionsproblems liegt in dem Prinzip der Falsifizierbarkeit, wonach Hypothesen oder Theorien durch empirische Befunde widerlegt werden können und damit abzulehnen sind. Popper führt hierzu aus:

> *»Wir fordern zwar nicht, daß das System auf empirisch-methodischem Weg endgültig positiv ausgezeichnet werden kann, aber wir fordern, daß es die logische Form des Systems ermöglicht, dieses auf dem Wege der methodischen Nachprüfung negativ auszuzeichnen:* Ein empirisch-wissenschaftliches System muß an der Erfahrung scheitern können.«
>
> (Popper 1994a, S. 15).

Nach den vorherigen Ausführungen ist zu folgern, dass Theorien nicht verifizierbar sind, dass sie sich aber bewähren können, oder wie Popper schreibt,

> *„Daß Theorien nicht verifizierbar sind, wird nicht selten übersehen; werden aus der Theorie deduzierte Prognosen verifiziert, so spricht man oft von einer Verifikation der Theorie. Man gibt vielleicht zu, daß die Verifikation keine logisch völlig einwandfreie ist, daß ein Satz durch seine Folgerung niemals endgültig bestätigt werden kann. Aber man hält derartige Argumente oft für ziemlich überflüssige Bedenklichkeiten«.*
>
> (Popper 1994a, S. 199)

Das Prinzip der Falsifikation verdeutlicht die nachstehende ABB. 2.2, wonach neue Hypothesen oder Theorien aufgestellt werden, und sodann dem Prozess der Bewährung in der Realität unterworfen sind. So lange die Hypothesen oder Theorien anhand empirischer Daten bestätigt werden (Prinzip der Verifikation), verallgemeinert sich der Grad ihrer Bewährung, d.h., ihre Erklärungskraft oder Allgemeingültigkeit nimmt zu. Führt die Überprüfung einer Hypothese oder Theorie dazu, dass empirische Daten diese widerlegen, sie also falsifizieren (Prinzip der Falsifikation), so muss zur Lösung des Problems eine neue oder modifizierte Hypothese bzw. Theorie entwickelt werden, die sich sodann wieder dem Prozess der Bewährung zu unterwerfen hat. Um beim Beispiel der weißen Schwäne zu bleiben, ist die Hypothese: »Alle Schwäne sind weiß«, durch ein Gegenbeispiel, wie z.B. Beobachtung eines schwarzen Schwans, widerlegt. Die Lösung des Induktionsproblems durch das Prinzip der Falsifikation führt nach Popper

> »*zu einer neuen Theorie der Methode der Wissenschaft: zu einer Analyse der* kritischen Methode, *der Methode von Versuch und Irrtum. Es ist die Methode, kühne Hypothesen aufzustellen und sie der schärfsten Kritik auszusetzen, um herauszufinden, wo wir uns geirrt haben*«
>
> (Popper 1994b, S. 118)

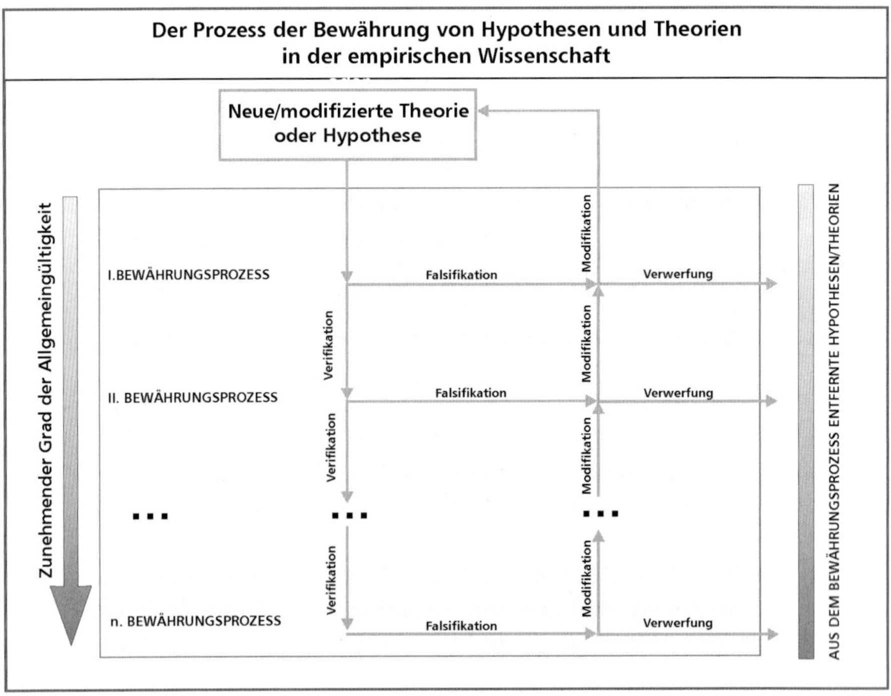

ABB. 2.2 ▶ Der Prozess der Bewährung von Hypothesen und Theorien in der empirischen Wissenschaft

Für die Ergebnisse statistischer Untersuchungen gilt damit, dass die akzeptierte Hypothese oder Theorie nur solange gültig ist, bis empirische Daten sie widerlegen.

Die kritische Prüfung von Hypothesen oder Theorien kann in der von Popper geforderten »scharfen Kritik« allerdings nur erfolgen, wenn die den Ergebnissen zugrunde liegenden Daten einschließlich des Prozesses der Datengewinnung und -verarbeitung sowie die zugehörigen Methoden und Berechnungen so offen gelegt werden, dass sie für Dritte reproduzierbar und damit überprüfbar werden.

Die Überprüfung von Hypothesen oder Theorien erfolgt in der Art und Weise, dass versucht wird, innere Widersprüche aufzuzeigen. Dies gilt insbesondere für die logische Widerspruchsfreiheit, der Feststellung eines wissenschaftlichen Fortschritts sowie der empirischen Anwendung der aus der Hypothese/Theorie abgeleiteten Bewährung. Die empirische Prüfung setzt dabei voraus, dass die zugrunde liegenden empirischen Merkmale die Kriterien der Objektivität, Reliabilität und Validität erfüllen. Objektivität bedeutet, dass die Ausprägung eines Merkmals mittels eines Messinstruments, unabhängig von der Erhebungsperson ist. So ist ein Fragebogen als Messinstrument z.B. nicht objektiv, wenn verschiedene Anwender bei demselben Personenkreis zu unterschiedlichen Resultaten gelangen. Reliabilität bedeutet den Anspruch an Genauigkeit, mit dem ein zu prüfendes Merkmal gemessen wird, d.h., bei Wiederholungen liegen vergleichbare Resultate vor. Der Begriff der Reliabilität kann auch durch den Begriff der Zuverlässigkeit ersetzt werden. Die Validität eines Merkmals betrifft die Gültigkeit bzw. Aussagekraft. Die Validität zeigt an, inwieweit ein Merkmal tatsächlich das misst, was gemessen werden soll.

Abschließend noch einige Literaturhinweise zur Geschichte der Statistik und dem Induktionsproblem. Eine kurze Einführung in die Geschichte der empirischen Sozialforschung findet sich bei Jahoda, Lazarsfeld und Zeisel (1975), die durch die Darstellung von Oberschall (1977) über die empirische Sozialforschung in Deutschland zwischen 1848 und 1914 ergänzt wird. Bei Quatember (2001) ist die Entwicklung der Stichprobentheorie und -praxis im 20. Jahrhundert nachzulesen. Einen Entwurf über die Geschichte der Statistik in der Medizin hat Seydel (1976) vorgelegt. Ein umfangreicher Abriss zur Geschichte der Wahrscheinlichkeitstheorie gibt Schneider (1988) anhand von Originaltexten bis ins Jahr 1933 sowie Stigler (1986) zur Geschichte der Statistik bis ins Jahr 1900. Weiterhin findet sich bei Gnedenko (1997) ein umfangreicher Anhang zur Geschichte der Wahrscheinlichkeitstheorie, der sich in unterschiedliche inhaltliche Gesichtspunkte gliedert. Einzelne Teilaspekte zur Geschichte der Statistik sind auch in Beiträgen des Allgemeinen Statistischen Archivs nachzulesen, die zum Teil in der Literaturliste aufgeführt sind. Ein Einstieg in die Informationstheorie im Zusammenhang mit der Wahrscheinlichkeitsrechnung geben Billeter-Frey und Vlach (1982) sowie Hütt (2001). Neben der Literatur von Popper (1994a) zum Induktionsproblem finden sich weitere Informationen zu wissenschaftstheoretischen Fragestellungen u.a. bei Wessel (1996) oder Diekmann (2002). Ein leicht verständlicher Überblick über die Geschichte der Philosophie ist bei Störig (1983) oder Weischedel (1993) nachzulesen.

2.2 Anmerkungen zur Erfassung und Auswertung von Daten

Auf der Grundlage eines ausgearbeiteten Untersuchungskonzeptes ist der erste Arbeitsschritt einer statistischen Untersuchung die Gewinnung der für die Untersuchung vorgesehenen notwendigen statistischen Daten. Bei den möglichen Erfassungsmethoden ist bezüglich der Datenherkunft zwischen Primär- und Sekundärdaten zu unterscheiden. Im Rahmen einer Erhebung von Primärdaten werden mithilfe eines eigens hierfür entwickelten Erhebungsdesign originäre, neue Daten (= Rohdaten) erhoben, während Sekundärdaten aus bereits vorhandenen Informationsquellen stammen (ABB. 2.3). Mögliche Quellen für Sekundärdaten sind u.a.:

- amtliche Statistiken, wie z.B. vom Statistischen Bundesamt, von den Statistischen Landesämtern und von den Statistischen Ämtern der Kreise/kreisfreien Städte,
- Statistiken der Wirtschafts- und Sozialverbände,
- Firmenberichte,
- Fachzeitschriften,
- Telefonbücher etc.

Für das Beispiel des Rettungsdienstes sind z.B. unter Kostengesichtspunkten die jährlichen Veröffentlichungen der Gesetzlichen Krankenversicherung (GKV) von Interesse, in denen die Leistungen und Ausgaben des Rettungsdienstes bisher unter dem Stichwort Fahrdienst, nach Bundesländern unterteilt, veröffentlicht werden.

Bei der Erhebung von Primärdaten selbst ist es im Rahmen der anschließenden statistischen Analyse wichtig zu beachten, welche Eigenschaften dem Zahlenmaterial zugrunde liegen. In der Regel liegen endliche Grundgesamtheiten vor, die zusätzlich häufig einen geringen Datenumfang besitzen. Darüber hinaus weisen viele Grundgesamtheiten eine asymmetrische oder mehrgipfelige Häufigkeitsverteilung auf, wodurch Testvoraussetzungen, wie die der Normalverteilung, verletzt werden. Weiterhin ist bei Zeitreihenbetrachtungen die zeitgleiche Stabilität von Verteilungen immer kritisch zu hinterfragen. Bezogen auf die Eigenschaften von Stichproben ist weiterhin zu berücksichtigen, dass mit der Erhebung auch zufällige Beobachtungsfehler einhergehen können, die den Grad der Genauigkeit der Erfassungsdaten limitieren. Zusätzlich ist bei Stichproben immer auch mit systematischen Fehlern z.B. beim Antwortverhalten zu rechnen.

Diese fünf von Anderson bereits 1956 genannten Faktoren sind bei der Beurteilung von statistischen Beobachtungen und den infrage kommenden Analysemethoden grundsätzlich immer zu berücksichtigen.

Bei der Erhebung von Primärdaten selbst ist zwischen den drei Verfahren:

- Beobachtung,
- Experiment,
- Befragung

zu unterscheiden. Eine Datenerhebung mittels Beobachtung liegt immer dann vor, wenn der zu erhebende Sachverhalt nicht erfragt, sondern ausschließlich beobachtet wird, wie

Primärdaten	eigene Datenerhebung	Beobachtung Experiment Befragung
Sekundärdaten	amtliche Statistiken, Statistiken von Verbänden, Firmenberichte, Zeitschriften etc.	

Abb. 2.3 ▶ Datengrundlage für statistische Auswertungen

dies z.B. bei Verkehrszählungen der Fall ist. Beobachtungen im Rettungsdienst zur Gewinnung von Primärdaten sind mit Ausnahme von Fragestellungen der Beurteilung von Aus- und Fortbildungsmaßnahmen des Rettungsfachpersonals und dem ärztlichen Personal kaum denkbar.

Ein Experiment dient dagegen dazu, einen vermuteten Zusammenhang unter kontrollierten Rahmenbedingungen zu überprüfen. Die Form des Experiments zur Gewinnung von Primärdaten zu rettungsdienstlichen Fragestellungen ist in einer Vielzahl von Variablen denkbar, wenn es z.B. darum geht, das Verhalten bzw. die Anwendung von Erste-Hilfe-Maßnahmen bestimmter Personenkreise auszuwerten. Die Gefahr einer Ergebnisverfälschung ist dabei sowohl bei der Beobachtung als auch beim Experiment als sehr gering einzustufen, da ausschließlich isoliert von den Beobachtungspersonen sich vollziehende Vorgänge erfasst werden.

Die sicherlich häufigste Methode, Primärdaten bei sozialen/ökonomischen Fragestellungen zu erfassen, ist die Befragung von Personen, die grundsätzlich

- schriftlich,
- persönlich oder
- telefonisch

durchgeführt werden kann. Bei der schriftlichen Befragung wird einem vorab festgelegten Teilnehmerkreis per Post ein Fragebogen mit der Bitte zugeschickt, diesen auszufüllen und an die angegebene Adresse zurückzuschicken. Bei der persönlichen Befragung wird durch einen Interviewer eine nach zuvor festgelegten Auswahlkriterien ermittelte Auskunftsperson aufgesucht und entweder in Form eines nicht-standardisierten, freien Interviews (Tiefeninterview) oder eines standardisierten Interviews befragt. Beim standardisierten Interview sind die Fragen fest vorgegeben, so dass sämtliche befragten Personen die gleichen Fragen mit demselben Wortlaut in identischer Reihenfolge gestellt bekommen, während beim freien Interview Ablauf und Inhalt maximal durch einen Interviewer-Leitfaden vorgegeben sind. Bei der telefonischen Befragung werden die Fragen fernmündlich gestellt und beantwortet.

Alle drei Arten der Befragung weisen Vor- und Nachteile auf, die im Rahmen der Konzepterarbeitung abzuwägen sind. Der Vorteil der schriftlichen Befragung liegt im geringen logistischen und finanziellen Aufwand, mit der ein großer Erhebungsumfang und weite Entfernungen zu den Befragten bewältigt werden können. Der Nachteil der schriftlichen Befragung ist allerdings, dass keine Kontrolle darüber besteht, wer, wann und in welcher Situation den Fragebogen ausgefüllt hat. Weiterhin werden mit schriftlichen Befragungen in der Regel nur geringe Rücklaufquoten von 15 bis 30% erzielt. Persönliche Befragungen gewährleisten kontrollierte Rahmenbedingungen und ermöglichen eine detaillierte Befragung. Allerdings sind damit umfangreiche logistische Feldarbeiten verbunden, die den Umfang und die räumliche Reichweite der Befragung unter Kostengesichtspunkten stark reduzieren. Telefonische Befragungen besitzen den Vorteil, dass sie schnell für einen größeren Teilnehmerkreis ohne räumliche Grenzen durchführbar sind, allerdings besteht seitens des Interviewers keine Kontrolle über die Befragungssituation und nur begrenzt über den Teilnehmerkreis. Darüber hinaus ist aufgrund der kurzen Interviewzeit nur ein eingeschränkter Fragebogen einsetzbar.

Im Rahmen der Qualitätssicherung rettungsdienstlicher Leistungen sind als derzeit aktuelle Beispiele für Befragungen im Rettungsdienst neben Mitarbeiterbefragungen sicherlich Patientenbefragungen anzusehen, die zumeist mit der Zielsetzung durchgeführt werden, die Sicht des Patienten über das System des Rettungsdienstes und die damit verbundene Zufriedenheit oder Unzufriedenheit zu dokumentieren. So ist z.B. im Rahmen der Studie »Optimierung von Rettungsdiensteinsätzen. Praktische und ökonomische Konsequenzen« der Bundesanstalt für Straßenwesen (BASt) ein Konzept zur Patientenbefragung vom Fragebogen bis zur Ermittlung und Auswertung der Stichprobe entwickelt worden (vgl. Schmiedel, Moecke und Behrendt (2002)). Im Rettungsdienst bieten Befragungen als Instrument der Qualitätssicherung die Möglichkeit, Schwachstellen aus Sicht der Mitarbeiter und Patienten aufzuzeigen und in zeitlichen Abständen zu kontrollieren, ob die hierzu eingeleiteten Verbesserungsmaßnahmen erfolgreich sind (Runggaldier (2004)). Mit Ausnahme von schriftlichen Befragungen sind sowohl persönliche als auch telefonische Befragungen im Rettungsdienst, wenn überhaupt, aufgrund der Rahmenbedingungen, wie z.B. des Datenschutzes, eher die Ausnahme.

Beispiel 2.1 ▶ Totalerhebung

Im Forschungsbericht »Leistungen des Rettungsdienstes 2000/01« der Bundesanstalt für Straßenwesen (BASt) sind die Ergebnisse einer Totalerhebung über die rettungsdienstliche Infrastruktur veröffentlicht (Schmiedel, Behrendt (2002)). Für die Totalerhebung der bodengebundenen rettungsdienstlichen Infrastruktur wurden ohne Einbeziehung des Landes Niedersachsen über 392 so genannte Datenerfassungsstellen gezielt u.a. zu den Themenkomplexen:

- Personal,
- Rettungsleitstellen,
- Rettungswachen,
- Fahrzeuge und
- Notarztsysteme

mit entsprechenden Fragebogen angeschrieben. Aus dem vollständigen Rücklauf der ausgefüllten Fragebogen ergeben sich für das Bezugsjahr 2000 u.a. folgende Bestandszahlen für das Bundesgebiet ohne das Land Niedersachsen: Nach den Angaben dieser Erhebung existieren 270 Rettungsleitstellen. Die Anzahl der Standorte im Rettungsdienst beträgt mehr als 1.800 Rettungswachen, wovon rund 90% ständig mit mindestens einem Rettungswagen (RTW) besetzt sind. Darüber hinaus bestehen für den bodengebundenen Rettungsdienst mehr als 1.000 Notarztstandorte. Der Fahrzeugpark im Rettungsdienst umfasst rund 7.700 bodengebundene Rettungsmittel, wovon 44% auf Rettungswagen (RTW), 35% auf Krankentransportwagen (KTW) sowie 21% auf notarztbesetzte Rettungsmittel entfallen. Die personelle Leistung im Rettungsdienst wird von etwa 31.800 hauptamtlichen Mitarbeitern des Rettungsdienstes sowie zusätzlich durch rund 4.200 besetzte Zivildienstplätze und 3,76 Mio. ehrenamtliche Stunden erbracht.

Bei der Erhebung von Daten ist grundsätzlich zwischen einer Total- oder Teilerhebung zu unterscheiden. Während eine Totalerhebung die vollständige Erhebung einer endlichen Grundgesamtheit vorsieht, erfasst die Stichprobe eine Teilmenge von dieser. Sind anhand der Stichprobe statistisch gesicherte Aussagen über die Grundgesamtheit möglich, so ist die Stichprobe dafür als repräsentativ zu bezeichnen. Totalerfassungen sind zumeist aus Kosten- und Zeitgründen nicht durchführbar, so dass in der Regel der methodische Ansatz einer repräsentativen Stichprobe das Mittel der Wahl darstellt.

Bei der Erarbeitung eines Untersuchungskonzeptes ist mit der vorgesehenen Stichprobenerhebung festzulegen, über welches Instrumentarium der zu untersuchende Sachverhalt überhaupt gemessen werden soll. So ist z.B. bei der Messung der Zufriedenheit der Patienten mit dem Rettungsdienst festzulegen, über welches Instrumentarium der Begriff der Zufriedenheit zu ermitteln ist. Das Kernstück eines solchen Instrumentariums bildet dabei die so genannte Operationalisierung, womit die Übersetzung der inhaltlichen Fragestellung der Untersuchung in relevante Variablen mit entsprechend empirisch messbaren Indikatoren gemeint ist. Mit der Auswahl der Indikatoren wird gleichzeitig auch das zugehörige Mess- oder Skalenniveau, also der Informationsgehalt der einzelnen Erhebungsvariablen, festgelegt.

Grundsätzlich wird bei den Typen von Messwerten entsprechend ABB. 2.5 zwischen den vier Skalenniveaus:

- Nominalskala,
- Ordinalskala,
- Intervallskala und
- Rationalskala

unterschieden. Dabei gilt immer, dass der Informationsgehalt der Daten von der Nominalskala zur Rationalskala zunimmt. Bezogen auf die Zulässigkeit von statistischen Verfahren ist beim Skalenniveau zwischen nicht-metrischen und metrischen Skalen zu unterscheiden. Während bei nicht-metrischen Daten nur verteilungsunabhängige Tests zu

Anwendung kommen, sind bei metrischen Daten sowohl verteilungsunabhängige (oder nicht-parametrische) als auch verteilungsabhängige (oder: parametrische) Testverfahren zulässig.

Im Nachhinein ist eine Überführung von Messwerten in ein anderes Skalenniveau immer nur dann zulässig, wenn die Transformation von einem höheren in ein niedrigeres Skalenniveau erfolgt, also der Informationsgehalt der Indikatoren durch die Überführung

Beispiel 2.2 ▶ Stichprobe

Ein Beispiel für eine Teilerhebung im Rettungsdienst ist die zwischen 1985 und 2001 regelmäßig im Turnus von zwei Jahren durchgeführte so genannte Leistungsanalyse anzuführen. Das methodische Verfahren der Leistungsanalyse basiert auf einer für das Bundesgebiet repräsentativen vierwöchigen Stichprobe von rund 140.000 rettungsdienstlichen Einsatzfahrten aus insgesamt 60 Erfassungsstellen. Diese Stichprobe wird über so genannte zeitliche und räumliche Hochrechnungsfaktoren gewichtet, um auf diese Weise Aussagen über das jährliche rettungsdienstliche Einsatzgeschehen der Bundesrepublik Deutschland zu erhalten. Die Ergebnisse der Leistungsanalyse erlauben dabei Aussagen einerseits über den rettungsdienstlichen Einsatzablauf wie Schnelligkeit und Bedienqualität, sowie andererseits über die Entwicklung des Einsatzaufkommens.

In Kombination mit den Erhebungsergebnissen zur rettungsdienstlichen Infrastruktur sind neben dem bereits erwähnten bundesweiten Einsatzaufkommen von Notfällen und Krankentransporten sowie der damit verbundenen Einsatzraten u.a. zusätzlich folgende Aussagen für den Berichtszeitraum 2000/01 möglich (Schmiedel, Behrendt (2002)): Im Mittel gehen in einer Rettungsleitstelle in der Bundesrepublik Deutschland pro Jahr über 35.000 rettungsdienstliche Meldungen ein, woraus sich über 40.000 Fahrzeugalarmierungen ergeben (ABB. 2.4). Die höhere Anzahl an Fahrzeugalarmierungen gegenüber den Meldungen ergibt sich vor allem dadurch, dass bei Notarztalarmierungen in der Regel RTW und NEF getrennt zum Einsatzort fahren. Das heißt in diesem Fall, dass eine Meldung mit zwei Fahrzeugalarmierungen vorliegt.

Von einer Rettungswache werden jährlich durchschnittlich über 4.900 Einsatzfahrten durchgeführt, während von einem Notarztstandort rund 1.600 Einsatzfahrten erfolgen. Ein Fahrzeug im Rettungsdienst der Bundesrepublik Deutschland führt fast 1.400 Einsatzfahrten pro Jahr durch, wobei die Differenzierung nach dem Rettungsmitteltyp zeigt, dass auf notärztliche Fahrzeuge 1.100 Einsatzfahrten pro Jahr, auf einen KTW 1.300 Einsatzfahrten pro Jahr und auf einen RTW 1.700 Einsatzfahrten pro Jahr entfallen.

Einer Einsatzfahrt liegen im Mittel 2,9 Fahrzeugvorhaltestunden zugrunde. Bei den Vorhaltestunden – differenziert nach Rettungsmitteln – zeigt sich, dass 3,0 RTW-Vorhaltestunden je RTW-Einsatzfahrt vorliegen, während auf eine KTW-Einsatzfahrt durchschnittlich 1,7 KTW-Vorhaltestunden entfallen. Die Fahrzeugvorhaltestunden bei notarztbesetzten Fahrzeugen liegen pro Einsatzfahrt bei 5,2 Vorhaltestunden.

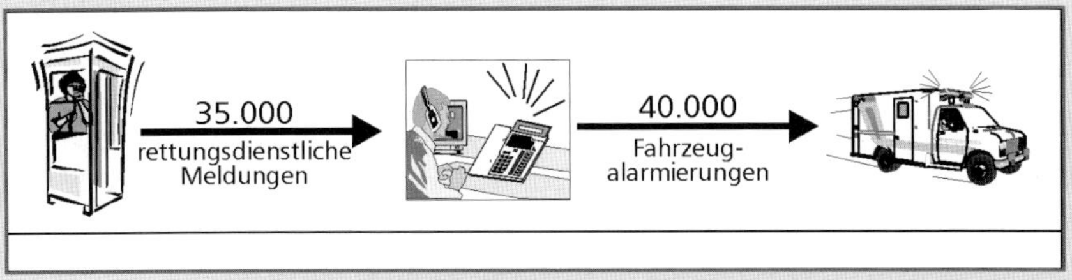

Abb. 2.4 ▶ Rettungsdienstliche Meldungen und zugehörige Fahrzeugalarmierungen im Durchschnitt pro Rettungsleitstelle im Bundesgebiet im Jahr 2000/01

in ein anderes Skalenniveau sinkt. Solche Transformationen sind immer dann notwendig, wenn verschiedene Variablen mit unterschiedlichen Skalenniveaus gemeinsam untersucht werden sollen und die statistischen Verfahren ein entsprechendes Skalenniveau voraussetzen. Deshalb ist es bei der Entwicklung von Untersuchungskonzepten wichtig zu beachten, dass das Messniveau der zu erhebenden Daten auch die Voraussetzungen der zur Anwendung vorgesehenen statistischen Untersuchungsverfahren bezüglich des Skalenniveaus erfüllt.

Bei der Durchführung eines Untersuchungskonzeptes erfolgt auf der Grundlage der erhobenen Daten die eigentliche statistische Analyse, die zuerst immer mit einer umfassenden Beschreibung der gewonnenen Daten beginnt. Die Zielsetzung einer solchen beschreibenden oder deskriptiven Statistik besteht darin, einerseits die Plausibilität der erfassten Daten sicherzustellen und andererseits die zahlenmäßige Grundlage für eine inhaltlich kritische Auseinandersetzung über das vorliegende Datenmaterial zu gewährleisten. Weiterhin ist mit den Ergebnissen der deskriptiven Statistik auch die Bewertung möglich, wenn das Untersuchungskonzept Methoden der schließenden oder induktiven Statistik vorsieht, ob diese fachgerecht hinsichtlich ihrer Voraussetzungen angewendet worden sind, und wie die erzielten Ergebnisse im Gesamtkontext des Datenmaterials zu interpretieren sind.

	Bezeichnung	Eigenschaften	Beispiele Rettungsdienst	Information und Transformation
nicht-metrisch	Nominal-skala	Messwerte mit Kategorien, die sich gegenseitig ausschließen	Einsatzmerkmale wie Benutzung von Sonderrechten, Fehlfahrt	Kategorien: Fahrtstrecke erfasst/ nicht erfasst
nicht-metrisch	Ordinal-skala	Messwerte mit Kategorien, die sich in eine Rangfolge ordnen lassen	Bewertung des Patientenzustandes mit Hilfe des NACA-Scores	Kategorien: Fahrtstrecke kurz/mittel/lang
metrisch	Intervall-skala	Messwerte mit Kategorien, die sich in eine variable Rangfolge mit konventionell festgelegtem Nullwert ordnen lassen	Zeitabschnitte wie Hilfsfrist, Einsatzzeit	Kategorien: Fahrtstrecke 0,0 - 4,9 km 5,0 - 9,9 km
metrisch	Rational-skala	Messwerte mit Kategorien, die sich in eine variable Rangfolge mit wahrem Nullwert ordnen lassen	Einsatzkilometer von Rettungsdienst-fahrzeugen	Fahrtstrecke von 4,1 km

Transformationsmöglichkeit ↑ — Informationsgehalt ↓

Abb. 2.5 ▶ Skalenniveaus und Informationsgehalt statistischer Daten

Während die deskriptive Statistik ausschließlich eine Beschreibung des zugrunde liegenden »Datenmaterials« ermöglicht, ist es die Zielsetzung der induktiven Statistik, mithilfe von Wahrscheinlichkeitsaussagen allgemeingültige und damit über das vorhandene Datenmaterial hinausgehende Aussagen zu treffen. Während die Methoden der deskriptiven Statistik sowohl bei Totalerhebungen als auch bei Stichproben anzuwenden sind, ergeben die Methoden der induktiven Statistik nur einen Sinn bei Stichproben (ABB. 2.6).

deskriptive Statistik	induktive Statistik
Beschreibung und Plausibiltätsprüfung von Daten	Prüfung von Hypothesen mit Hilfe statistischer Testverfahren auf der Grundlage der Wahrscheinlichkeitsrechnung
Statistische Kennzahlen	Wahrscheinlichkeitswerte
bei Totalerhebungen und Stichproben	bei Stichproben
Grundlage für Bewertung von Datenmaterial und Ergebnissen der induktiven Statistik	Allgemeingültige Aussagen für die der Stichprobe zugrunde liegende Grundgesamtheit

ABB. 2.6 ▶ Merkmale der deskriptiven und induktiven Statistik

Der Begriff der Wahrscheinlichkeit quantifiziert allgemein formuliert die Chance des Eintrittes eines bestimmten Ereignisses. Die Wahrscheinlichkeit eines Ereignisses liegt dabei zwischen 0, wenn das Ereignis nicht eintreten kann, und 1, wenn das Ereignis eintreten muss. Die Wahrscheinlichkeit eines Ereignisses (p) errechnet sich über die Anzahl der günstigen Ereignisse (e) und die Anzahl der möglichen Ereignisse (n) nach folgender Formel

$$p = \frac{e}{n}$$

FORMEL 2.1

Die Wahrscheinlichkeit des Nicht-Eintretens eines Ereignisses (q) ist danach wie folgt definiert:

$$q = 1 - p$$

FORMEL 2.2

Damit gilt $p + q = 1$. Die klassische Definition der Wahrscheinlichkeit geht davon aus, dass alle möglichen Ereignisse die gleiche Eintrittswahrscheinlichkeit besitzen. So besitzen alle sechs Seiten eines idealen Würfels die gleiche Wahrscheinlichkeit für ein Eintreffen in Höhe von 1/6. Allerdings ist der Ausdruck gleiche Wahrscheinlichkeit nicht eindeutig definiert, so dass bei einer großen Anzahl von Ereignissen der Begriff der relativen Häufigkeit für die empirische Wahrscheinlichkeit benutzt wird. Steigt die Anzahl der Beobachtungen ins Unendliche, so bildet die Wahrscheinlichkeit der möglichen Ereignisse (n) als theoretische Verteilung selbst die Grenze der relativen Häufigkeit. So ist bei einer idealen Münze die Wahrscheinlichkeit von Kopf und Zahl jeweils 1/2 und bildet damit als theoretische Verteilung die Grenze für die relative Häufigkeit.

Beispiel 2.3 ▶ Relative Häufigkeit

Für die Ermittlung der relativen Häufigkeit eines Münzwurfes mit den Seiten Kopf und Zahl wird ein Wurfexperiment mit zweimal 1.000 Würfen zugrunde gelegt. Bei den ersten 1.000 Würfen liegt als Ergebnis 519-mal Kopf und 481-mal Zahl vor. Die relative Häufigkeit für Kopf beträgt danach 0,519 = 519/1.000 und liegt damit schon sehr nahe bei der theoretisch erwarteten Wahrscheinlichkeit von 0,5. Bei weiteren 1.000 Würfen ergibt sich 499-mal Kopf, so dass die relative Häufigkeit aus den 2.000 Würfen insgesamt 0,509 (= 519 + 499/2.000) beträgt, und sich damit auch dem theoretisch erwarteten Wert von 0,5 weiter angenähert hat. Das heißt, je höher die Anzahl der Beobachtungen, desto mehr nähert sich die relative Häufigkeit als empirische Verteilung der hier unterstellten Gleichverteilung als theoretische Verteilung an.

Beim Rechnen mit Wahrscheinlichkeiten ist grundsätzlich zwischen dem Additions- und dem Multiplikationssatz zu unterscheiden. Für zwei sich gegenseitig ausschließende Ereignisse E_1 und E_2 mit den Wahrscheinlichkeiten p_1 und p_2 wird die Wahrscheinlichkeit, dass entweder E_1 oder E_2 eintritt durch die Addition der beiden Einzelwahrscheinlichkeiten ermittelt. Es gilt somit

$$p = p_1 + p_2 + \ldots + p_n$$

Formel 2.3

Beispiel 2.4 ▶ Additionssatz

Von 100 Einsatzfahrten sind 20 Einsatzfahrten mit einem NEF und 40 Einsatzfahrten mit einem RTW dokumentiert. Die verbleibenden 40 Einsatzfahrten entfallen auf den KTW. Als »Entweder-oder-Fragestellung« soll ermittelt werden, wie groß die Wahrscheinlichkeiten ist, aus den dokumentierten 100 Einsatzfahrten im Rahmen eines Zufallsexperimentes die Einsatzfahrt eines NEF oder eines RTW zu ziehen. Die zugehörigen Einzelwahrscheinlichkeiten von NEF und RTW werden zuerst wie folgt berechnet:

$$p_{NEF} = \frac{20}{100} = 0{,}2$$

$$p_{RTW} = \frac{40}{100} = 0{,}4$$

Bei den zwei sich gegenseitig ausschließenden und unabhängigen Merkmalen errechnet sich nach dem Additionssatz folgende Wahrscheinlichkeit:

$$p_{NEF\ \text{oder}\ RTW} = 0{,}2 + 0{,}4 = 0{,}6$$

Die Wahrscheinlichkeit aus den 100 dokumentierten Einsatzfahrten im Rahmen eines Zufallsexperimentes, entweder die Einsatzfahrt eines NEF oder eines RTW zu ziehen, liegt bei 60%.

Liegen dagegen zwei unabhängige Ereignisse E_1 und E_2 mit den Wahrscheinlichkeiten p_1 und p_2 vor und es wird nach der Wahrscheinlichkeit gefragt, dass sowohl E_1 als auch E_2 eintritt, so gilt hier der Multiplikationssatz:

$$p = p_1 \cdot p_2 \cdot \ldots \cdot p_n$$

Formel 2.4

Beispiel 2.5 ▶ Multiplikationssatz »mit Zurücklegen«

Für einen idealen Würfel soll die Wahrscheinlichkeit ermittelt werden, mit zwei Würfeln jeweils eine Sechs zu werfen. Die Einzelwahrscheinlichkeit für den ersten Wurf beträgt $p_1 = \frac{1}{6}$ und für den zweiten Wurf $p_2 = \frac{1}{6}$, so dass sich über die Multiplikation von $p_1 \cdot p_2 = \frac{1}{36}$ die Wahrscheinlichkeit dafür errechnet, zweimal nacheinander eine Sechs zu werfen. Mit dem Multiplikationssatz werden also »Sowohl-als-auch-Fragestellungen« beantwortet.

Bei dem Beispiel 2.5 ist der Fall »mit Zurücklegen« unterstellt worden; das bedeutet, dass die Anzahl der möglichen Ergebnisse (n) bei allen Würfeln gleich bleibt, die Ergebnisse also stochastisch unabhängig voneinander sind. Auf ein so genanntes Urnenmodell übertragen, heißt das, dass eine gezogene Kugel nach der Ziehung wieder zurück in die Urne gelegt wird. Liegt dagegen der Fall »ohne Zurücklegen« vor, so sind die Ergebnisse stochastisch voneinander abhängig, und es liegt eine so genannte bedingte Wahrscheinlichkeit vor. Zwei Ereignisse A und B sind voneinander abhängig, wenn die Wahrscheinlichkeit für das Auftreten des Ereignisses A durch das Eintreten des Ereignisses B verändert wird. Bezogen auf ein Urnenmodell wird in diesem Fall die Kugel nach der Ziehung nicht wieder in die Urne zurückgelegt. Die bedingte Wahrscheinlichkeit gibt also allgemein formuliert die Wahrscheinlichkeit eines zufälligen Ereignisses A unter der Bedingung wieder, dass bereits ein Ereignis B eingetreten ist.

Beispiel 2.6 ▶ Multiplikationssatz »ohne Zurücklegen«

Auf der Grundlage der Ausgangsdaten aus Beispiel 2.4 ergibt sich für den Fall »ohne Zurücklegen« im Rahmen eines Zufallsexperimentes folgende Wahrscheinlichkeit aus den 100 dokumentierten Einsatzfahrten zuerst die Einsatzfahrt eines NEF und anschließend die eines RTW zu ziehen:

$$p_{NEF} = \frac{20}{100} = 0{,}2$$

$$p_{RTW} = \frac{40}{(100-1)} = 0{,}404$$

$$p_{NEF/RTW} = 0{,}2 \cdot 0{,}404 = 0{,}0808$$

Die Wahrscheinlichkeit im Rahmen eines Zufallsexperimentes »ohne Zurücklegen« aus 100 dokumentierten Einsatzfahrten zuerst die Einsatzfahrt eines NEF und dann die eines RTW zu ziehen, liegt also bei rund 8,1% gegenüber 8% bei einem Experiment »mit Zurücklegen«.

Das Grundkonzept der induktiven Statistik ist das Testen von Hypothesen mit der bereits formulierten Zielsetzung, für eine Grundgesamtheit Wahrscheinlichkeitsaussagen über zutreffende bzw. nicht zutreffende Aussagen (= Hypothesen) zu erhalten. Als Ausgangspunkt wird hierzu die Nullhypothese (H_0) formuliert, die keinen Unterschied zwischen den zu prüfenden Sachverhalten postuliert bzw. die zu beobachtenden Unterschiede auf zufällige Schwankungen der Stichprobe zurückführt (siehe Beispiel 2.7).

Beispiel 2.7 ▶ Nullhypothesen (H_0)

- Die Anruferwartezeit in der Rettungsleitstelle A ist tagsüber zwischen 07.00 und 19.00 Uhr im Mittel genauso lang wie nachts zwischen 19.00 und 07.00 Uhr (kurz: Anruferwartezeit tagsüber = Anruferwartezeit nachts).
- Die mittlere Hilfsfrist ist zwischen Rettungsdienstbereich A und Rettungsdienstbereich B gleich (kurz: Hilfsfrist A = Hilfsfrist B).
- Die Einschätzung bezüglich der Zufriedenheit mit dem Rettungsfachpersonal ist bei Krankentransporten zwischen Männern und Frauen identisch (kurz: Zufriedenheit Männer = Zufriedenheit Frauen).

Der Nullhypothese steht die Alternativhypothese (H_A) gegenüber, mit der für den betrachteten Sachverhalt ein Unterschied im Sinne der Verneinung der Nullhypothese formuliert wird. Die Alternativhypothesen zu den in Beispiel 2.7 aufgeführten Nullhypothesen sind in Beispiel 2.8 formuliert.

Beispiel 2.8 ▶ Alternativhypothese (H_A)

- Die Anruferwartezeit in der Rettungsleitstelle A ist tagsüber zwischen 07.00 und 19.00 Uhr im Mittel kürzer als nachts zwischen 19.00 und 07.00 Uhr (kurz: Anruferwartezeit tagsüber < Anruferwartezeit nachts).
- Die mittlere Hilfsfrist im Rettungsdienstbereich A weicht von der im Rettungsdienstbereich B ab (kurz: Hilfsfrist A ≠ Hilfsfrist B).
- Die Einschätzung bezüglich der Zufriedenheit mit dem Rettungsfachpersonal ist bei Krankentransporten zwischen Männern und Frauen nicht identisch (kurz: Zufriedenheit Männer ≠ Zufriedenheit Frauen).

Die Zielsetzung von statistischen Tests ist es in der Regel, die Nullhypothese mit einer zuvor bestimmten Wahrscheinlichkeit abzulehnen bzw. die zugehörige Alternativhypothese entsprechend anzunehmen. In diesem Zusammenhang ist es wichtig darauf hinzuweisen, dass mit der Ablehnung der Alternativhypothese (H_A) nicht die Gültigkeit der Nullhypothese (H_0) postuliert wird. Vielmehr bedeutet eine Ablehnung der Alternativhypothese (H_A), dass zwischen den beiden konkurrierenden Hypothesen unter den gewählten Rahmenbedingungen keine abschließende Aussage über deren Gültigkeit gemacht werden kann. Wellek formuliert hierzu prägnant:

> *»Es ist prinzipiell unzulässig, einen herkömmlichen Test, der im positiven Fall zur Absicherung eines Unterschiedes führt, einfach umzukehren und aus der Abwesenheit*

eines signifikanten Unterschiedes auf die Äquivalenz der zu vergleichenden Behandlungen zu schließen.«

(Wellek 1994, S.1)

Wenn es um die Fragestellung geht, die Gleichwertigkeit im Sinne einer Nullhypothese als Alternativhypothese (H_A) zu formulieren, also inhaltlich die Nullhypothese (H_0) mit der Alternativhypothese (H_A) zu tauschen, kommen so genannte Äquivalenztests zur Anwendung.

Da mithilfe von statistischen Tests keine hundertprozentigen Aussagen getroffen werden können, sondern immer nur Wahrscheinlichkeiten, ist vorab ein so genanntes Signifikanzniveau festzulegen. Das Signifikanzniveau ist dabei die Wahrscheinlichkeit, mit der eine Nullhypothese fälschlicherweise abgelehnt wird. Als Symbol für das Signifikanzniveau wird in der Regel der griechische Buchstabe α (Alpha) verwendet. In der Praxis haben sich für soziale und ökonomische Untersuchungen die zwei Signifikanzniveaus $\alpha = 0{,}05$ und $\alpha = 0{,}01$ als Standards etabliert. Ein Signifikanzniveaus von $\alpha = 0{,}05$ bedeutet, dass die Wahrscheinlichkeit eines Irrtums bei der Zurückweisung der Nullhypothese bei 5 von 100 liegt. Der Vergleichswert bei einem Signifikanzniveau von $\alpha = 0{,}01$ beträgt 1 von 100. Ein Signifikanzniveau von $\alpha = 0{,}05$ ist somit als niedriger einzustufen als ein α von 0,01; das bedeutet, dass im ersten Fall eine wahre Nullhypothese häufiger zurückgewiesen wird als im zweiten Fall.

Die Zurückweisung einer wahren Nullhypothese wird entsprechend ABB. 2.7 als ein Fehler der ersten Art bezeichnet, während bei einem Fehler der zweiten Art eine falsche Nullhypothese akzeptiert wird. Da bei einem Fehler der ersten Art fälschlicherweise eine signifikante Beziehung unterstellt wird, ist dieser Fehler in der Regel schwerwiegender, als eine vorhandene signifikante Beziehung nicht zu entdecken.

Realität	Testergebnis	Resultat
Null-Hypothese H_0 stimmt	H_0 stimmt	**Ergebnis korrekt**
	H_0 stimmt nicht	**Fehler erster Art**
Null-Hypothese H_0 stimmt nicht	H_0 stimmt	**Fehler zweiter Art**
	H_0 stimmt nicht	**Ergebnis korrekt**

ABB. 2.7 ▶ Fehlerarten bei statistischen Testverfahren

Die Formulierung der Alternativhypothese entscheidet darüber, ob ein ein- oder zweiseitiger Test vorliegt. Ist die Alternativhypothese ungerichtet in dem Sinne formuliert, dass lediglich ein Unterschied zur Nullhypothese postuliert wird, so liegt ein zweiseitiger Test vor. Ist die Alternativhypothese dagegen gerichtet formuliert, indem z.B. inhaltlich eine Beziehung »größer/kleiner« ableitbar ist, so ist der Test einseitig. ABB. 2.8 verdeutlicht die Wirkung von ein- oder zweiseitigen Tests auf den Zurückweisungsbereich einer theoretischen

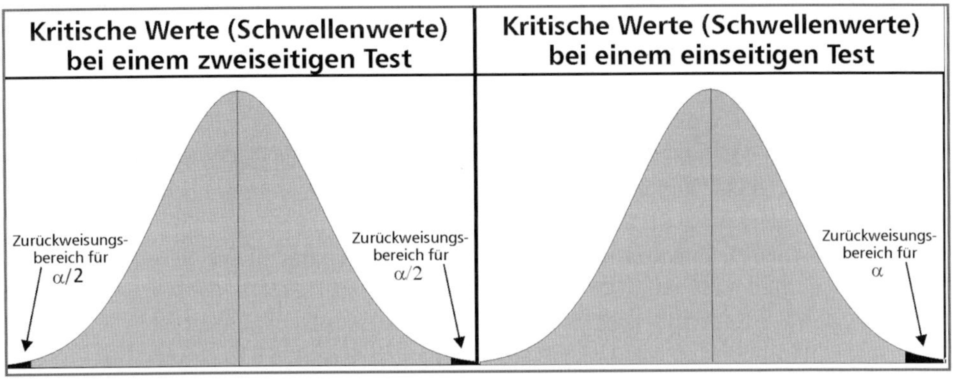

Abb. 2.8 ▶ Kritische Werte bei ein- und zweiseitigen Tests

Verteilung: Bei einem einseitigen Test liegt der durch das Signifikanzniveau definierte Zurückweisungsbereich vollständig auf einer Seite der zugrunde gelegten Wahrscheinlichkeitsverteilung, während sich bei einem zweiseitigen Test der Zurückweisungsbereich aus zwei gleich großen Anteilen auf der rechten und linken Hälfte der betrachteten Verteilung zusammensetzt. Für das Beispiel 2.8 ergibt sich, dass die Alternativhypothese »Anruferwartezeit tagsüber < Anruferwartezeit nachts« eine gerichtete Fragestellung ist, und damit ein einseitiger Test vorliegt, während die beiden Alternativhypothesen »Hilfsfrist A ≠ Hilfsfrist B« und »Zufriedenheit Männer ≠ Zufriedenheit Frauen« ungerichtet formuliert sind und damit ein zweiseitiger Test zur Anwendung kommt.

Abschließend fasst Abb. 2.9 allgemein nochmals die zuvor skizzierten Verfahrensschritte von statistischen Testverfahren zusammen, die mit der allgemeinen Problemdefi-

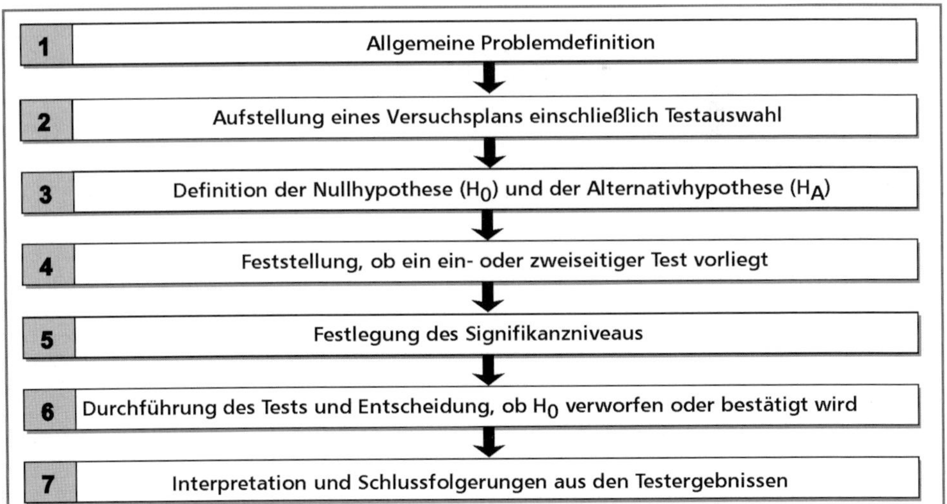

Abb. 2.9 ▶ Allgemeine Verfahrensschritte bei der Anwendung statistischer Testverfahren

nition beginnt und über die Aufstellung eines Versuchsplans einschließlich Testauswahl bis zur Testdurchführung letztendlich mit der Interpretation und dem Ziehen von Schlussfolgerungen aus den Testergebnissen endet.

Die vorhandene Literatur über die grundsätzliche Vorgehensweise zur Erhebung und Auswertung von Daten ist sehr umfangreich und setzt häufig – je nachdem, welche wissenschaftliche Disziplin im Vordergrund steht – ganz eigene inhaltliche Schwerpunkte.

Die nachfolgend aufgeführte Literatur ist deshalb nur als ein Auszug zu verstehen. Die methodischen Grundlagen über statistische Datenerhebungen und -auswertungen finden sich unter anderem bei Noelle-Neumann, Petersen (1996), Diekmann (2002), Friedrichs (1990), Atteslander (1975) sowie Wessel (1996). Weitere Informationen über so genannte Äquivalenztests sind bei Wellek (1994) nachzulesen. Eine leicht verständliche Einführung in die Wahrscheinlichkeitsrechnung mit jeweils eigenen Akzenten geben Dacunha-Castelle (1997), Gnedenko (1997) im Einführungskapitel, Sedlmeier, Köhler (2001), Tarassow (1998) oder von Randow (1993). Eine kritische Auseinandersetzung mit statistischen Ergebnissen und ihrer Interpretation findet sich bei Gigerenzer (2002).

3 Beschreibende Statistik

Nach der Erhebung von Daten als Totalerfassung oder Stichprobe gilt es zunächst, die vorliegenden Rohdaten entsprechend den Zielsetzungen des Untersuchungskonzeptes in ihren wesentlichen Merkmalen zu charakterisieren. Die hierzu entwickelten Methoden der deskriptiven Statistik beginnen mit dem Sortieren und Klassifizieren des Datenmaterials, woran sich eine grafische Aufbereitung der berechneten Häufigkeitsverteilungen anschließt. Um empirische Verteilungen besser beschreiben zu können, sind weitere Parameter der jeweiligen Verteilung zu berechnen, die dann oftmals auch die Grundlagen für sich anschließende Verfahren der induktiven Statistik bilden.

Ausführungen über die Grundlagen der deskriptiven Statistik finden sich praktisch in allen Standardwerken, so z.B. bei Sachs (1997), Hartung (1999) oder dem Taschenbuch der Statistik (2000) sowie bei Spiegel, Stephens (1999) mit einer Vielzahl von Berechnungsbeispielen.

3.1 Häufigkeitsverteilungen

Eine sinnvolle Zusammenfassung von Rohdaten bietet die Einteilung der Daten in Klassen und die Ermittlung der zugehörigen Werte. Grundsätzlich ist allerdings mit der Erstellung von Häufigkeitsverteilungen nach Klassen, was auch als Histogramm bezeichnet wird, immer ein Verlust an Informationen verbunden, der umso größer ist, je weniger Klassen gebildet werden. Liegen z.B. die folgenden fünf Einsatzzeiten bei 44 Minuten, 46 Minuten, 48 Minuten, 51 Minuten und 58 Minuten, so gehen bei einer Klassenzuordnung die individuellen Zeitwerte als Information verloren. Bei einer Klasseneinteilung von 41 bis 50 Minuten und 51 Minuten bis 60 Minuten bedeutet dies insoweit einen Informationsverlust, als dass nach der Klassenzuordnung »nur« noch die Information darüber vorliegt, dass drei Einsatzzeiten in der Klasse 41 bis 50 Minuten und zwei Einsatzzeiten in der Klasse von 51 bis 60 Minuten liegen.

Es stellt sich also im Spannungsfeld zwischen Datenübersicht und Dateninformationsverlust die Frage, wie viele Klassen überhaupt sinnvoll zu bilden sind. Als Grundsatz gilt hier: Je größer der Umfang an Daten, desto mehr Klassen sind festzulegen. Einen ersten Anhaltspunkt hierzu geben u.a. die Faustregeln von

Sturges: $$k = 1 + 3{,}32 \cdot \lg(n)$$

Formel 3.1

oder Panofsky und Brier: $$k = 5 \cdot \lg(n)$$

mit
k = Anzahl der Klassen
n = Anzahl der Werte

Formel 3.2

Die Bezeichnung lg bedeutet in den beiden zuvor aufgeführten Formeln, dass der Logarithmus zur Basis 10 zu ermitteln ist. Neben dem Logarithmus zur Basis 10 wird auch häufig der Logarithmus (ln) zur Basis e = 2,718 .... gewählt. Logarithmieren selbst bedeutet nichts anderes, als für eine vorgegebene Zahl den Exponenten zu finden, mit dem diese, wie im vorliegenden Fall, zur Basis e dargestellt werden kann. So kann z.B. die Zahl 10 mithilfe des natürlichen Logarithmus zur Basis e als $(2{,}718 \ldots)^{(2{,}302 \ldots)}$ wiedergegeben werden. Das Logarithmieren ist heute aufgrund der technischen Möglichkeiten von Taschenrechnern und Computern problemlos durchführbar.

Eine absolute Häufigkeitsverteilung der Werte bietet eine gute Übersicht über das Datenmaterial. Um allerdings die Häufigkeitsverteilung eines Untersuchungsmerkmals zwischen zwei unterschiedlich großen Stichproben miteinander vergleichen zu können, ist die absolute Häufigkeitsverteilung in eine relative/prozentuale Häufigkeitsverteilung umzurechnen. Anhand der absoluten bzw. relativen Häufigkeit lässt sich die absolute bzw. relative Summenhäufigkeit als Gesamthäufigkeit aller Werte unter der oberen Klassengrenze eines betrachteten Klassenintervalls berechnen. Als Kontrollgröße für die absolute Summenhäufigkeit gilt, dass der maximale absolute Wert der Summenhäufigkeit mit der absoluten Anzahl an Werten übereinstimmen muss.

Beispiele für typische Verteilungsfunktionen sind in Abb. 3.1 aufgeführt. Im Wesentlichen lassen sich die empirischen Verteilungsfunktionen einerseits nach der Anzahl der Häufigkeitsmaxima in unimodale (eingipfelige), bimodale (zweigipfelige) oder multimodale (mehrgipfelige) Verteilungen und andererseits nach dem Kriterium der Symmetrie in symmetrische, links- oder rechtsschiefe Verteilungen einordnen. Im Bereich rettungsdienstlicher Fragestellungen liegen bei zeitlichen Variablen wie Hilfsfrist oder Einsatzzeit in der Regel rechtsschiefe Häufigkeitsverteilungen vor. Die gemeinsame Betrachtung von Krankentransportnahfahrten mit so genannten Krankentransportfernfahrten führt allerdings bei der Betrachtung der Häufigkeitsverteilung der Einsatzzeit zu einer bimodalen

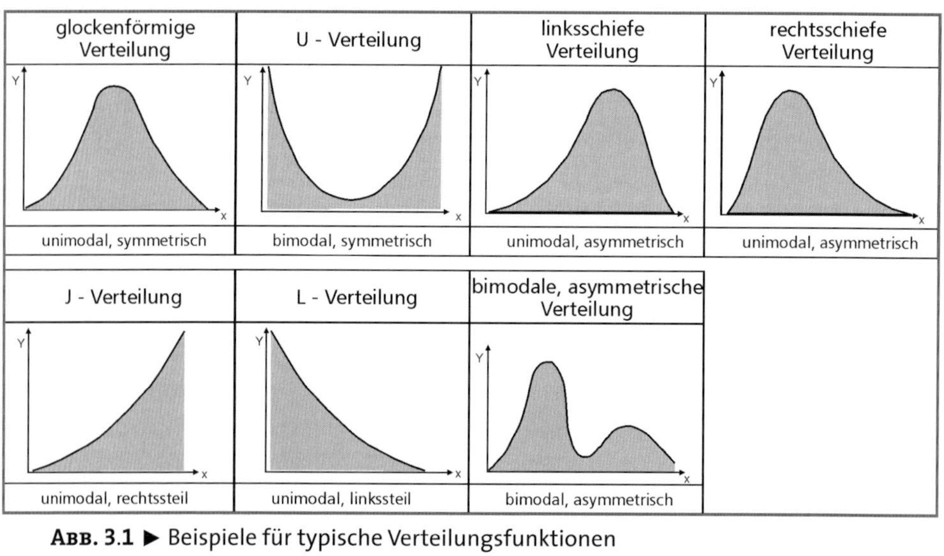

Abb. 3.1 ▶ Beispiele für typische Verteilungsfunktionen

asymmetrischen Hilfsfristverteilung, da Krankentransportnahfahrten in der Regel eine Einsatzzeit um rund 50 Minuten besitzen, während Krankentransportfernfahrten Einsatzzeiten von im Mittel ca. 180 Minuten aufweisen. Es ist deshalb wichtig darauf hinzuweisen, dass vor der Berechnung von Maßzahlen zur Beschreibung einer empirischen Verteilung solche aus unterschiedlichen Prozessen stammenden Häufigkeitsverteilungen voneinander zu trennen sind, damit die berechneten Maßzahlen die zugrunde liegende Verteilung überhaupt adäquat beschreiben können.

Beispiel 3.1 ▶ Histogramm

TAB. 3.1 enthält die minutenscharf erfassten Einsatzzeiten von Krankentransportnahfahrten (im Weiteren als Krankentransporte bezeichnet), die von einer Rettungswache an fünf aufeinander folgenden Werktagen (Mo - Fr) durchgeführt worden sind. Die Einsatzzeiten sind dabei bereits nach den einzelnen Werktagen und der Länge der Einsatzzeit sortiert. Insgesamt liegen für die fünf Werktage 144 dokumentierte Einsatzzeiten von Krankentransporten vor, wovon die kürzeste Einsatzzeit 21 Minuten und die längste Einsatzzeit 99 Minuten umfasst. Trotz der bereits vorhandenen Ordnung im Datenmaterial fällt es aufgrund der unterschiedlichen Einsatzzeiten schwer,

Einsatzzeiten (EZ) von Krankentransportfahrten									
Montag		Dienstag		Mittwoch		Donnerstag		Freitag	
Nr.	EZ [Min]	Nr.	EZ [Min]	Nr.	EZ [Min]	Nr.	EZ [Min]	Nr.	EZ [Min]
1	25	1	21	1	23	1	25	1	22
2	25	2	30	2	27	2	26	2	25
3	26	3	31	3	31	3	29	3	27
4	28	4	32	4	35	4	33	4	27
5	29	5	33	5	35	5	33	5	30
6	31	6	35	6	37	6	35	6	30
7	31	7	36	7	39	7	36	7	31
8	33	8	37	8	40	8	37	8	32
9	34	9	38	9	41	9	39	9	33
10	35	10	38	10	41	10	39	10	36
11	38	11	38	11	42	11	42	11	36
12	41	12	45	12	43	12	42	12	37
13	45	13	45	13	44	13	43	13	37
14	46	14	47	14	44	14	43	14	42
15	47	15	47	15	46	15	44	15	44
16	48	16	51	16	50	16	46	16	45
17	50	17	53	17	50	17	46	17	45
18	51	18	55	18	51	18	48	18	46
19	51	19	57	19	55	19	48	19	47
20	52	20	57	20	58	20	53	20	47
21	53	21	58	21	62	21	56	21	48
22	55	22	59	22	65	22	57	22	50
23	58	23	63	23	66	23	63	23	53
24	60	24	65	24	66	24	66	24	54
25	61	25	66	25	68	25	73	25	55
26	62	26	70	26	70	26	74	26	59
27	74	27	77	27	71	27	86	27	67
28	83	28	83	28	81	28	94	28	67
-	-	-	-	29	99	-	-	29	71
-	-	-	-	-	-	-	-	30	79
-	-	-	-	-	-	-	-	31	87

TAB. 3.1 ▶ Einsatzzeiten vom Krankentransportfahrten (in Minuten)

Einsatzzeit bei Krankentransporten

Einsatzzeit	Häufigkeit absolut	Häufigkeit relativ	Summenhäufigkeit absolut	Summenhäufigkeit relativ
20 Min.	0	0,0%	0	0,0%
21 Min.	1	0,7%	1	0,7%
22 Min.	1	0,7%	2	1,4%
23 Min.	1	0,7%	3	2,1%
24 Min.	0	0,0%	3	2,1%
25 Min.	4	2,8%	7	4,9%
26 Min.	2	1,4%	9	6,3%
27 Min.	3	2,1%	12	8,3%
28 Min.	1	0,7%	13	9,0%
29 Min.	2	1,4%	15	10,4%
30 Min.	3	2,1%	18	12,5%
31 Min.	5	3,5%	23	16,0%
32 Min.	2	1,4%	25	17,4%
33 Min.	5	3,5%	30	20,8%
34 Min.	1	0,7%	31	21,5%
35 Min.	5	3,5%	36	25,0%
36 Min.	4	2,8%	40	27,8%
37 Min.	5	3,5%	45	31,3%
38 Min.	4	2,8%	49	34,0%
39 Min.	3	2,1%	52	36,1%
40 Min.	1	0,7%	53	36,8%
41 Min.	3	2,1%	56	38,9%
42 Min.	4	2,8%	60	41,7%
43 Min.	3	2,1%	63	43,8%
44 Min.	4	2,8%	67	46,5%
45 Min.	5	3,5%	72	50,0%
46 Min.	5	3,5%	77	53,5%
47 Min.	5	3,5%	82	56,9%
48 Min.	4	2,8%	86	59,7%
49 Min.	0	0,0%	86	59,7%
50 Min.	4	2,8%	90	62,5%
51 Min.	4	2,8%	94	65,3%
52 Min.	1	0,7%	95	66,0%
53 Min.	4	2,8%	99	68,8%
54 Min.	1	0,7%	100	69,4%
55 Min.	4	2,8%	104	72,2%
...	...	...	...	...
98 Min.	0	0,0%	143	99,3%
99 Min.	1	0,7%	144	100,0%
gesamt	144	100,0%		

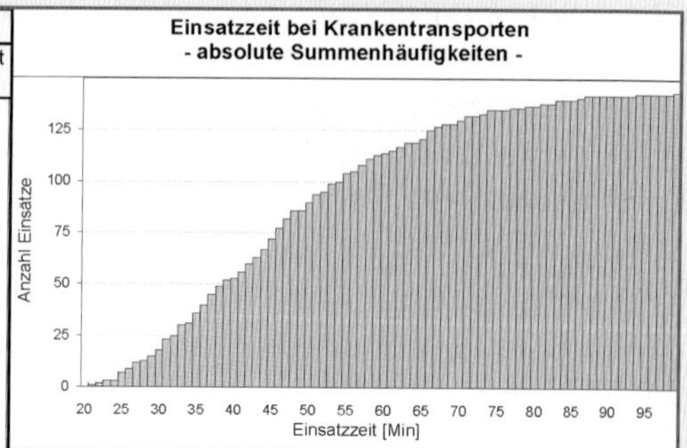

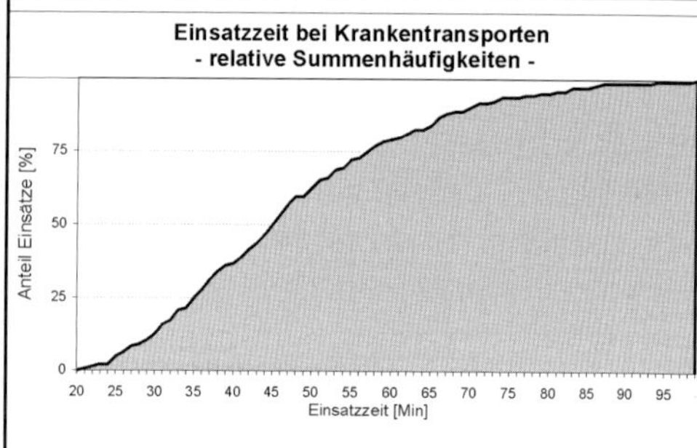

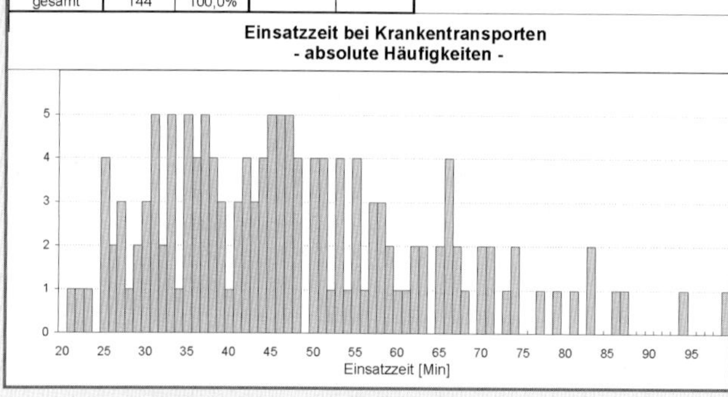

Abb. 3.2 ▶ Verteilung und zugehörige absolute und relative Summenhäufigkeit nach Minuten geordneter Einsatzzeiten von Krankentransportfahrten

einen qualifizierten Gesamtüberblick über das Datenmaterial zu erhalten. Abb. 3.2 zeigt deshalb als erstes eine Sortierung der Einsatzzeiten über die Klassifizierung von Minutenwerten mit den zugehörigen absoluten und relativen Summenhäufigkeiten. Die Verteilung der Einsatzzeiten lässt bereits erkennen, dass es sich erwartungsgemäß um eine leicht rechtsschiefe Verteilung handelt, die ihren Häufigkeitsschwerpunkt ca. zwischen 30 Minuten und 50 Minuten aufweist. Durch diese einfache Häufigkeitsbildung ist bereits eine sehr effektive und charakteristische Beschreibung des Datenmaterials möglich, was durch weitere Messzahlen, die nachfolgend beschrieben werden, noch zu ergänzen ist.

3.2 Mittelwerte

Die Maßzahlen, die das Zentrum einer Verteilung beschreiben, werden als Maße der zentralen Tendenz oder als Mittelwerte bezeichnet. Hinter dem Begriff Mittelwert stehen verschiedene Konzepte zur Berechnung der mittleren oder häufigsten Werte einer Verteilung, wovon nachfolgend die sechs Maße des Mittelwertes

- Modus,
- Median,
- arithmetisches Mittel,
- Extremmittel,
- harmonisches Mittel und
- geometrisches Mittel

vorgestellt werden. Bei der Beschreibung von Häufigkeitsverteilungen sind der Modus, Median und das arithmetische Mittel von besonderer Bedeutung, während die im Weiteren dargestellten Maße des Mittelwertes bei speziellen Fragestellungen zu verwenden sind. Bezüglich des Skalenniveaus ist für Modus, Median und arithmetisches Mittel anzumerken, dass der Median mindestens ordinalskalierte Daten voraussetzt, während das arithmetische Mittel metrisch skalierte Variablen verlangt. Der Modus setzt dagegen kein bestimmtes Skalenniveau voraus. Bezüglich der Wirkung von Extremwerten auf das jeweilige Maß des Mittelwertes reagieren sowohl der Modus als auch der Median weniger stark auf Extremwerte als das arithmetische Mittel. Bei links- oder rechtsschiefen unimodalen Verteilungen ist der Median dem arithmetischen Mittel vorzuziehen. Wie sich im Späteren noch zeigen wird, liegen Modus, Median und arithmetisches Mittel umso weiter voneinander entfernt, je unsymmetrischer die unimodale Verteilung ist. Deshalb sind bei nicht-symmetrischen Verteilung zu deren Beschreibung möglichst alle drei Mittelwerte heranzuziehen. Neben der Beschreibung von Verteilungen spielt das arithmetische Mittel darüber hinaus in der schließenden Statistik als Schätzparameter eine wesentliche Rolle.

Unabhängig von der Berechnung der Parameter einer empirischen Verteilung gilt es immer zuerst die Beobachtungsdaten grafisch, z.B. mithilfe von Histogrammen, aufzubereiten, um auf diese Weise Fehlinterpretationen über das Datenmaterial zu vermeiden. Die ausschließliche Berechnung von Parametern, wie Mittelwerte und Steuerungsmaße reicht zur Beurteilung von empirischen Daten und ihrer Häufigkeitsverteilung nicht aus. Die grafische Datenaufbereitung steht wie bereits ausgeführt folglich immer am Anfang einer statistischen Analyse.

3.2.1 Modus

Bei einer gegebenen Messreihe von Daten ist der Modus der Wert, der am häufigsten in den Daten vorkommt. Der Modus ist grundsätzlich immer dann von Interesse, wenn die Mehrheit eines Datenkollektivs Gegenstand weiterer Betrachtungen sein soll. Bei nominalskalierten Messwerten, wie z.B. bei den Einsatzfahrtmerkmalen »Sonder- und Wegerecht« (ja/nein) oder »Fehlfahrt« (ja/nein) ergibt sich der Modus über die Ausprägung, die am häufigsten besetzt ist. Bei nominalskalierten Messwerten ist zu beachten, dass es neben dem Modus nicht erlaubt ist, weitere Maße des Mittelwertes zu berechnen.

Bei klassifizierten Messwerten ergibt sich der Modus als ein Einzelwert bei konstanten Klassenbreiten über die Klassenmitte der Klasse, die am häufigsten besetzt ist. Die Berechnung des Modus erfolgt hierbei über die Formel:

$$Mo = k_u + \frac{n_0 - n_{0-1}}{2 \cdot n_0 - n_{0-1} - n_{0+1}} \cdot b$$

mit

Mo	=	Modus
k_u	=	untere Klassengrenze derjenigen Klasse mit der größten Häufigkeit
n_0	=	Anzahl der Werte in der Klasse mit der größten Häufigkeit
n_{0-1}	=	Häufigkeit der vorhergehenden Klasse
n_{0+1}	=	Häufigkeit der nachfolgenden Klasse
b	=	Klassenbreite

FORMEL 3.3

Anzumerken bleibt, dass der Modus als ein Maß des Mittelwertes von seiner Aussagekraft her der schwächste ist, da er die Verteilung der Daten mit Ausnahme der häufigsten Werte unberücksichtigt lässt, und zudem bei klassifizierten Daten stark von der gewählten Klasseneinteilung abhängt.

Beispiel 3.2 ▶ Modus bei klassifizierten Werten

In Beispiel 3.1 »Histogramm« sind insgesamt 144 dokumentierte Einsatzzeiten von Krankentransporten an fünf aufeinanderfolgenden Werktagen an einer Rettungswache aufgeführt. Die nach Minuten klassifizierte Häufigkeitsverteilung zeigt dabei eine unimodale rechtsschiefe Verteilung an. Nachfolgend sind in ABB. 3.3 die 144 Zeitwerte nach Klassen mit einer 5-Minuten-Klasseneinteilung aufgeführt. Die gewählte Klasseneinteilung gewährleistet hierbei einen möglichst geringen Informationsverlust bei gleichzeitig aussagefähigen Klassenhäufigkeiten. Nach den Faustregeln der Formeln (3.1) und (3.2) würden sich 8 bzw. 11 Klassen errechnen, die im vorliegenden Fall allerdings wenig sinnvoll umzusetzen gewesen wären. Hier zeigt sich, dass die inhaltliche Begründung bei der Wahl der Klassengrenzen letztlich maßgebend sein muss.

Das Histogramm der gewählten Klasseneinteilung zeigt ebenfalls erwartungsgemäß eine unimodale leicht rechtsschiefe Verteilung. Der zugehörige Modus mit den häufigsten Werten zur Einsatzzeit bei Krankentransporten liegt in der Klasse zwischen 35 und 39 Minuten und errechnet sich über die Formel (3.3) zu folgendem Wert:

$$Mo = 35 + \frac{21 - 16}{2 \cdot 21 - 16 - 15} \cdot 5 = 37{,}27$$

Die Abhängigkeit des Modus von den gewählten Klassenbreiten zeigt sich in dem Beispiel sehr deutlich, da z.B. bei einer Klassenbreite von 10 Minuten sich ein Modus von 38,8 Minuten anstelle von 37,7 Minuten ergibt.

Einsatzzeit bei Krankentransporten von 5-Minuten-Klassen

Einsatzzeit	Häufigkeit		Summenhäufigkeit	
	absolut	relativ	absolut	relativ
20 bis 24,9 Min.	3	2,1%	3	2,1%
25 bis 29,9 Min.	12	8,3%	15	10,4%
30 bis 34,9 Min.	16	11,1%	31	21,5%
35 bis 39,9 Min.	21	14,6%	52	36,1%
40 bis 44,9 Min.	15	10,4%	67	46,5%
45 bis 49,9 Min.	19	13,2%	86	59,7%
50 bis 54,9 Min.	14	9,7%	100	69,4%
55 bis 59,9 Min.	13	9,0%	113	78,5%
60 bis 64,9 Min.	6	4,2%	119	82,6%
65 bis 69,9 Min.	9	6,3%	128	88,9%
70 bis 74,9 Min.	7	4,9%	135	93,8%
75 bis 79,9 Min.	2	1,4%	137	95,1%
80 bis 84,9 Min.	3	2,1%	140	97,2%
85 bis 89,9 Min.	2	1,4%	142	98,6%
90 bis 95,9 Min.	1	0,7%	143	99,3%
95 bis 99,9 Min.	1	0,7%	144	100,0%
gesamt	144	100,0%		

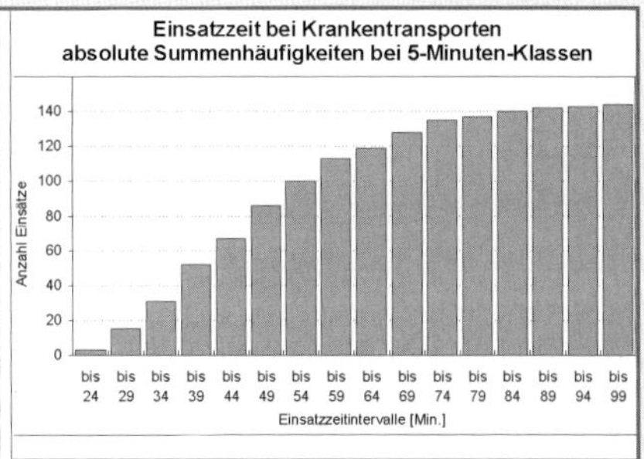

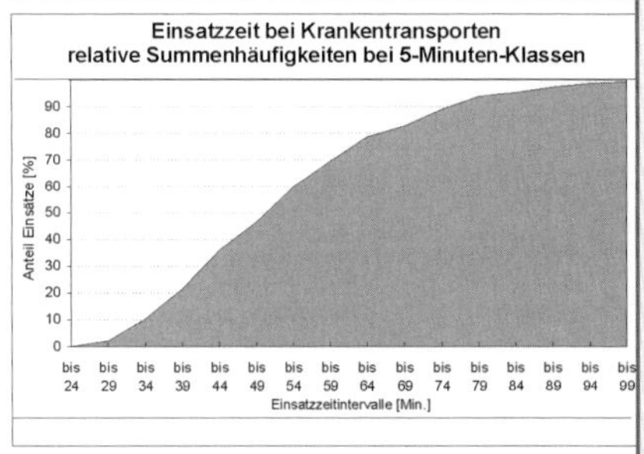

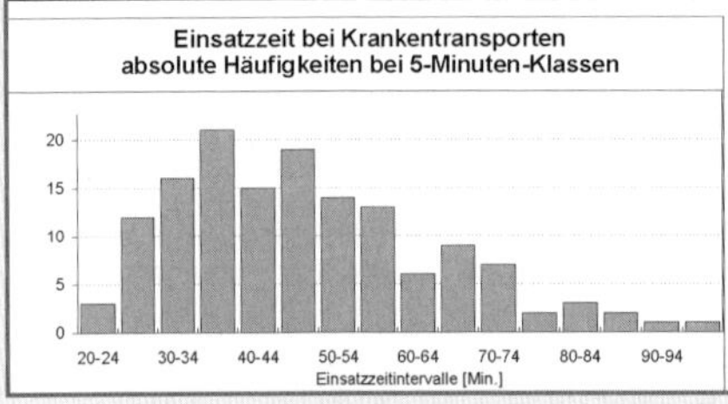

Abb. 3.3 ▶ Histogramm auf Basis von 5-Minuten-Klassen mit zugehörigen absoluten und relativen Summenhäufigkeit bei klassifizierten Einsatzzeiten von Krankentransportfahrten (in Minuten)

3.2.2 Median

Der Median oder Zentralwert unterteilt eine der Größe nach geordnete Datenreihe von mindestens ordinalskalierten Werten in zwei gleich große Gruppen. Handelt es sich dabei um eine Datenreihe mit einer ungeraden Anzahl an Beobachtungen, berechnet sich die Lage des Medians für die geordneten Werte nach der Formel:

$$Me = \frac{n}{2} + \frac{1}{2}$$

mit
Me = Median
n = Anzahl Beobachtungswerte

Formel 3.4

Liegt dagegen eine gerade Anzahl von geordneten Beobachtungen vor, so definiert sich der Median über das im Anschluss noch zu besprechende arithmetische Mittel des den Median umgebenen Wertepaares. Während der Median eine geordnete Wertereihe in zwei gleiche Teile teilt, unterteilen das erste, zweite und dritte Quartil (Q_1, Q_2 und Q_3) eine

Reihe in vier gleiche Teile. Dabei entspricht das zweite Quartil (Q_2) dem Median. Die Werte, die eine geordnete Wertereihe in zehn gleiche Teile teilen, werden als Dezile (D_1, D_2, ... D_9) bezeichnet, während Perzentile (P_1, P_2, ... P_{99}) eine geordnete Datenreihe in hundert gleiche Teile teilen. Dabei entsprechen das fünfte Dezil und das fünfzigste Perzentil dem Median. Weiterhin entsprechen das 25. und das 75. Perzentil dem ersten bzw. dritten Quartil. Die durch Unterteilung einer geordneten Datenreihe erhaltenen Werte wie Quartile, Dezile, Perzentile usw. werden als Quantile bezeichnet. Im Bereich rettungsdienstlicher Fragestellungen spielt das 95. Perzentil im Zusammenhang mit der Überprüfung der Einhaltung der Hilfsfrist als so genannter p95-Wert eine wichtige Rolle.

Beispiel 3.3 ▶ Median

1. Ungerade Anzahl von Krankentransporten mit aufsteigend sortierter Einsatzzeit

Einsatznr.	1	2	3	4	**5**	6	7	8	9
Einsatzzeit [Min]	33	33	37	39	**43**	45	45	46	49

$$Me = \frac{n}{2} + \frac{1}{2}$$

n = 9
n/2 = 4,5
n/2 + 0,5 = 5
Me = 43 Min.

2. Gerade Anzahl von Krankentransporten mit aufsteigend sortierter Einsatzzeit

Einsatznr.	1	2	3	**4**	**5**	6	7	8
Einsatzzeit [Min]	33	33	37	**39**	**43**	45	46	49

41

$$Me = \frac{\frac{n}{2} + \left(\frac{n}{2}+1\right)}{2}$$

n = 8
n/2 = 4
n/2 + 1 = 5
(39 + 43)/ 2 = 41
Me = 41 Min.

Soll dagegen der Median aus einer klassifizierten Verteilung bestimmt werden, so ist dies am leichtesten grafisch anhand der zugehörigen relativen Summenhäufigkeit abzuleiten. Neben der grafischen Ermittlung des Medians bei klassifizierten Verteilungen lässt sich dieser auch rechnerisch durch Interpolation ermitteln. Die beiden Vorgehensweisen werden in dem nachfolgenden Beispiel 3.4 »Median bei klassifizierten Werten« verdeutlicht.

Beispiel 3.4 ▶ Median bei klassifizierten Werten

Nach Abb. 3.4 liegt der Median zwischen der 44. Minute (= 46,5%) und der 49. Minute (= 59,7%), womit zur Bestimmung des exakten Medians der Zuwachs an Minuten von 46,5% mit 44 Minuten auf 50% mit 44 + x Minuten oder um 3,5 Prozentpunkte gesucht wird. Dabei entspricht der Zuwachs um fünf Minuten 13,2 Prozentpunkten (= 59,7% - 46,5%). Somit gilt folgender Zusammenhang:

$$\frac{3{,}5}{13{,}2} = \frac{x}{5}$$

woraus folgt:

$$x = \frac{3{,}5 \cdot 5}{13{,}2} = 1{,}3$$

Als Median für die klassifizierte Verteilung errechnet sich somit ein Wert von 45,3 Minuten (= 44 Minuten + 1,3 Minuten). ABB. 3.4 verdeutlicht die grafische Vorgehensweise zur Bestimmung des Medians mithilfe der relativen Summenhäufigkeit einer Wertereihe, wie in dem vorliegenden Beispiel die Einsatzzeit von Krankentransporten nach 5-Minuten-Klassen.

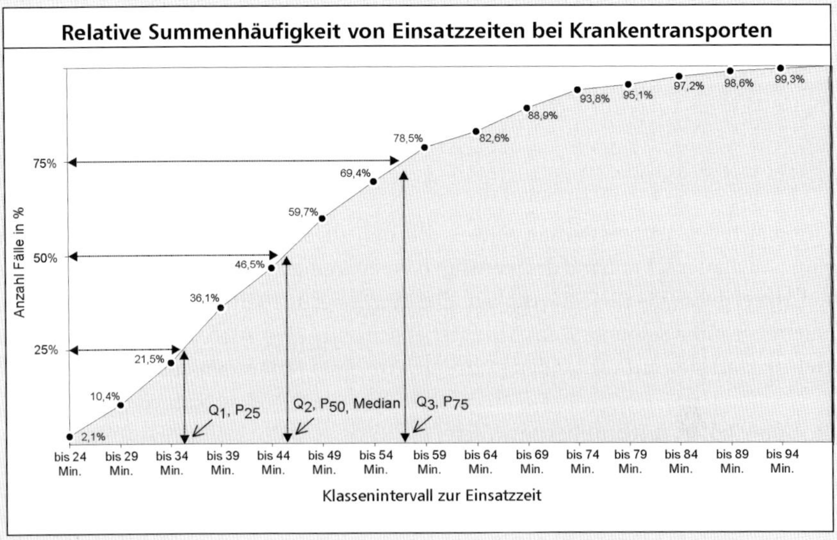

ABB. 3.4 ▶ Relative Summenhäufigkeit von Einsatzzeiten bei Krankentransportfahrten

3.2.3 Arithmetisches Mittel

Die sicherlich bekannteste Methode zur Beschreibung einer Datenmenge bezüglich ihres Mittelwertes ist das arithmetische Mittel, das eine Datenmenge wertmäßig in zwei gleiche große Hälften teilt. Die Berechnung des arithmetischen Mittelwertes setzt als Skalenniveau mindestens intervallskalierte Werte, also metrisch skalierte Variablen voraus. Das arithmetische Mittel errechnet sich über die Summe einer Reihe von Werten, dividiert durch die Anzahl der Beobachtungen der Reihe. Die zugehörige Berechnungsformel lautet:

$$\bar{x} = \frac{x_1 + x_2 + \cdots + x_n}{n} = \frac{\sum_{i=1}^{n} x_i}{n}$$

mit

$\bar{x}$ = arithmetisches Mittel

x_i = Beobachtungswert

n = Anzahl Beobachtungswerte

FORMEL 3.5

Das arithmetische Mittel besitzt dabei die Eigenschaft, dass:

- die Summe der Abweichungen von Beobachtungswerten von ihrem arithmetischen Mittel gleich 0 ist und
- die Summe der Quadrate der Abweichungen einer Datenreihe vom arithmetischen Mittel minimal ist.

Damit ist das zentrale Moment erster Ordnung gleich 0, womit gilt:

$$\frac{\sum_{i=1}^{n}(x_i - \overline{x})}{n} = 0$$

FORMEL 3.6

Ein Vergleich des arithmetischen Mittels mit den zuvor vorgestellten Mittelwerten Modus und Median zeigt anhand der jeweiligen Berechnungsvorschrift, dass beim arithmetischen Mittel durch die Gleichwertigkeit aller Werte bei der Berechnung der Informationsgehalt am größten sein muss; das bedeutet gleichzeitig aber auch, dass das arithmetische Mittel am stärksten auf vorhandene Extremwerte einer Datenreihe reagiert.

Beispiel 3.5 ▶ Arithmetisches Mittel

Für die Daten aus dem Beispiel 3.3 »Median« mit ungerader Anzahl an Beobachtungen errechnet sich als arithmetisches Mittel folgende Einsatzzeit:

$$\frac{33+33+37+39+43+45+45+46+49}{9} = 41{,}1$$

Damit liegt das arithmetische Mittel der Einsatzzeit von 41,1 Minuten unter dem zugehörigen Median von 43 Minuten.

Ist das arithmetische Mittel dagegen aus mehreren bereits berechneten arithmetischen Mitteln $(\overline{x}_1, \overline{x}_2, ..., \overline{x}_m)$ zu ermitteln, wobei der Umfang der einzelnen Datenreihen $(n_1, n_2, ..., n_m)$ variiert, so ist das gewogene arithmetische Mittel $(\overline{x}_{gew})$ nach folgender Formel zu errechnen:

$$\overline{x}_{gew} = \frac{\sum_{i=1}^{m} n_i \cdot \overline{x}_i}{\sum_{i=1}^{m} n_i}$$

FORMEL 3.7

Anzumerken bleibt, dass im Bereich Rettungsdienst das gewogene arithmetische Mittel sehr häufig zu verwenden ist, da sich beispielweise die Angaben häufig auf die Versorgungsbereiche von Rettungswachen beziehen, die in der Regel ein unterschiedliches Leistungsaufkommen besitzen. Bei der gemeinsamen Auswertung von Berechnungsergebnissen ist dann eine Gewichtung angezeigt.

Beispiel 3.6 ▶ Gewogenes arithmetisches Mittel

Auf der Grundlage der Messergebnisse aus TAB. 3.2 zur mittleren Einsatzzeit von Rettungswagen (RTW) an drei verschiedenen Rettungswachen errechnet sich aus den drei mittleren Einsatzzeiten als gewogenes arithmetisches Mittel folgender Wert:

$$\overline{x}_{gew} = \frac{850 \cdot 57{,}5 + 1.050 \cdot 54{,}2 + 1.800 \cdot 44{,}6}{3.700} = 50{,}3$$

Gegenüber dem gewogenen arithmetischen Mittel von 50,3 Minuten liegt das ungewichtete arithmetische Mittel bei 52,1 Minuten (= (57,5 + 54,2 + 44,6) / 3), womit sich eine Abweichung von 1,8 Minuten oder 3,6% ergibt. Die Verwendung des gewogenen arithmetischen Mittels führt dazu, dass die hohe Anzahl von Einsatzfahrten mit einer mittleren Einsatzzeit von 44,6 Minuten stärker bei der Mittelung einfließen als die Einsatzfahrten mit z.B. 57,5 Minuten, was letztlich bei einer Auswertung über alle einzelnen 3.700 Messfahrten (= 1.800 + 1.050 + 850) den gleichen Effekt hätte. Folglich stimmt das gewogene arithmetische Mittel mit dem arithmetischen Mittel der zur Gewichtung führenden Einzelfälle überein.

Rettungs-wache	Messergebnisse für RTW	
	Anzahl an Einsatzfahrten	mittlere Einsatzzeit
A	850	57,5 Min
B	1.050	54,2 Min
C	1.800	44,6 Min

TAB. 3.2 ▶ Mittlere Einsatzzeiten von Rettungswagen (RTW)

Wie bereits zuvor ausgeführt, gehen durch die Klassenbildung und die damit verbundene Zuordnung der Werte zu den Klassen Informationen verloren. So ist beispielsweise in ABB. 3.3 nach der Zuordnung der Einsatzzeiten zu einzelnen Klassen nur noch bekannt, dass drei Krankentransporte eine Einsatzzeit zwischen 20 und 24 Minuten besitzen, da die exakten Zeitwerte nach der Klassenbildung als Information nicht mehr vorhanden sind.

Um aus klassifizierten Verteilungen ein so genanntes klassenorientiertes arithmetisches Mittel ($\overline{x}_K$) bilden zu können, wird unter der Annahme gleichmäßig verteilter Werte innerhalb der Klassen die Klassenmitte als Repräsentant zur Berechnung herangezogen. Die Berechnung erfolgt über die Gewichtung der Klassenmitte (KM_i) mit der zugehörigen Besetzungszahl (n_i) nach der Formel:

$$\overline{x}_K = \frac{\sum_{i=1}^{k} KM_i \cdot n_i}{\sum_{i=1}^{k} n_i}$$

mit

$\overline{x}_K$ = klassenorientiertes arithmetisches Mittel
KM_i = Klassenmitte
n_i = Anzahl Beobachtungswerte pro Klasse

FORMEL 3.8

Bereits zu Beginn des vorliegenden Kapitels wurde die gemeinsame Bedeutung von Modus, Median und arithmetischem Mittel zur Beschreibung von empirischen Verteilungen hervorgehoben, insbesondere dann, wenn es sich nicht um exakt symmetrische Verteilungen handelt. Dieser Sachverhalt wird nachfolgend verdeutlicht, wobei zuerst von einer symmetrischen Verteilung ausgegangen wird. Für die Mittelwerte Modus (Mo), Median (Me) und arithmetisches Mittel ($\bar{x}$) gilt bei streng symmetrischen eingipfeligen Verteilungen: $\bar{x} = Me = Mo$. Bei unsymmetrischen, aber eingipfeligen Verteilungen gilt: $\bar{x} < Me < Mo$ bei linksschiefen Verteilungen und $\bar{x} > Me > Mo$ bei rechtsschiefen Verteilungen. Die entsprechenden zugehörigen charakteristischen Verteilungen sind in ABB. 3.5 dargestellt. Für das Beispiel der klassifizierten Einsatzzeit bei Krankentransporten gemäß ABB. 3.3 errechnen über die verschiedenen Beispiele sich die folgenden Mittelwerte: $\bar{x}_K = 48{,}5$ Minuten, Me = 45,3 Minuten und Mo = 37,3 Minuten, so dass sich erwartungsgemäß für die festgestellte rechtsschiefe Verteilung ergibt: $\bar{x}_K > Me > Mo$.

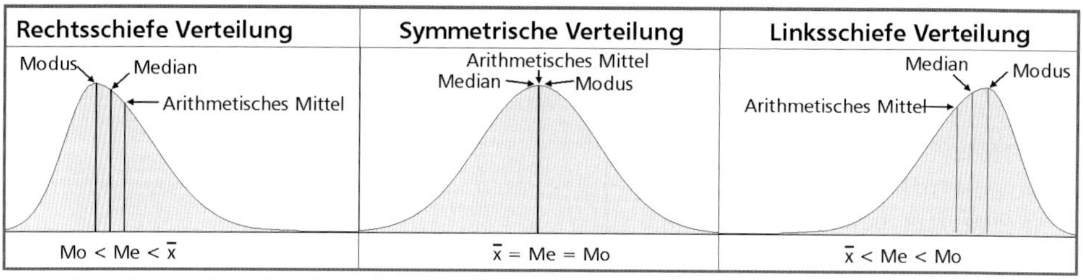

ABB. 3.5 ▶ Charakteristische Verteilung mit zugehörigen Maßen der zentralen Momente

Beispiel 3.7 ▶ Klassenorientiertes arithmetisches Mittel

Auf der Grundlage der Summenwerte nach Multiplikation der errechneten Klassenmitte mit der Anzahl der zugehörigen Beobachtungen ergibt sich entsprechend TAB. 3.3 für die Angaben in ABB. 3.3 als klassenorientiertes arithmetisches Mittel ($\bar{x}_K$) nach der Formel (3.8) folgendes Ergebnis:

$$\bar{x}_K = \frac{6.984{,}3}{144} = 48{,}5$$

Tatsächlich errechnet sich aus den Angaben in TAB. 3.1 als arithmetisches Mittelwert eine Einsatzzeit von 47,8 Minuten. Im vorliegenden Fall stimmt damit das arithmetische Mittel aus den Einzelwerten gut mit dem klassenorientierten arithmetischen Mittel ($\bar{x}_K$) der klassifizierten Werte in Höhe von 48,5 Minuten überein. Die Repräsentanz über die Klassenmitte ist damit im vorliegenden Fall eine gute Näherung.

Klassenintervall (i) [1]	Klassenmitte (KM_i) [2]	Anzahl Werte (n_i) [3]	Multiplikationswert [2*3]
20 bis 24,99 Min	22,5	3	67,5
25 bis 29,99 Min	27,5	12	329,9
30 bis 34,99 Min	32,5	16	519,9
35 bis 39,99 Min	37,5	21	787,4
40 bis 44,99 Min	42,5	15	637,4
45 bis 49,99 Min	47,5	19	902,4
50 bis 54,99 Min	52,5	14	734,9
55 bis 59,99 Min	57,5	13	747,4
60 bis 64,99 Min	62,5	6	375,0
65 bis 69,99 Min	67,5	9	607,5
70 bis 74,99 Min	72,5	7	507,5
75 bis 79,99 Min	77,5	2	155,0
80 bis 84,99 Min	82,5	3	247,5
85 bis 89,99 Min	87,5	2	175,0
90 bis 94,99 Min	92,5	1	92,5
95 bis 99,99 Min	97,5	1	97,5
		144	6.984,3

TAB. 3.3 ▶ Arbeitstabelle zur Berechnung des arithmetischen Mittels bei klassifizierten Häufigkeiten zur Einsatzzeit bei Krankentransporten nach Angaben aus ABB. 3.3

3.2.4 Extremmittel

Das Extremmittel errechnet sich aus dem höchsten und dem niedrigsten Beobachtungswert einer Datenreihe nach folgender Formel:

$$\overline{x}_E = \frac{(x_{max} - x_{min})}{2}$$

mit
$\overline{x}_E$ = Extremmittel
x_{max} = höchster Beobachtungswert
x_{min} = niedrigster Beobachtungswert

Formel 3.9

Beim Extremmittel ist leicht erkennbar, wie stark dieses in seiner Ausprägung von den jeweiligen Extremwerten abhängig ist.

Beispiel 3.8 ▶ Extremmittel
Als Beispiel für ein Extremmittel errechnet sich anhand der neun Werte aus dem Beispiel 3.3 »Median« ein Extremmittel von 8 Minuten.

Nummer	1	2	3	4	5	6	7	8	9
Einsatzzeit	33	33	37	39	43	45	45	46	49

3.2.5 Harmonisches Mittel

Das harmonische Mittel ist ein geeigneter Mittelwert zur Mittelung von Beziehungszahlen, wobei immer positive rationalskalierte Werte vorausgesetzt werden. Beziehungszahlen sind Quotienten von Werten verschiedener Merkmale wie z.B. eine Einsatzrate als Quotient aus dem Einsatzaufkommen und der zugehörigen Bevölkerung. Das harmonische Mittel wird als Kehrwert des arithmetischen Mittels aus den Kehrwerten der Beobachtungsdaten nach folgender Formel berechnet:

$$\overline{x}_H = \frac{n}{\sum_{i=1}^{n} \frac{1}{x_i}}$$

mit
$\overline{x}_H$ = harmonisches Mittel
xi = Beobachtungswert
n = Anzahl Beobachtungswerte

Formel 3.10

Bei der praktischen Anwendung ist es allerdings aufgrund unterschiedlicher Beobachtungshäufigkeiten häufig notwendig, den Einzelwerten (x_i) so genannte Gewichte (w_i) zuzuordnen, um so daraus das gewogene harmonische Mittel $\overline{x}_{Hgew}$ nach folgender Formel berechnen zu können:

$$\overline{x}_{Hgew} = \frac{\sum_{i=1}^{n} w_i}{\sum_{i=1}^{n} \frac{w_i}{x_i}}$$

Formel 3.11

Beispiel 3.9 ▶ Gewogenes harmonisches Mittel

Die nachfolgende Übersicht enthält das Befahrungsergebnis aus fünf einzelnen Befahrungsabschnitten:

	Befahrungsabschnitte				
	A	B	C	D	E
Befahrene Kilometer	13,8 km	74,0 km	9,0 km	35,3 km	21,6 km
Durchschnittsgeschwindigkeit	65,1 km/h	51,2 km/h	95,6 km/h	55,1 km/h	51,5 km/h

Als gewogenes harmonisches Mittel errechnet sich nach Formel (3.11) folgender Wert:

$$\overline{x}_{Hgew} = \frac{13{,}8+74{,}0+9{,}0+35{,}3+21{,}6}{\frac{13{,}8}{65{,}1}+\frac{74{,}0}{51{,}2}+\frac{9{,}0}{95{,}6}+\frac{35{,}3}{55{,}1}+\frac{21{,}6}{51{,}5}} = \frac{153{,}7}{2{,}8115} = 54{,}7$$

Aus den fünf Befahrungsabschnitten ergibt sich als gewogenes harmonisches Mittel nach Formel (3.11) eine Durchschnittsgeschwindigkeit von 54,7 km/h. Aus der Berechnung nach dem gewogenen arithmetischen Mittel dagegen resultiert eine Durchschnittsgeschwindigkeit von 56,0 km/h, womit eine um 2,4% höhere Durchschnittsgeschwindigkeit vorliegen würde.

Es lässt sich nun zeigen, dass das gewogene harmonische Mittel die tatsächliche Durchschnittsgeschwindigkeit wiedergibt. Hierzu wird zuerst die Fahrzeit für die einzelnen Berechnungsschritte ermittelt. So errechnet sich für den Abschnitt A eine Fahrzeit von 12,7 Minuten (= 60/(65,1/13,8)). Für die übrigen Abschnitte ergeben sich die folgenden Fahrzeiten: Abschnitt B = 86,7 Minuten, Abschnitt C = 5,6 Minuten, Abschnitt D = 38,4 Minuten und Abschnitt E = 25,2 Minuten. In der Summe liegt damit für die fünf Befahrungsabschnitte eine Fahrzeit von 168,7 Minuten bei einer gefahrenen Strecke von 153,7 km vor, so dass sich hieraus eine Durchschnittsgeschwindigkeit von 54,7 km/h errechnet (= 153,7/168,7 · 60). Das gewogene arithmetische Mittel überschätzt folglich die tatsächliche durchschnittliche Geschwindigkeit. Es gilt letztlich immer: $\overline{x}_H \leq \overline{x}$.

3.2.6 Geometrisches Mittel

Die Ermittlung des geometrischen Mittels ist vor allem für Wachstumsraten geeignet, wobei wiederum immer positive rationalskalierte Beobachtungswerte vorausgesetzt werden. Das geometrische Mittel ist die n-te Wurzel aus dem Produkt der n positiven Beobachtungswerte. Die zugehörige Berechnungsformel lautet:

$$\bar{x}_G = \sqrt[n]{x_1 \cdot x_2 \cdot \ldots \cdot x_n}$$

mit

x_i	>	0
$\bar{x}_G$	=	geometrischer Mittelwert
x_i	=	Beobachtungswert
n	=	Anzahl Beobachtungswerte

Formel 3.12

Beispiel 3.10 ▶ Geometrisches Mittel

Das nachfolgende Beispiel zeigt die jährliche Entwicklung des Einsatzaufkommens in einem Rettungsdienstbereich:

	Einsatzaufkommen				
	1995	1996	1997	1998	1999
Einsatzaufkommen	24.400	20.500	27.100	24.500	24.400
Wachstumsrate	-	0,8402	1,3220	0,9041	0,9959

Beispielhaft ergibt sich als Wachstumsrate für den Zeitraum von 1995 bis 1996 folgender Wert:

$$\frac{20.500}{24.400} = 0{,}8402$$

Eine Wachstumsrate von 1,0 zeigt keine Veränderung, oder anders ausgedrückt, ein Wachstum von 0,0% an. Eine Wachstumsrate unter 1,0 bedeutet eine Abnahme, ein Wert von über 1,0 eine Zunahme. Als geometrisches Mittel der Wachstumsraten errechnet sich in diesem Beispiel über alle vier Wachstumsraten folgender Wert:

$$\bar{x}_G = \sqrt[4]{0{,}8402 \cdot 1{,}322 \cdot 0{,}9041 \cdot 0{,}9959} = 1{,}0$$

Nach dem geometrischen Mittel ergibt sich also im vorliegenden Beispiel ein mittleres Wachstum von 0,0%, was insofern korrekt ist, da das Aufkommen von 1999 dem von 1995 entspricht. Wie unangemessen im vorliegenden Fall die Berechnung des arithmetischen Mittels ist, zeigt sich an der gemittelten Wachstumsrate von 1,6%, die das tatsächliche Wachstum von 0,0% deutlich überschätzt. Grundsätzlich gilt zwischen arithmetischem Mittel, geometrischen und harmonischen Mittel folgende Beziehung:

$$\bar{x} \geq \bar{x}_G \geq \bar{x}_H \cdot$$

3.3 Streuungsmaße

In Ergänzung zu den bisher vorgestellten Maßen des Mittelwertes werden nachfolgend Maße der so genannten Streuung vorgestellt. Während die Mittelwerte einen Durchschnittswert für eine Reihe von Beobachtungen wiedergeben, spiegeln die Maße der Streuung die zugehörige Bandbreite der Daten wider. Bei der Besprechung des Median als ein Maß des Mittelwertes sind bereits auch die Quantile als ein Streuungsmaß eingeführt worden. Als weitere Maße der Streuung werden nachfolgend erläutert:

- Spannbreite,
- durchschnittliche Abweichung,
- Varianz,
- Standardabweichung und
- Variationskoeffizient.

Während die Spannbreite mindestens ordinalskalierte Variablen voraussetzt, ist die Berechnung aller weiteren Streuungsmaßen nur mit metrisch skalierten Variablen möglich.

3.3.1 Spannbreite

Die Spannbreite ist das einfachste Streuungsmaß für eine Reihe von Beobachtungswerten und errechnet sich aus der Differenz zwischen dem größten und kleinsten Wert einer Beobachtungsreihe.

$$b = x_{max} - x_{min}$$

mit
b = Spannbreite
x_{max} = höchster Beobachtungswert
x_{min} = niedrigster Beobachtungswert

FORMEL 3.13

Die Spannbreite reagiert allerdings ebenso wie das Extremmittel sehr empfindlich auf Extremwerte und kann damit als Charakterisierungsmaß irreführend sein. Darüber hinaus sagt die Spannweite auch entgegen den übrigen Streuungsmaßen nichts über die Verteilung der Werte aus und besitzt im Vergleich zu allen anderen Streuungsmaßen den geringsten Informationsgehalt.

Beispiel 3.11 ▶ Spannbreite

Nachfolgend ist das jährliche Einsatzaufkommen aus fünf Rettungsdienstbereichen aufgeführt, wonach sich als Spannbreite ein Wert von b = 45.800 - 24.100 = 21.700 Einsätzen errechnet.

	Rettungsdienstbereich				
	A	B	C	D	E
Jahreseinsatz-aufkommen	45.800	28.100	36.600	24.100	25.300

3.3.2 Durchschnittliche Abweichung

Ein wesentlich besseres Maß als die Spannweite für die Streuung ist die durchschnittliche Abweichung, die nichts anderes ist als die Summe der absoluten Abweichungen der Beobachtungswerte vom arithmetischen Mittel. Die zugehörige Berechnungsformel lautet also:

$$d = \frac{\sum_{i=1}^{n} |x_i - \bar{x}|}{n}$$

mit
d = durchschnittliche Abweichung
$\bar{x}$ = arithmetisches Mittel
x_i = Beobachtungswert
n = Anzahl Beobachtungswerte

FORMEL 3.14

Beispiel 3.12 ▶ Durchschnittliche Abweichung

Für das vorherige Beispiel 3.11 »Spannbreite« errechnet sich als durchschnittliche Abweichung für das Einsatzaufkommen der fünf Rettungsdienstbereiche folgender Wert:

$$d = \frac{|45.800 - 31.980| + |28.100 - 31.980| + |36.600 - 31.980| + |24.100 - 31.980| + |25.300 - 31.980|}{5}$$

$$d = \frac{13.820 + 3.880 + 4.620 + 7.880 + 6.680}{5} = \frac{36.880}{5} = 7.376$$

Die durchschnittliche Abweichung lässt sich auch als gewogene durchschnittliche Abweichung berechnen. Die Berechnung entspricht grundsätzlich der Vorgehensweise wie beim gewogenen arithmetischen Mittel. Die Formel hierzu lautet:

$$d_{gew} = \frac{\sum_{i=1}^{m} |x_i - \bar{x}| \cdot n_i}{\sum_{i=1}^{m} n_i}$$

FORMEL 3.15

Beispiel 3.13 ▶ Gewogene durchschnittliche Abweichung

In Anlehnung an das Beispiel 3.6 »Gewogenes arithmetisches Mittel« errechnet sich für die mittlere Einsatzzeit an drei Rettungswachen als zugehörige gewogene durchschnittliche Abweichung folgender Wert:

$$d_{gew} = \frac{|57{,}5 - 50{,}3| \cdot 850 + |54{,}2 - 50{,}3| \cdot 1.050 + |44{,}6 - 50{,}3| \cdot 1.800}{3.700} = \frac{6.120 + 4.095 + 10.260}{3.700} = \frac{20.475}{3.700} = 5{,}53$$

Die gewogene durchschnittliche Abweichung beträgt also 5,53 Minuten.

3.3.3 Varianz

Das zentrale Moment erster Ordnung wurde bereits in Zusammenhang mit dem arithmetischen Mittel besprochen, wonach dieses als mittlere Abweichung vom arithmetischen Mittel immer gleich Null ist. Die Varianz als zentrales Moment zweiter Ordnung definiert sich dagegen für Grundgesamtheiten über die quadrierte Abweichung der Beobachtungswerte vom arithmetischen Mittel und ist wie folgt zu berechnen:

$$s^2 = \frac{\sum_{i=1}^{n}(x_i - \overline{x})^2}{n}$$

mit
s^2 = Varianz
$\overline{x}$ = arithmetisches Mittel
x_i = Beobachtungswert
n = Anzahl Beobachtungswerte

FORMEL 3.16

Hinweise zur Berechnung der Varianz bei Stichproben finden sich in Kap. 5.

Beispiel 3.14 ▶ Varianz

In Anlehnung an das vorherige Beispiel 3.12 »Durchschnittliche Abweichung« errechnet sich als Varianz für das Beispiel des Einsatzaufkommens aus den fünf Rettungsdienstbereichen folgender Wert:

$$s^2 = \frac{(45.800 - 31.980)^2 + (28.100 - 31.980)^2 + (36.600 - 31.980)^2 + (24.100 - 31.980)^2 + (25.300 - 31.980)^2}{5}$$

$$s^2 = \frac{190.992.400 + 15.054.400 + 21.344.400 + 62.094.400 + 44.622.400}{5} = \frac{334.108.000}{5} = 66.821.600$$

Die Varianz für das Einsatzaufkommen zwischen den fünf betrachteten Rettungsdienstbereichen beträgt 66.821.600. Anhand dieses Wertes wird ersichtlich, dass das Maß der Varianz sehr schwierig zu interpretieren ist, da es nicht in der Einheit der zugrunde liegenden Messwerte angegeben wird. Ein eingängigeres Maß als die Varianz ist die so genannte Standardabweichung.

In Anlehnung an die Vorgehensweise zur Berechnung der gewogenen Abweichung lässt sich auch eine gewogene Varianz nach folgender Formel für Grundgesamtheiten berechnen:

$$s^2_{gew} = \frac{\sum_{i=1}^{m}(x_i - \overline{x})^2 \cdot n_i}{\sum_{i=1}^{m} n_i}$$

mit
s^2_{gew} = gewogene Varianz
x_i = Beobachtungswert
$\overline{x}$ = arithmetisches Mittel
n_i = Häufigkeit eines Beobachtungswertes

FORMEL 3.17

In Kap. 5 finden sich Hinweise zur Berechnung der gewogenen Varianz bei Stichproben.

Beispiel 3.15 ▶ Gewogene Varianz

In Anlehnung an das Beispiel 3.13 »Gewogene durchschnittliche Abweichung« errechnet sich als zugehörige gewogene Varianz folgender Wert:

$$s^2_{gew} = \frac{(57{,}5 - 50{,}3)^2 \cdot 850 + (54{,}2 - 50{,}3)^2 \cdot 1.050 + (44{,}6 - 50{,}3)^2 \cdot 1.800}{3.700} = \frac{44.064 + 15.970{,}5 + 58.482}{3.700} = \frac{118.516{,}5}{3.700} = 32{,}0$$

Insofern klassifizierte Beobachtungswerte vorliegen, erfolgt die Berechnung einer klassenorientierten Varianz (s_K^2) für Grundgesamtheiten analog der Berechnung des klassenorientierten arithmetischen Mittel über die jeweilige Klassenmitte. Die entsprechende Berechnungsformel lautet daher:

$$s_K^2 = \frac{\sum_{i=1}^{k} (KM_i - \overline{x})^2 * n_i}{\sum_{i=1}^{k} n_i}$$

mit
s_K^2 = klassenorientierte Varianz
KM_i = Klassenmitte
$\overline{x}$ = arithmetisches Mittel
n_i = Anzahl Beobachtungswerte pro Klasse

FORMEL 3.18

Anmerkungen zur Berechnung der klassenorientierten Varianz bei Stichproben sind in Kap. 5 aufgeführt.

Beispiel 3.16 ▶ Klassenorientierte Varianz

Für das Beispiel 3.7 »Klassenorientiertes arithmetisches Mittel« errechnet sich gemäß TAB. 3.3 bei einem klassifizierten arithmetischen Mittel von 48,5 Minuten folgende klassenorientierte Varianz über die Einsatzzeit bei Krankentransporten:

$$s_K^2 = \frac{36.779,0}{144} = 255,4$$

Klassenintervall (i)	Klassenmitte (KM_i)	1. Berechnungsschritt	2. Berechnungsschritt	Anzahl Werte (n_i)	3. Berechnungsschritt
20 bis 24,99 Min	22,5	- 26,0	676,3	3	2.028,8
25 bis 29,99 Min	27,5	- 21,0	441,2	12	5.294,5
30 bis 34,99 Min	32,5	- 16,0	256,2	16	4.098,6
35 bis 39,99 Min	37,5	- 11,0	121,1	21	2.543,3
40 bis 44,99 Min	42,5	- 6,0	36,1	15	540,9
45 bis 49,99 Min	47,5	- 1,0	1,0	19	19,2
50 bis 54,99 Min	52,5	4,0	16,0	14	223,4
55 bis 59,99 Min	57,5	9,0	80,9	13	1.051,8
60 bis 64,99 Min	62,5	14,0	195,9	6	1.175,2
65 bis 69,99 Min	67,5	19,0	360,8	9	3.247,3
70 bis 74,99 Min	72,5	24,0	575,8	7	4.030,3
75 bis 79,99 Min	77,5	29,0	840,7	2	1.681,4
80 bis 84,99 Min	82,5	34,0	1.155,7	3	3.467,0
85 bis 89,99 Min	87,5	39,0	1.520,6	2	3.041,2
90 bis 94,99 Min	92,5	44,0	1.935,6	1	1.935,6
95 bis 99,99 Min	97,5	49,0	2.400,5	1	2.400,5
				144	36.779,0

1. Berechnungsschritt = Klassenmitte minus arithmetisches Mittel in Höhe von 48,5
2. Berechnungsschritt = Ergebnis des 1. Berechnungschrittes zum Quadrat
3. Berechnungsschritt = Ergebnis des 2. Berechnungsschrittes multipliziert mit der Anzahl Werte pro Klasse

TAB. 3.4 ▶ Arbeitstabelle zur Berechnung der Varianz bei klassifizierten Häufigkeiten zur Einsatzzeit bei Krankentransporten nach TAB. 3.1

3.3.4 Standardabweichung

Das meistgebrauchte Maß der Streuung ergibt sich aus der Quadratwurzel der Varianz und wird als Standardabweichung bezeichnet. Die Berechnungsformel der Standardabweichung bei Grundgesamtheiten lautet folglich:

$$s = \sqrt{\frac{\sum_{i=1}^{n} (x_i - \bar{x})^2}{n}}$$

mit
- s = Standardabweichung
- $\bar{x}$ = arithmetisches Mittel
- x_i = Beobachtungswert
- n = Anzahl Beobachtungswerte

FORMEL 3.19

Hinweise zur Berechnung der Standardabweichung bei Stichproben finden sich in Kapitel 5. Bei Daten, die näherungsweise normalverteilt sind, gilt, dass rund zwei Drittel der Werte im Bereich einer Standardabweichung vom arithmetischen Mittel liegen. Gegenüber der Varianz besitzt die Standardabweichung den Vorteil, dass diese ebenso wie die durchschnittliche Abweichung in der ursprünglichen Einheit der Variablen gemessen wird und damit von dem Ergebniswert her leichter zu interpretieren ist.

Beispiel 3.17 ▶ Standardabweichung

Auf der Grundlage von Beispiel 3.14 »Varianz« errechnet sich für das Einsatzaufkommen der fünf Rettungsdienstbereiche neben der Varianz in Höhe von 66.821.600 als Standardabweichung folgender Wert:

$$s = \sqrt{\frac{(45.800 - 31.980)^2 + (28.100 - 31.980)^2 + (36.600 - 31.980)^2 + (24.100 - 31.980)^2 + (25.300 - 31.980)^2}{5}}$$

$$s = \sqrt{\frac{190.992.400 + 15.054.400 + 21.344.400 + 62.094.400 + 44.622.400}{5}} = \sqrt{\frac{334.108.000}{5}} = 8.174{,}45$$

Die Standardabweichung für das jährliche Einsatzaufkommen der fünf Rettungsdienstbereiche beträgt also 8.174,45 Einsätze und liegt damit über der durchschnittlichen Abweichung in Höhe von 7.316 Einsätzen. Die Standardabweichung ist dabei aufgrund der Quadrierung der Differenz der Einzelwerte vom arithmetischen Mittel höher als die durchschnittliche Abweichung.

Die gewogene Standardabweichung errechnet sich bei Grundgesamtheiten nach folgender Formel:

$$s_{gew} = \sqrt{\frac{\sum_{i=1}^{m} (x_i - \bar{x}) \cdot n_i}{\sum_{i=1}^{m} n_i}}$$

mit
- s_{gew} = gewogene Standardabweichung
- x_i = Beobachtungswert
- $\bar{x}$ = arithmetisches Mittel
- n_i = Häufigkeit eines Beobachtungswertes

FORMEL 3.20

Auch hier finden sich in Kapitel 5 entsprechende Hinweise zur Berechnung der gewogenen Standardabweichung bei Stichproben.

Beispiel 3.18 ▶ Gewogene Standardabweichung

In Anlehnung an das Beispiel 3.15 »Gewogene Varianz« mit einem Wert von 32,0 errechnet sich als zugehörige gewogene Standardabweichung folgender Wert:

$$s^2 = \sqrt{\frac{(57{,}5-50{,}3)^2 \cdot 850 + (54{,}2-50{,}3)^2 \cdot 1.050 + (44{,}6-50{,}3)^2 \cdot 1.800}{3.700}} = \sqrt{\frac{44.064 + 15.970{,}5 + 58.482}{3.700}} = \sqrt{\frac{118.516{,}5}{3.700}} = 5{,}65$$

Die gewogene Standardabweichung beträgt im vorliegenden Beispiel 5,65 Minuten und liegt damit erwartungsgemäß aufgrund der Quadrierung der Abweichungen vom arithmetischen Mittel gegenüber der gewogenen durchschnittlichen Abweichung von 5,53 Minuten um 0,12 Minuten höher.

Insofern klassifizierte Beobachtungswerte vorliegen, erfolgt die Berechnung einer klassenorientierten Standardabweichung (s_K) ebenfalls analog zur Berechnung der klassenorientierten Varianz über die jeweilige Klassenmitte. Die entsprechende Berechnungsformel bei Grundgesamtheiten lautet:

$$S_K = \sqrt{\frac{\sum_{i=1}^{k} (KM_i - \overline{x})^2 \cdot n_i}{\sum_{i=1}^{k} n_i}}$$

mit

S_K = klassenorientierte Standardabweichung
KM_i = Klassenmitte
$\overline{x}$ = arithmetisches Mittel
n_i = Anzahl Beobachtungswerte pro Klasse

FORMEL 3.21

In Kapitel 5 finden sich Anmerkungen zur Berechnung der klassenorientierten Standardabweichung bei Stichproben.

Beispiel 3.19 ▶ Klassenorientierte Standardabweichung

Für die Daten aus dem Beispiel 3.16 »Klassenorientierte Varianz« ergibt sich auf der Grundlage von TAB. 3.4 als klassenorientierte Standardabweichung folgender Wert für die Einsatzzeit von Krankentransporten:

$$S_K = \sqrt{\frac{36.779{,}0}{144}} = 16{,}0$$

Die klassifizierte Einsatzzeit der Krankentransporte besitzt also neben dem arithmetischen Mittel von 48,5 Minuten eine zugehörige Standardabweichung in Höhe von 16,0 Minuten.

3.3.5 Variationskoeffizient

Um zwei unterschiedliche Beobachtungsreihen anhand von Streuungsmaßen vergleichen zu können, ist es notwendig, das absolute Streuungsmaß in ein relatives Streuungsmaß umzurechnen. Der Variationskoeffizient drückt die mittlere prozentuale Abweichung der Standardabweichung vom arithmetischen Mittel aus und errechnet sich nach der Formel:

$$V = \frac{s}{\overline{x}} \cdot 100$$

mit

V = Variationskoeffizient

s = Standardabweichung

$\overline{x}$ = arithmetisches Mittel

Formel 3.22

Beispiel 3.20 ▶ Variationskoeffizient

In Anlehnung an das Beispiel 3.17 »Standardabweichung« ergibt sich für das jährliche Einsatzaufkommen aus fünf Rettungsdienstbereichen folgender Variationskoeffizient.

$$V = \frac{8.174,4}{31.980} \cdot 100 = 25,6\%$$

Demnach beträgt im vorliegenden Beispiel die Variation der Standardabweichung gemessen am arithmetischen Mittel rund 26%.

Abb. 3.6 gibt einen abschließenden Überblick über die errechneten Streuungsmaße aus den Beispielen 3.11, 3.12, 3.14, 3.17 und 3.20 wieder, die sich auf das jährliche Einsatzaufkommen aus fünf Rettungsdienstbereichen beziehen. Die durchschnittliche Abweichung beträgt 7.376 Einsätze und ist damit um 799 Einsätze geringer als die Standardabweichung mit 8.175 Einsätzen. Der Variationskoeffizient errechnet sich zu 26%. Vier von den fünf Rettungsdienstbereichen liegen innerhalb der Standardabweichung. Die Streuungsbreite ist damit insbesondere auf den Rettungsdienstbereich zurückzuführen, der außer-

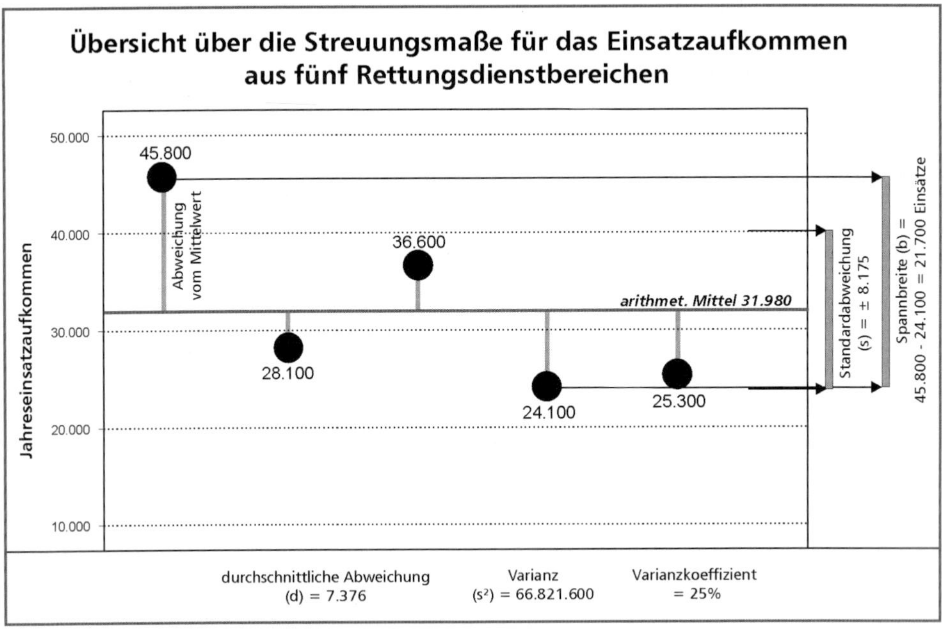

Abb. 3.6 ▶ Übersicht über die Streuungsmaße für das Einsatzaufkommen aus fünf Rettungsdienstbereichen

halb der Standardabweichung liegt. Die Sonderstellung dieses Rettungsdienstbereiches wäre bei weiteren vergleichenden statistischen Analysen zu berücksichtigen.

Grundsätzlich bleibt für alle Streuungsmaße mit Ausnahme der Spannbreite festzuhalten, dass diese eine empirische Verteilung umso besser beschreiben, je eher es sich um eine unimodale symmetrische Verteilung handelt. Je stärker die empirische Verteilung von einer unimodalen symmetrischen Verteilung abweicht, desto wichtiger werden zur Charakterisierung der Verteilung die Häufigkeitsverteilung und das Histogramm. Darüber hinaus bieten die nachfolgend aufgeführten zentralen Momente höherer Ordnung auch die Möglichkeit zur Beschreibung der Form einer empirischen Verteilung.

3.4 Zentrale Momente höherer Ordnung

Bei der Darstellung des arithmetischen Mittels in Kapitel 3.2 und der Varianz in Kapitel 3.3 sind die zentralen Momente erster und zweiter Ordnung bereits vorgestellt worden. Allgemein lautet die Formel für das zentrale Moment:

$$M_k = \frac{\sum_{i=1}^{n}(x_i - \bar{x})^k}{n}$$

mit
M_k = zentrales Moment k-ter Ordnung
$\bar{x}$ = arithmetisches Mittel
x_i = Beobachtungswert
n = Anzahl Beobachtungswerte

FORMEL 3.23

Zwei zentrale Momente höherer Ordnung werden in der Statistik zur Beschreibung der Schiefe und der Wölbung einer Verteilung benutzt, nämlich das dritte zentrale Moment zur Berechnung des Maßes der Schiefe (M_3) sowie das vierte zentrale Moment zur Berechnung des Maßes der Kurtosis (M_4).

3.4.1 Maß der Schiefe

Das zentrale Moment dritter Ordnung zeigt an, ob eine Verteilung symmetrisch oder schief ist. Bei einer absolut symmetrischen Verteilung liegt der Wert von M_3 bei 0. Da durch die Erhebung in die dritte Potenz die Vorzeichen erhalten bleiben, ist bei einem positiven Wert von einer rechtsschiefen Verteilung zu sprechen, während eine linksschiefe Verteilung einen negativen Wert aufweist. Die Berechnungsformel von M_3 lautet:

$$M_3 = \frac{\sum_{i=1}^{n}(x_i - \bar{x})^3}{n}$$

mit
M_3 = zentrales Moment dritter Ordnung
$\bar{x}$ = arithmetisches Mittel
x_i = Beobachtungswert
n = Anzahl Beobachtungswerte

FORMEL 3.24

Beispiel 3.21 ▶ Zentrales Moment dritter Ordnung
Für das Beispiel 3.1 »Histogramm« nach TAB. 3.1 errechnet sich als zentrales Moment dritter Ordnung für die Einsatzzeiten im Krankentransport folgender Wert:

$$M_3 = \frac{443.818,216}{144} = 3.082,071$$

Der Wert ist positiv, womit durch das zentrale Moment dritter Ordnung bereits eine rechtsschiefe Verteilung angezeigt wird.

In Beispiel 3.21 liegt für das zentrale Moment dritter Ordnung ein positiver Wert vor, so dass von einer linksschiefen Verteilung auszugehen ist. Allerdings ist zu erkennen, dass das zentrale Moment dritter Ordnung nach Formel (3.24) immer eine absolute Zahl darstellt, bei der auch sehr hohe Werte vorkommen können. Das zentrale Moment dritter Ordnung (M_3) wird deshalb in ein »normiertes« Maß der Schiefe (M_{3nor}) umgewandelt, indem das dritte Moment durch die dritte Potenz aus der Quadratwurzel des zweiten Momentes dividiert wird:

$$M_{3nor} = \frac{M_3}{\left(\sqrt{M_2}\right)^3}$$

mit
M_{3nor} = Maß der Schiefe
M_2 = zentrales Moment zweiter Ordnung
M_3 = zentrales Moment dritter Ordnung

FORMEL 3.25

Auch für das Maß der Schiefe (M_{3nor}) gilt:

$M_{3nor} = 0 \Rightarrow$ symmetrische Verteilung
$M_{3nor} < 0 \Rightarrow$ linksschiefe Verteilung
$M_{3nor} > 0 \Rightarrow$ rechtsschiefe Verteilung

Beispiel 3.22 ▶ Maß der Schiefe
Für die Werte aus TAB. 3.1 in Beispiel 3.1 »Histogramm« beträgt die Varianz als zweites Moment 260,2, womit sich anhand des vorherigen Beispieles 3.21 »Zentrales Moment dritter Ordnung« als Maß der Schiefe M_{3nor} folgender Wert errechnet:

$$M_{3nor} = \frac{3.082,071}{\left(\sqrt{260,2}\right)^3} = 0,734$$

Der positive Wert zeigt ebenfalls eine rechtsschiefe Verteilung an.

3.4.2 Maß der Kurtosis

Mithilfe des zentralen Momentes vierter Ordnung ist das Maß der Kurtosis zu berechnen; dieses wird auch Exzess oder Wölbung genannt. Das Maß der Kurtosis zeigt entsprechend ABB. 3.7 an, inwieweit eine Verteilung abweichend von der Normalverteilung flach- oder spitzgipfelig ist. Die Berechnung des zentralen Momentes vierter Ordnung erfolgt über die Formel:

$$M_4 = \frac{\sum_{i=1}^{n}(x_i - \overline{x})^4}{n}$$

mit

M_4 = zentrales Moment vierter Ordnung

$\overline{x}$ = arithmetisches Mittel

x_i = Beobachtungswert

n = Anzahl Beobachtungswerte

FORMEL 3.26

Beispiel 3.23 ▶ Zentrales Moment vierter Ordnung

Für das Beispiel 3.1 »Histogramm« errechnet sich anhand von TAB. 3.1 als zentrales Moment vierter Ordnung für die Einsatzzeiten im Krankentransport folgender Wert:

$$M_4 = \frac{30.965.401,29}{144} = 215.037,509$$

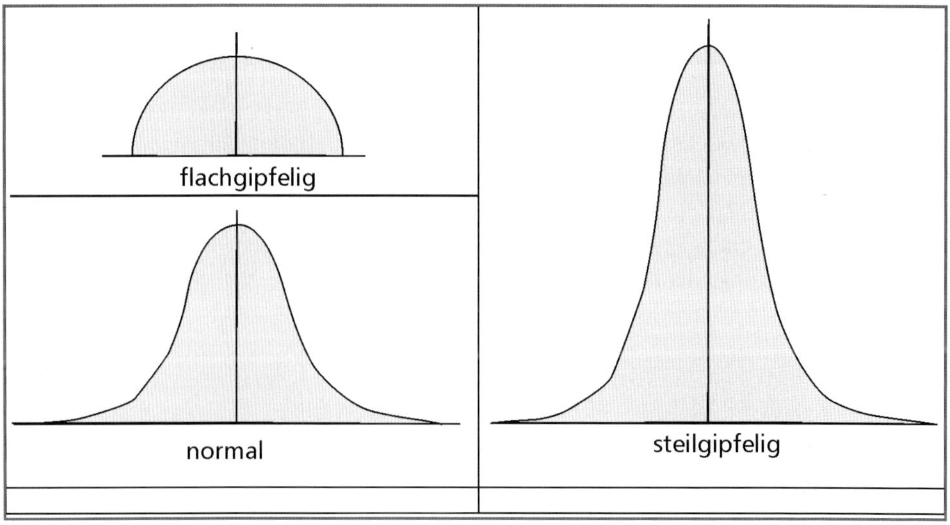

ABB. 3.7 ▶ Art der Wölbung (Kurtosis)

Da es sich beim zentralen Moment vierter Ordnung um eine absolute Zahl handelt, wird zur Berechnung des Maßes der Kurtosis (M_{4nor}) eine Normierung notwendig, indem der Wert von M_4 durch das Quadrat der Varianz als zentrales Moment zweiter Ordnung dividiert wird. Die allgemeine Berechnungsformel lautet:

$$M_{4nor} = \frac{M_4}{M_2^2} - 3$$

mit

M_{4nor} = Maß der Kurtosis

M_2 = zentrales Moment zweiter Ordnung

M_4 = zentrales Moment vierter Ordnung

FORMEL 3.27

Zum Maß der Kurtosis ist anzumerken, dass, wenn M_{4nor} kleiner als Null ist, im Vergleich zur Normalverteilung eine flache Verteilung und damit eine stärkere Streuung vorliegt, während bei einem Wert größer als 0 im Vergleich zu einer Normalverteilung von einer spitzeren Verteilung und folglich geringeren Streuung auszugehen ist.

Beispiel 3.24 ▶ Maß der Kurtosis

Das Maß der Kurtosis nimmt anhand der Werte aus TAB. 3.1 in Beispiel 3.1 »Histogramm« und den Berechnungen aus Beispiel 3.23 »Zentrales Moment vierter Ordnung« folgenden Wert an:

$$M_{4nor} = \frac{215.037,509}{260,2^2} - 3 = 0,177$$

Aufgrund des positiven Wertes ergibt sich also eine leicht spitzgipfelige Verteilung für die Einsatzzeit bei Krankentransporten.

3.5 Standardisierung von Variablen

Häufig sind Untersuchungen durchzuführen, bei denen Variablen mit unterschiedlichen Maßeinheiten wie z.B. Kosten pro Einsatz, gemessen in EUR und Einsatzrate, d.h. Einsätze pro 1.000 Einwohner pro Jahr, analysiert werden müssen. Für den Vergleich ist es deshalb oft angezeigt, die Variablen zu »standardisieren«, indem diese auf ein gleiches Werteniveau und eine gleiche Streuung transformiert werden. Hierzu dient die so genannte Standardisierung oder z-Transformation von Variablen, deren Umrechnung wie folgt geschieht:

$$z_i = \frac{x_i - \bar{x}}{s}$$

mit

z_i	=	standardisierte Beobachtungswerte (z-Werte)
x	=	Beobachtungswert
$\bar{x}$	=	arithmetisches Mittel
s	=	Standardabweichung

FORMEL 3.28

Die z-Werte haben zwei wichtige Eigenschaften:

- ihr arithmetisches Mittel ist gleich 0 und
- ihre Standardabweichung und Varianz ist gleich 1.

Die Umrechnung der z-Werte in ihre Ausgangsdimension erfolgt entsprechend der Formel:

$$x_i = s \cdot z_i + \bar{x}$$

FORMEL 3.29

Neben der Tatsache, dass die z-Transformation unterschiedliche Variablen auf eine gemeinsame Messbasis transformiert, sind die z-Werte in der Statistik vor allem im Zusammenhang mit der so genannten Standardnormalverteilung von besonderem Interesse.

Beispiel 3.25 ▶ Berechnung von z-Werten

TAB. 3.5 zeigt für fünf Rettungsdienstbereiche die beiden Variablen »Einsatzaufkommen pro Monat« und die »mittlere Einsatzzeit«. Um die beiden Variablen auf eine gemeinsame Maßbasis zu transformieren, gilt es vorab das zugehörige arithmetische Mittel und die Standardabweichung zu ermitteln. Das arithmetische Mittel des Einsatzaufkommens beträgt 998 Einsätze pro Monat bzw. das der mittleren Einsatzzeit 53,78 Minuten. Die zugehörigen Standardabweichungen liegen bei 220 Einsätzen bzw. 3,33 Minuten. So ergibt beispielhaft die Transformation des Wertes von 720 Einsätzen pro Monat folgenden z-Wert:

$$z_1 = \frac{720 - 998}{220} = -1{,}264$$

Die Umrechnung in die Ausgangsdimension lautet:

$$x_1 = 220 \cdot -1{,}26 + 998 \approx 720$$

TAB. 3.5 belegt erwartungsgemäß als »Kontrollrechnung«, dass für die z-Werte das errechnete arithmetische Mittel bei Null und die Standardabweichung bei Eins liegt.

Rettungswachen	Einsatzaufkommen pro Monat	Mittlere Einsatzzeit in Minuten	z-Werte	
			Einsatzaufkommen	Einsatzzeit
A	720	59,90	-1,264	1,838
B	870	54,30	-0,582	0,156
C	980	52,90	-0,082	-0,264
D	1.040	50,50	0,191	-0,985
E	1.380	51,30	1,738	-0,745
Mittelwert	998	53,78	0,000	0,000
Standardabweichung	220	3,33	1,000	1,000

TAB. 3.5 ▶ Beispiel für die Transformation von Variablenwerten in so genannte z-Werte

4 Theoretische Verteilungen

Die im vorherigen Kapitel aufgeführten Methoden der beschreibenden Statistik dienen zur Charakterisierung von empirischen Verteilungen, wobei das Ergebnis der Charakterisierung bei Stichproben immer einen bestimmten Grad an Zufälligkeit beinhaltet. Der Anteil der Zufälligkeit ergibt sich aufgrund der Tatsache, dass die empirische Verteilung einer Stichprobe als Messwert immer nur das Ergebnis eines begrenzten Dokumentationsvorganges sein kann, weshalb auch die zugehörige Grundgesamtheit nur partiell zu erfassen ist. Um von der empirischen Verteilung der Stichprobe auf die Grundgesamtheit zu schließen und beurteilen zu können, inwieweit die Stichprobe für die Grundgesamtheit charakteristisch ist, muss die Verteilungscharakteristik der Grundgesamtheit bekannt sein. Da aber die zugrunde liegende Grundgesamtheit häufig unbekannt ist, wird der empirischen Verteilung eine begründete theoretische Verteilung gegenübergestellt. In der schließenden Statistik ist mittlerweile eine ganze Reihe von theoretischen Verteilungen erarbeitet worden, die einer gegebenen Stichprobenverteilung zugrunde gelegt werden können.

Ebenso wie empirische Verteilungen durch absolute und relative Häufigkeiten bzw. deren Summenhäufigkeit sowie durch das arithmetische Mittel und die Streuung zu beschreiben sind, gilt dies auch für theoretische Verteilungen. Dabei entspricht der relativen Häufigkeitsverteilung bei diskreten theoretischen Verteilungen die Wahrscheinlichkeitsfunktion bzw. bei stetigen theoretischen Verteilungen die Wahrscheinlichkeitsdichte.

Diskret bedeutet dabei, dass die Verteilung abzählbare Ausprägungen aufweist, während bei einer stetigen Verteilung unendlich viele Ausprägungen vorkommen bzw. diese zumindest denkbar sind. Der relativen Summenhäufigkeit bei empirischen Verteilungen steht die Verteilungsfunktion bei theoretischen Verteilungen gegenüber. Um den Grad an Übereinstimmung zwischen einer empirischen Verteilung und einer theoretischen Verteilung feststellen zu können, gilt es zuerst eine gewählte theoretische Verteilung auf die empirischen Werte umzurechnen. Anschließend lässt sich die Güte der Anpassung zwischen theoretischer und empirischer Verteilung u.a. mithilfe von so genannten Anpassungstests prüfen, wie sie in Kapitel 6.1.1 vorgestellt werden.

Nachfolgend werden vier theoretische Verteilungen vorgestellt. Die Binomial-, die Poisson- und die Pólya-Verteilung sind dabei diskrete Verteilungen, während die Normalverteilung eine stetige Verteilung darstellt. Die in Kapitel 4.1 behandelte Binomialverteilung gibt die Wahrscheinlichkeiten eines »Erfolges« bei einer bestimmten Anzahl von Versuchen von zwei sich gegenseitig ausschließenden Ereignissen, wie z.B. Kopf und Zahl bei einem Münzwurf wieder. In Kapitel 4.2 wird die Poisson-Verteilung vorgestellt, mit der sich seltene und unabhängige Ereignisse beschreiben lassen. Während bei der Binomialverteilung zur Berechnung die Eintrittswahrscheinlichkeit der beiden sich gegenseitig ausschließenden Ereignisse bekannt sein muss, ist bei der Poisson-Verteilung ausschließlich die Wahrscheinlichkeit der »erfolgreichen« Ereignisse notwendig. Die in Kapitel 4.3 vorgestellte Pólya-Verteilung stellt eine Erweiterung der Poisson-Verteilung dar, mit der sich seltene Ereignisse mit einer so genannten Wahrscheinlichkeitsansteckung beschreiben lassen. In Kapitel 4.4 wird die Normalverteilung erläutert, bei der um das arithmetische Mittel zugleich die häufigsten und damit wahrscheinlichsten Werte liegen, während die Häufigkeiten rechts und links vom arithmetischen Mittel in identischer Art und Weise abnehmen und damit zunehmend unwahrscheinlicher werden.

Einführungen in die theoretischen Verteilungen finden sich in allen Standardwerken zur Statistik wie z.B. Sachs (1997), Hartung (1999) oder Weber (1961). Darüber hinaus wird die Pólya-Verteilung bei Taubenheim (1969) im Zusammenhang mit den Fragen der Erdbebenstatistik dargestellt.

4.1 Binomialverteilung

Zur Berechnung der Binomialverteilung wird der so genannte Binomial-Koeffizient $\binom{n}{x}$ benötigt, mit dem die Kombinationsmöglichkeiten von Ergebnissen bei einer festgelegten Anzahl an Versuchen bestimmt werden können. So ist mithilfe des Binomial-Koeffizienten z.B. die Anzahl an Kombinationen bei fünf Würfen einer Münze (n = Anzahl Versuche) zu ermitteln, die zu zweimal Zahl (x = bestimmtes Ergebnis) führen. Der Binomial-Koeffizient lautet ausgeschrieben:

$$\binom{n}{x} = \frac{n!}{x!(n-x)!}$$

FORMEL 4.1

Beispiel 4.1 ▶ Binomial-Koeffizient

Für das Münzbeispiel mit fünf Würfen errechnet sich der folgende Wert für die Anzahl an Kombinationen, die zu zweimal Zahl führen:

$$\frac{5!}{2!(5-2)!} = \frac{5!}{2!\,3!} = \frac{5\cdot 4\cdot 3\cdot 2\cdot 1}{2\cdot 1\cdot 3\cdot 2\cdot 1} = \frac{120}{12} = 10$$

Der diskreten Binomialverteilung liegt das Prinzip eines Zufallsexperimentes zugrunde, wonach genau zwei sich ausschließende Ereignisse möglich sind. Ein solches dichotomes Zufallsexperiment wird auch als Bernoulli-Experiment bezeichnet. Wird ein Bernoulli-Experiment durchgeführt, bei dem die einzelnen Ergebnisse unabhängig von den zuvor erzielten Ergebnissen sind, so interessiert, ohne Berücksichtigung der Reihenfolge der Ergebnisse, die Wahrscheinlichkeit p(x) für eine bestimmte Ergebnishäufigkeit x bei genau n Versuchen als Stichprobenumfang. Die entsprechende Formel für die Binomialverteilung lautet:

$$p(x) = \binom{n}{x} p^x q^{n-x}$$

mit

n = Stichprobenumfang
x = Ereignishäufigkeit
p = Eintrittswahrscheinlichkeit, wobei gilt: q = 1 - p

FORMEL 4.2

Da es sich um sich gegenseitig ausschließende Ereignisse handelt, addiert sich die Wahrscheinlichkeit eines »Erfolges« mit der Wahrscheinlichkeit eines »Misserfolges« immer zu Eins.

Beispiel 4.2 ▶ Binomialverteilung

In der Bundesrepublik Deutschland lässt sich auf der Grundlage der Leistungsanalyse für den Zeitraum 2000/01 ein Verhältnis zwischen Notfalleinsätzen mit und ohne Notarztbeteiligung von 47,0% zu 53,0% ermitteln (Schmiedel, Behrendt 2003, S. 51). Mit diesen zwei sich gegenseitig ausschließenden Wahrscheinlichkeiten (0,47 = mit Notarztbeteiligung und 0,53 ohne Notarztbeteiligung) lässt sich beispielhaft für ein Tagesaufkommen von insgesamt acht Notfalleinsätzen die Wahrscheinlichkeit für genau drei Notfalleinsätze mit Notarztbeteiligung mithilfe der Binomialverteilung wie folgt berechnen:

$$\frac{8!}{3!\,(8-3)!} \cdot 0{,}47^3 \cdot 0{,}53^{8-3} = \frac{8!}{3!\,5!} \cdot 0{,}104 \cdot 0{,}042 = \frac{40.320}{720} \cdot 0{,}00434 = 56 \cdot 0{,}00434 \approx 0{,}243$$

Die Wahrscheinlichkeit für drei Notfalleinsätze mit Notarztbeteiligung bei acht Notfalleinsätzen beträgt demnach 24,3%.

4.2 Poisson-Verteilung

Die diskrete Poisson-Verteilung dient zur Beschreibung von seltenen, zufälligen und voneinander unabhängigen Ereignissen innerhalb einer großen Zahl von Ereignismöglichkeiten. Die Poisson-Verteilung wird dabei allein durch den Parameter λ (Lambda) vollständig charakterisiert, der die Dichte von unabhängigen Zufallspunkten innerhalb eines gegebenen Zeitintervalls, einer Längen-, einer Flächen- oder einer Raumeinheit wiedergibt. Im Gegensatz zur Binomialverteilung ist zur Berechnung der Wahrscheinlichkeit p(x) unter der Poisson-Verteilung nur die Anzahl der »erfolgreichen« Ereignisse als Eintrittswahrscheinlichkeit notwendig. Die Wahrscheinlichkeit p(x), dass in ein Beobachtungsintervall x Ereignisse fallen, ist nach der Poisson-Verteilung wie folgt zu berechnen:

$$p(x) = \frac{\lambda^x e^{-\lambda}}{x!}$$

mit

λ = $n \cdot p$ = Erwartungswert

n = Stichprobenumfang

p = Eintrittswahrscheinlichkeit

x = 0, 1, 2, 3, ... = genaue Ereignishäufigkeit

e = 2,718... = Eulersche Zahl

Formel 4.3

Wenn mehrere aufeinander folgende Einzelwahrscheinlichkeiten p(x) für x = 0, 1, 2, ... zu berechnen sind, bietet sich die vereinfachte Berechnung über eine so genannte Rekursionsformel an. Hierbei ist allerdings zu beachten, dass sich ein Berechnungsfehler immer in den nachfolgenden Ergebnissen fortsetzt. Die Rekursionsformel für die Poisson-Verteilung lautet:

$$p(x+1) = \frac{\lambda}{x+1} \cdot p(x)$$

und

$$p(0) = e^{-\lambda}$$

FORMEL 4.4

Die Poisson-Verteilung ist aufgrund ihrer Definition für den Bereich des Rettungsdienstes von grundlegender Bedeutung, da sich mit dieser theoretischen Verteilung das zeitgleiche Einsatzfahrtaufkommen von Notfällen aufgrund von Notfallereignissen wie z.B. Herzinfarkt oder Autounfall als seltene und unabhängige Ereignisse sehr gut abbilden lässt. Deshalb wird z.B. bei der Bedarfsplanung der rettungsdienstlichen Infrastruktur die Bemessung der Fahrzeugvorhaltung für die Notfallrettung mithilfe der Poisson-Verteilung durchgeführt. Das nachfolgende Beispiel dient zur Verdeutlichung dieser Verteilung und deren Berechnung, wie sie grundsätzlich bei der Ermittlung einer bedarfsgerechten Fahrzeugvorhaltung immer zur Anwendung kommen sollte.

Beispiel 4.3 ▶ Poisson-Verteilung

In einem städtisch geprägten Versorgungsbereich einer Rettungswache werden innerhalb eines Jahres an 51 Samstagen in der Zeit zwischen 07.00 und 15.00 Uhr insgesamt 200 Notfalleinsätze mit einer mittleren Einsatzzeit von 40 Minuten dokumentiert. Wie hoch ist die Wahrscheinlichkeit einer zeitlichen Überschneidung von zwei Einsätzen innerhalb einer Einsatzzeit von 40 Minuten?

Für die Ereignishäufigkeit p errechnet sich ein Wert von 0,00817, der sich aus der Division von 200 Notfällen durch 24.480 Minuten ergibt. Die 24.480 Minuten errechnen sich über die Multiplikation von 51 Samstagen mal 8 Stunden à 60 Minuten. Bei n = 40 Minuten ergibt sich somit für $n \cdot p = 40 \cdot 0{,}00817$ ein Wert für λ von 0,3268. Mithilfe der Rekursionsformel nach Formel (4.3) errechnen sich folgende Werte für p(0), p(1) und p(2):

$$p(0) = 2{,}71828...^{-0{,}3268} = 0{,}721$$

$$p(1) = \frac{0{,}3268}{1} \cdot 0{,}721 = 0{,}236$$

$$p(2) = \frac{0{,}3268}{2} \cdot 0{,}236 = 0{,}039$$

Für das betrachtete Beispiel liegt damit die Wahrscheinlichkeit eines zweiten Notfalleinsatzes innerhalb einer Einsatzzeit von 40 Minuten bei 3,9%. Die Wahrscheinlichkeit, dass kein Notfalleinsatz innerhalb der betrachteten Einsatzzeit geschieht, liegt bei 72,1%, während die Wahrscheinlichkeit für einen Notfalleinsatz 23,6% beträgt. Durch die Addition der Wahrscheinlichkeit von p(0) bis p(2) ergibt sich ein Wert von 0,996, so dass sich durch 1 minus 0,996 eine Überschreitungswahrscheinlichkeit für mehr als zwei sich überschneidende Notfalleinsätze von 0,4% errechnet. Das heißt, dass die Wahrscheinlichkeit für mehr als zwei Notfalleinsätze innerhalb einer Einsatzzeit von 40 Minuten im betrachteten Zeitraum bei 0,4% liegt.

4.3 Pólya-Verteilung

Während die Poisson-Verteilung seltene aber unabhängige Ereignisse beschreibt, lassen sich mit der Pólya-Verteilung seltene Ereignisse mit einer so genannten Persistenzneigung (auch Wahrscheinlichkeitsansteckung genannt) darstellen. Wenn eine solche Häufungsneigung bei seltenen Ereignissen beobachtet wird, so wird von einem Pólya'schen Prozess gesprochen. Die Pólya-Verteilung stellt folglich eine Erweiterung der Poisson-Verteilung dar. Das prinzipielle Urnenschema zur Darstellung einer Wahrscheinlichkeitsansteckung wurde von George Pólya (1887 - 1985) entwickelt, was vereinfacht von einer Urne mit z.B. weißen und schwarzen Kugeln ausgeht, aus der nacheinander zufällig Kugeln gezogen werden, die nach jeder Ziehung mit einer zusätzlichen Kugel der gleichen Farbe in die Urne zurückgelegt werden. Durch das Zurücklegen einer zweiten Kugel mit der gleichen Farbe in die Urne wird so der Prozess der Wahrscheinlichkeitsansteckung abgebildet. In der Dissertation von Eggenberger (1924) wird die Pólya-Verteilung anhand von Beispielen über Todesfälle bei Dampfmaschinenexplosionen, Infektionskrankheiten infolge von Pocken und Scharlach oder Selbstmorden als wahrscheinlichkeitstheoretisches Schema zur Erklärung benutzt. Später verwendete z.B. Wanner (1937) die Pólya-Verteilung zur Beschreibung der Anzahl von Erdbebenstößen. Die Wahrscheinlichkeit p(x), dass in ein Beobachtungsintervall x Ereignisse fallen, ist über die Pólya-Verteilung wie folgt zu berechnen:

$$p(x) = \frac{\lambda(\lambda + d)\cdot(\lambda + 2d)\cdot(\lambda + 3d)\ldots[\lambda + (x-1)\cdot d]}{x!} \cdot \frac{1}{(1+d)^{(\lambda/d)+x}}$$

mit

λ	=	$n \cdot p$ = Erwartungswert
n	=	Stichprobenumfang
p	=	Eintrittswahrscheinlichkeit
x	=	0, 1, 2, 3, ... = genaue Ereignishäufigkeit
d	=	Maß für die Häufungsneigung

und

$$p(0) = \frac{1}{(1+d)^{\lambda/d}}$$

Formel 4.5

Die Zahl d ist hier neben dem Erwartungswert λ ein weiterer Parameter, der ein Maß für die Häufungsneigung von Ereignissen darstellt – oder anders ausgedrückt, ein Maß für die Wahrscheinlichkeitsansteckung von Ereignissen. Dabei geht die Pólya-Verteilung mit kleiner werdendem d in eine Poisson-Verteilung für unabhängige und seltene Ereignisse über. Als Wert für die Kenngröße d ist die mittlere quadratische Abweichung der Ereigniszahlen x von ihrem Erwartungswert λ entsprechend der nachfolgenden Formel zu ermitteln:

$$d = \frac{s^2}{\lambda} - 1$$

mit

s^2	=	Quadratische Abweichung der Ereignishäufigkeiten x vom Erwartungswert λ
λ	=	$n \cdot p$ = Erwartungswert

Formel 4.6

Die Streuung als mittlere quadratische Abweichung der Ereigniszahlen x von ihrem Erwartungswert λ errechnet sich über die Formel:

$$s^2 = \frac{1}{n-1} \sum_{x=0}^{\infty} h_x \cdot (x - \lambda)^2$$

mit

x	=	0, 1, 2, 3, ... = genaue Ereignishäufigkeit
n	=	Anzahl der Beobachtungsintervalle
h_x	=	Anzahl der Beobachtungsintervalle mit x Ereignissen
λ	=	n · p = Erwartungswert

FORMEL 4.7

Bei der Berechnung mehrerer aufeinanderfolgender Einzelwahrscheinlichkeiten p(x) für x = 0, 1, 2, ... ist ebenso wie bei der Poisson-Verteilung eine vereinfachte Berechnung über eine Rekursionsformel möglich. Allerdings ist auch hier zu beachten, dass sich ein einmal begangener Berechnungsfehler in den nachfolgenden Ergebnissen fortsetzt. Die Rekursionsformel für die Pólya-Verteilung lautet:

$$p(x+1) = \frac{\lambda + (x-1) \cdot d}{x \cdot (1+d)} \cdot p(x)$$

mit

λ	=	n · p = Erwartungswert
x	=	0, 1, 2, 3, ... = genaue Ereignishäufigkeit
d	=	Maß für die Häufigkeitsneigung

FORMEL 4.8

Beispiel 4.4 ▶ Pólya-Verteilung

Als Beispiel für einen Pólya'schen Prozess ist im rettungsdienstlichen Bereich das Anruferverhalten in Leitstellen anzusehen, wonach eine Häufungsneigung immer dann eintritt, wenn größere Schadenereignisse, wie z.B. ein Unfall auf einer Autobahn oder regionale Unwetter eintreten und in der Leitstelle zeitlich begrenzt eine deutlich höhere Anzahl an Anrufern zu ein und demselben Ereignis eingehen. Die nachfolgende TAB. 4.1 gibt die Anruferhäufigkeit in einer Leitstelle aus 48 ausgezählten Stundenintervallen freitags zwischen 12.00 und 12.59 Uhr wieder. Danach liegen zehn Stundenintervalle vor, die weniger als elf Anrufe verzeichnen, 16 Stundenintervalle mit elf bis 20 Anrufen, zwölf Stundenintervalle mit 21 bis 30 Anrufen, vier Stundenintervalle mit 31 bis 40 Anrufen sowie sechs Stundenintervalle mit 40 und mehr Anrufen.

In TAB. 4.1 sind der empirischen Verteilung auf der Grundlage von λ und s^2 die Ergebnisse der zugehörigen theoretischen Pólya-Verteilung gegenübergestellt, wobei erwartungsgemäß zwischen beiden Verteilungen eine sehr gute Übereinstimmung festzustellen ist.

Die Berechnungsschritte zur Ermittlung der Werte nach der Pólya-Verteilung werden nachfolgend anhand der Klasse »kleiner elf« aufgeführt. Insgesamt sind in den 48 Beobachtungsintervallen (= Stundenintervalle) 1.054 Ereignisse (= Anrufe) dokumentiert worden. Damit errechnet sich λ = 21,96 (= 1.054/48). Die zugehörige Streuung $(s)^2$ beträgt nach (4.7) 198,89. Damit errechnet sich für d über (4.6) ein Wert von

8,1 (= (198,89/21,96) - 1). Darauf aufbauend ergeben sich folgende Wahrscheinlichkeiten von p(0) bis p(3) für die Pólya-Verteilung:

$$p(0) = \frac{1}{(1+8,1)^{21,96/8,1}} = 0,002511$$

$$p(1) = \frac{21,96}{1!} \cdot \frac{1}{(1+8,1)^{(21,96/8,1)+1}} = 0,006061$$

$$p(2) = \frac{21,96 \cdot (21,96 + (2-1) \cdot 8,1)}{2!} \cdot \frac{1}{(1+8,1)^{(21,96/8,1)+2}} = 0,01001$$

$$p(3) = \frac{21,96 \cdot (21,96 + (2-1) \cdot 8,1) \cdot (21,96 + (3-1) \cdot 8,1)}{3!} \cdot \frac{1}{(1+8,1)^{(21,96/8,1)+3}} = 0,013992$$

Die weiteren Werte für p(4) bis p(10) errechnen sich zu:

p(4) = 0,017782	p(8) = 0,029088
p(5) = 0,021245	p(9) = 0,030814
p(6) = 0,024303	p(10) = 0,032121
p(7) = 0,026921	

Die Addition von p(0) bis p(10) ergibt den Wert 0,214849 (= 21,5%) und damit entsprechend TAB. 4.1 für die Klasse »kleiner elf« über die Multiplikation mit 48 den Wert von 10,3 als zu erwartende Stundenintervalle mit einer Anruferhäufigkeit unter elf Anrufen. Für die verbleibenden vier Klassen ist rechnerisch in gleicher Art und Weise vorzugehen. Zusammenfassend zeigt das Ergebnis eine sehr hohe Ähnlichkeit zwischen empirischer und theoretischer Verteilung, wobei der Grad der Übereinstimmung mithilfe solcher Testverfahren wie dem Chi-Quadrat-Anpassungstest statistisch überprüft werden können (vgl. Kap. 6.1.1).

Klassifizierte Anruferhäufigkeit	empirische Verteilung		Pólya-Verteilung[1]	
	absolut	relativ	absolut	relativ
weniger als 11 Anrufe	10	20,8%	10,3	21,5%
11 bis 20 Anrufe	16	33,3%	15,6	32,5%
21 bis 30 Anrufe	12	25,0%	11,1	23,1%
31 bis 40 Anrufe	4	8,3%	6,0	12,6%
mehr als 40 Anrufe	6	12,5%	5,0	10,3%
Gesamt	48	100,0%	48,0	100,0%

1 = λ : 21,96
s^2 : 198,89

TAB. 4.1 ▶ Anruferhäufigkeit an 48 Freitagen in einer Leitstelle zwischen 12.00 und 12.59 Uhr im Vergleich zur theoretischen Pólya-Verteilung

4.4 Normalverteilung

Die Normalverteilung ist eine stetige symmetrische und glockenförmige Verteilung, die auch als Gauß'sche Normalverteilung bezeichnet wird. Der Begriff Normalverteilung zeigt bereits von ihrem Namen her an, dass diese Verteilung auf viele Prozesse anwendbar ist und daher oft als Modell dient, mit dem empirische Verteilungen verglichen werden. Die Wahrscheinlichkeitsdichtefunktion der Normalverteilung lautet:

$$f(x) = \frac{1}{\sigma\sqrt{2\pi}} \cdot e^{-\frac{(x-\mu)^2}{2\sigma^2}}$$

Formel 4.9

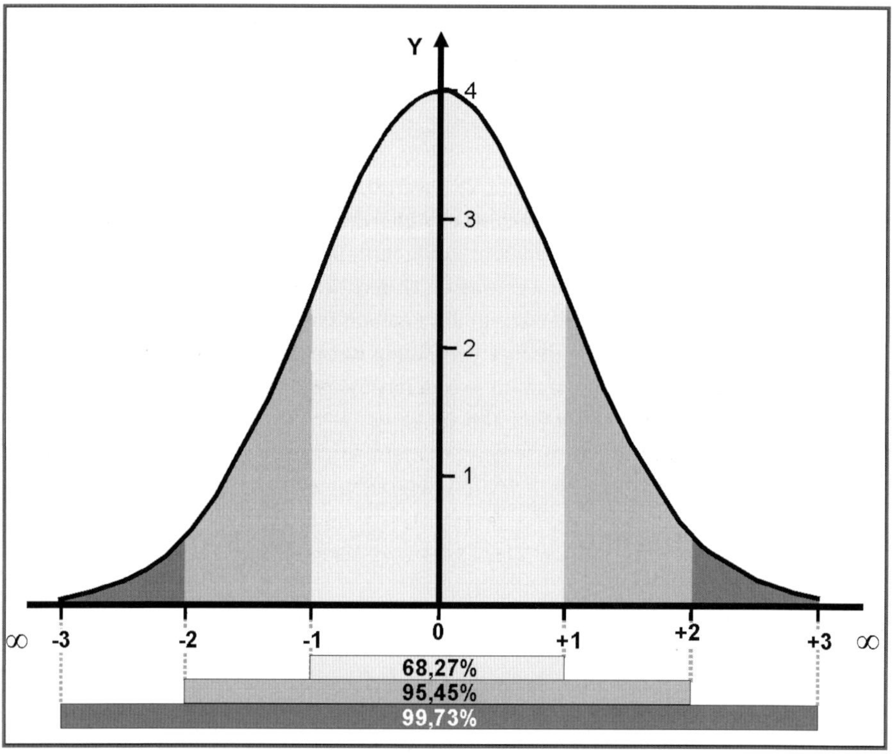

Abb. 4.1 ▶ Standardisierte Normalverteilung

Die beiden Parameter der Dichtefunktion sind das arithmetische Mittel μ und die Standardabweichung σ einer Zufallsvariablen x. Durch die Symmetrie der Normalverteilung ergeben sich einfache Kenngrößen:

- ▶ arithmetisches Mittel = Median = Modus = μ (erster Parameter);
- ▶ Varianz = (mit σ als zweitem Parameter);
- ▶ Schiefe und Kurtosis = 0.

Durch die Veränderung des Parameters μ erfolgt eine Verschiebung der zugehörigen Kurve parallel zur x-Achse, während der Parameter σ den Verlauf der Steilheit der Wahrscheinlichkeitsdichtefunktion bestimmt und damit die Konzentration der Funktionswerte um das arithmetische Mittel μ anzeigt. Die Normalverteilung ist überall dort als Verteilungsmodell zu unterstellen, wo die Werte um das arithmetische Mittel die häufigsten und somit auch die wahrscheinlichsten sind, während die Anzahl der Werte mit den Abweichungen rechts und links der Verteilung zunehmend geringer und damit unwahrscheinlicher werden. Bei der Anwendung statistischer Testmethoden ist grundsätzlich zu beachten, ob sie eine Normalverteilung der Daten als so genannte parametrische Testverfahren voraussetzen. Testverfahren, die dies nicht verlangen, werden entsprechend als nichtparametrische Testverfahren bezeichnet. Durch die Verwendung von standardisierten Werten mittels der z-Transformation ist der zugehörige Kurvenverlauf der Normalverteilung normiert, was auch als standardisierte Normalverteilung bezeichnet wird. Die entsprechende Wahrscheinlichkeitsdichtefunktion lautet:

$$f(z) = \frac{1}{\sqrt{2\pi}} \cdot e^{-\frac{1}{2}z^2}$$

FORMEL 4.10

Diese standardisierte Normalverteilung hat die Eigenschaft von $\mu = 0$ und $\sigma = 1$. Die Fläche unterhalb der standardisierten Normalverteilung entspricht der Gesamtwahrscheinlichkeit und hat somit den Summenwert von 1. Nach ABB. 4.1 liegt der Anteil der Fläche zwischen den z-Werten von -1 bis +1 bei 68,27%, von -2 bis +2 bei 95,45% und von -3 bis +3 bei 99,73%. Die z-Werte können dabei Werte von plus bis minus Unendlich annehmen. Das heißt, dass bei einer Standardnormalverteilung rund 68% der Werte zwischen -1 und +1 liegen, rund 95% zwischen -2 und +2 sowie über 99% zwischen -3 und +3. Bereits bei der Besprechung der Standardabweichung wurde ausgeführt, dass rund zwei Drittel aller Daten bei einer normalverteilten Variablen innerhalb der Standardabweichung liegen. Der exakte Wert beträgt nach der Standardnormalverteilung 68,27%. Die Abnahme der Wahrscheinlichkeit hin zu den Rändern der Verteilung wird anhand dieser Zahlen sehr deutlich. Die TAB. A.1 im Anhang enthält die Überschreitungswahrscheinlichkeiten für einen Wert u, für den die Fläche von u bis ∞ angegeben ist.

Es ist allerdings ein regelmäßig wiederkehrendes Problem in der empirischen Wissenschaft, dass die beobachteten Daten in ein Histogramm überführt nicht die gewünschte Normalverteilung aufweisen. Vielfach besitzt die Häufigkeitsverteilung der Daten eine positive (rechtsschiefe) Verteilung. Ein vielfach benutztes Instrument, um die Daten trotzdem in eine Normalverteilung zu überführen, ist die so genannte »Normalisierung von Daten« oder »Transformation von Daten«. Bei positiv schiefen Häufigkeitsverteilungen gilt es, die wenigen hohen Werte im Randbereich oberhalb des arithmetischen Mittels stärker zu reduzieren als die Werte unterhalb des arithmetischen Mittels. Eine erste Möglichkeit der Transformation besteht darin, die Quadratwurzel aus den einzelnen Werten zu ziehen. Eine stärkere Transformation stellt die Logarithmierung der einzelnen Werte dar, die manchmal bei starker Schiefe auch doppelt durchzuführen ist. Das Für und Wider solcher Transformationen zur »Normalisierung« von Daten ist letztlich immer nur im Kontext der eigentlichen Untersuchung zu entscheiden.

Zur Feststellung, ob eine empirische Verteilung normalverteilt ist oder nicht, gibt es verschiedene Methoden, die von der einfachen grafischen Überprüfung bis zum formalen Test reichen. Ein einfaches grafisches Verfahren, anhand dessen entschieden werden kann, ob eine empirische Verteilung einer Normalverteilung entspricht, stellt das Erstellen eines Histogramms dar. Das Histogramm sollte allerdings auch dann als Entscheidungsgrundlage erstellt werden, wenn »nur« ein formaler Test auf Normalität durchgeführt werden soll. Zwei solcher formalen Tests, mit denen eine empirische Verteilung geprüft werden kann, werden im nachfolgenden Kapitel über die nichtparametrischen Tests vorgestellt, nämlich der Chi-Quadrat-Anpassungstest und der Kolmogorov-Smirnov-Anpassungstest.

Um einen Anpassungstest durchführen zu können, gilt es, die unter der Annahme einer Normalverteilung zu erwartende Häufigkeitsverteilung zu bestimmen. So sind bei klassifizierten Häufigkeitsdaten anhand der »standardisierten« Klassengrenzen die zugehörigen Wahrscheinlichkeiten pro Klasse zu bestimmen, um darauf aufbauend über die Multiplikation von theoretischer Wahrscheinlichkeit mit der Gesamtzahl der Beobachtungen die theoretisch zu erwartenden Häufigkeiten zu ermitteln. Eine entsprechende Vorgehensweise verdeutlicht die nachfolgende TAB. 4.2, die erneut die Messergebnisse über die Einsatzzeit bei Krankentransporten enthält. In einem ersten Arbeitsschritt sind die Klassengrenzen in z-Werte umzurechnen. So ergeben sich bei einem Mittelwert von 47,8 Minuten und einer Standardabweichung von 16,2 Minuten aus den Originalwerten für die Klasse 20,00 bis 24,99 Minuten folgende z-Werte:

$(20 - 47,8) / 16,2 \quad = -1,72$

$(24,99 - 47,8) / 16,2 \quad = -1,41$

In einem weiteren Schritt sind die zu den z-Werten zugehörigen Wahrscheinlichkeiten aus TAB. A.1 im Anhang zu ermitteln. Für die negativen z-Werte sind die zugehörigen Wahrscheinlichkeiten direkt ablesbar, während für positive z-Werte der Ablesewert von 1 ab-

Verteilung der Einsatzzeit in Realität			Verteilung der Einsatzzeit unter der Normalverteilung			
Klassen	Häufigkeit	Summen-häufigkeit	Klassen	Wahrschein-lichkeit	Häufigkeit	Summen-häufigkeit
kleiner 19,99 Min	0	0	< -1,72	0,0427	6,15	6,15
20 bis 24,99 Min	3	3	-1,72 bis -1,41	0,0366	5,27	11,42
25 bis 29,99 Min	12	15	-1,41 bis -1,10	0,0564	8,12	19,54
30 bis 34,99 Min	16	31	-1,10 bis -0,79	0,0791	11,39	30,93
35 bis 39,99 Min	21	52	-0,79 bis -0,48	0,1008	14,52	45,45
40 bis 44,99 Min	15	67	-0,48 bis -0,17	0,1169	16,83	62,28
45 bis 49,99 Min	19	86	-0,17 bis 0,14	0,1232	17,74	80,02
50 bis 54,99 Min	14	100	0,14 bis 0,44	0,1143	16,46	96,48
55 bis 59,99 Min	13	113	0,44 bis 0,75	0,1034	14,89	111,37
60 bis 64,99 Min	6	119	0,75 bis 1,06	0,0820	11,81	123,18
65 bis 69,99 Min	9	128	1,06 bis 1,37	0,0593	8,54	131,72
70 bis 74,99 Min	7	135	1,37 bis 1,68	0,0388	5,59	137,30
75 bis 79,99 Min	2	137	1,68 bis 1,99	0,0232	3,34	140,64
80 bis 84,99 Min	3	140	1,99 bis 2,30	0,0126	1,81	142,46
85 bis 89,99 Min	2	142	2,30 bis 2,60	0,0060	0,86	143,32
90 bis 94,99 Min	1	143	2,60 bis 2,91	0,0029	0,42	143,74
95 bis 99,99 Min	1	144	2,91 bis 3,22	0,0012	0,17	143,91
größer 99,99 Min	0	144	3,22 <	0,0006	0,09	144,00
Mittelwert: 47,8 Minuten Standardabweichung: 16,2 Minuten						

TAB. 4.2 ▶ Empirische Verteilung der Einsatzzeiten mit zugehöriger theoretische Normalverteilung

zuziehen ist, um die zugehörige Wahrscheinlichkeit zu erhalten. Als Ablesebeispiel beträgt so z.B. aus Tab. A1 für den z-Wert -1,72 die Wahrscheinlichkeit gleich 0,0427, für -1,41 gleich 0,0793 und für den z-Wert 0,44 gleich 0,67 (=1-0,33). Aus der Differenz der in Wahrscheinlichkeitsgrenzen umgerechneten Klassengrenzen ergibt sich die Wahrscheinlichkeit für das Auftreten von Ereignissen unter der Normalverteilung für die betrachtete Klasse. In dem vorliegendem Beispiel beträgt für die Klassengrenzen -1,72 und -1,41 die Wahrscheinlichkeit 0,0366 (= 0,0793 - 0,0427). Durch die Multiplikation der ermittelten Wahrscheinlichkeit mit der Gesamtzahl der zugrunde liegenden Häufigkeiten ist die zugehörige absolute Häufigkeitsverteilung unter der Annahme der Normalverteilung zu erhalten, was für die betrachtete Klasse einen Wert von 5,27 ergibt (0,0366 · 144). Diese skizzierte Vorgehensweise ist für alle Klassen durchzuführen, wobei für jeweiligen »Randklassen« nur eine Wahrscheinlichkeit zu ermitteln ist, um durch Multiplikation dieser mit der Gesamthäufigkeit die theoretische Besetzung der Klasse zu errechnen.

5 Stichprobenerhebung

Mit der Entscheidung, eine zuvor definierte Problemstellung mittels empirischer Daten zu untersuchen, stellt sich die Frage nach der Stichprobe und deren Umfang. Hierbei ist die Repräsentativität der Stichprobe für die zu untersuchende Grundgesamtheit als die oberste Zielsetzung anzusehen. Um die Repräsentativität einer Stichprobe überhaupt bewerten zu können, ist es allerdings notwendig, die zugehörige Grundgesamtheit exakt zu definieren. So bilden zum Beispiel alle innerhalb eines Jahres gefahrenen Patienten in einem Rettungsdienstbereich die Grundgesamtheit für eine Befragung von transportierten Patienten und deren Zufriedenheit mit der erbrachten rettungsdienstlichen Leistung. Sind allerdings in einem Rettungsdienstbereich z.B. die Hilfsorganisationen Deutsches Rotes Kreuz (DRK) und Malteser Hilfsdienst (MHD) am Rettungsdienst beteiligt, so bilden aus Sicht des MHD all die Patienten die Grundgesamtheit, die vom MHD transportiert worden sind, wenn es darum geht, die Leistungen des eigenen Personals bei den transportierten Patienten zu ermitteln. Die Ergebnisse einer Befragung von Patienten, die durch den MHD transportiert worden sind, lassen sich folglich nicht automatisch auch auf das DRK übertragen. Ist dagegen eine Aussage über die Zufriedenheit der Patienten unabhängig von der Hilfsorganisation, durch die sie transportiert worden sind, beabsichtigt, so ist bei der Stichprobenerhebung die jeweilige Beteiligung der Hilfsorganisationen am Rettungsdienst zu berücksichtigen. Dieses Beispiel verdeutlicht, wie wichtig es ist, im Vorfeld einer Untersu-

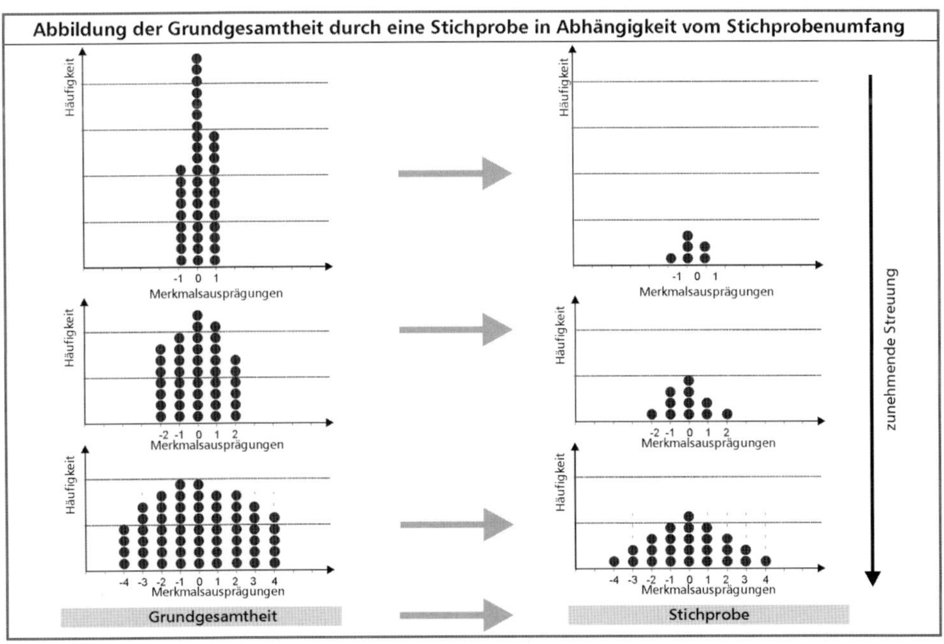

Abb. 5.1

chung eindeutig die Grundgesamtheit zu definieren, um damit die Repräsentativität der Erhebungsdaten zu gewährleisten.

Die Repräsentativität einer Stichprobe selbst hängt vom Stichprobenumfang und von der Art der Stichprobenziehung ab. Grundsätzlicher Ausgangspunkt bei der Ermittlung einer repräsentativen Stichprobe ist das Prinzip der Zufallsstichprobe, wonach sich aufgrund des »Gesetzes der großen Zahlen« die Stichprobenparameter mit zunehmendem Stichprobenumfang den Eigenschaften der Grundgesamtheit annähern. Allerdings gibt es keine generelle Aussage über einen hinreichenden Stichprobenumfang. Entscheidend bei der Bestimmung der Stichprobe ist es, im Vorfeld der Festlegung des Untersuchungskonzeptes soviel wie möglich an Vorinformationen über die zu untersuchende Grundgesamtheit zu ermitteln. Dabei ist grundsätzlich, entsprechend ABB. 5.1, von folgenden Zusammenhang auszugehen: je stärker ein Parameter in der Grundgesamtheit streut, desto größer sollte der Stichprobenumfang unabhängig vom Anteil an der Grundgesamtheit sein.

Neben dem Stichprobenumfang ist für die Repräsentativität einer Stichprobe die Art und Weise der Stichprobenerhebung und damit die Auswahl der zu untersuchenden Merkmalsträger von entscheidender Bedeutung. Grundannahme hierbei ist, dass es sich um eine Zufallsstichprobe handelt, d.h. alle in Betracht kommenden Merkmalsträger der Grundgesamtheit haben die gleiche Wahrscheinlichkeit, in die Zufallsstichprobe aufgenommen zu werden.

Bezüglich des Auswahlverfahrens zur Ermittlung von Zufallsstichproben gibt es eine Vielzahl von Methoden, die grundsätzlich zu unterscheiden sind in:

- reine Zufallsstichprobe,
- systematische Stichprobe,
- geschichtete Stichprobe,
- Klumpenstichprobe.

Die reine oder einfache Zufallsstichprobe entspricht praktisch dem Modell der Urnenentnahme. Ein solches Modell lässt sich beispielsweise für eine Belegschaft einer Firma durchführen, in dem einzeln die Namen der Mitglieder der Belegschaft als Grundgesamtheit auf Zettel geschrieben und in einen Behälter (Urne) gelegt werden. Nachdem sämtliche Namen der Mitglieder auf Zettel geschrieben sind und diese sich im Behälter befinden, wird anschließend eine zuvor festgelegte Anzahl von Zetteln zufällig gezogen, die dann die Zufallsstichprobe für die Belegschaft bilden. Eine weitere Möglichkeit, eine Zufallsstichprobe zu erhalten, besteht darin, die Mitglieder einer Belegschaft zum Beispiel anhand von Personallisten durchzunummerieren und mithilfe von Tabellen über Zufallszahlen auszuwählen. Anstelle von tabellierten Zufallszahlen ist ebenso die Auswahl mithilfe von Computern über so genannte Zufallszahlengeneratoren möglich.

Bei der systematischen Stichprobe wird die vorhandene Ordnung einer Grundgesamtheit zur Auswahl einer Stichprobe genutzt. So lässt sich beispielsweise die Anzahl der durch den Rettungsdienst transportierten Patienten eines Rettungsdienstbereiches innerhalb eines Jahres in eine alphabetische Reihenfolge bringen, um anschließend von einem zufällig gewählten Startpunkt jeden 50. Patienten auszuwählen und in die Stichprobe aufzunehmen.

Bei der geschichteten Stichprobe wird eine endliche Grundgesamtheit in so genannte Schichten (Klassen) unterteilt, wenn davon auszugehen ist, dass sich die Mitglieder einer Schicht hinsichtlich des zu untersuchenden Merkmals ähnlich verhalten, während das Verhalten zwischen den Schichten voneinander abweicht. Mit der Definition von Schichten für eine endliche Grundgesamtheit wird praktisch das Prinzip von einem »parallelen Urnenschema« eingeführt, da aus jeder Schicht eine Zufallsstichprobe entnommen wird. Bei einer sinnvollen Einteilung der Grundgesamtheit in Schichten wird die Streuung oder Variabilität des zu untersuchenden Merkmals in der Grundgesamtheit innerhalb der Schichten klein sein, während die Streuung oder Variabilität zwischen den Schichten groß ist. Durch die Schichtung einer Grundgesamtheit und die anschließende Zufallsauswahl innerhalb der Schichten entsteht ein Informationsgewinn, der auch als Schichtungseffekt bezeichnet wird.

Die Klumpenstichprobe geht davon aus, dass sich die Grundgesamtheit aus Untereinheiten zusammensetzt, die als so genannte Klumpen bezeichnet werden und wiederum eine Anzahl von Elementen/Mitgliedern umfassen. Für die Stichprobe werden dann zufällig solche Klumpen ausgewählt. Es ist sofort ersichtlich, dass, je heterogener die Klumpen untereinander sind, der Stichprobenfehler größer sein wird bzw. umgekehrt, je homogener die Klumpen untereinander sind, desto kleiner ist der Stichprobenfehler. Die Ziehung von Klumpen wird also immer dann sinnvoll sein, wenn die Klumpen untereinander homogen, die einzelnen Klumpen in sich aber sehr heterogen sind. Beispiele für Klumpen sind z.B. die Erfassungsstellen der Leistungsanalyse, bei denen davon ausgegangen wird, dass Leitstellen als Erfassungsstellen innerhalb eines so genannten Regionsgrundtyps sehr homogen, also vergleichbar in ihrem Einsatzfahrtgeschehen sind, während das als Klumpen erfasste Aufkommen an Einsatzfahrten möglichst die ganze Bandbreite des rettungsdienstlichen Leistungsgeschehens abbildet, also heterogen ist.

Zusammenfassend lässt sich grundsätzlich als Leitlinie zur Stichprobenerhebung festhalten, dass

- zuerst die Definition der Grundgesamtheit exakt erfolgt,
- ein möglichst repräsentatives Verfahren zur Ermittlung der Stichprobe bestimmt wird und
- die Repräsentativität einer Stichprobe letztlich von dem Stichprobenumfang und der Stichprobenermittlung abhängt.

Um die Parameter der Grundgesamtheit aus einer Stichprobe zu schätzen, sind mindestens die zwei nachfolgenden Kriterien zu erfüllen:

- die Schätzung sollte erwartungstreu sein und
- die Schätzung sollte effizient sein.

Eine erwartungstreue Schätzung bedeutet, dass mit der Schätzung ein möglichst geringer systematischer Fehler vorliegen sollte, während eine effiziente Schätzung eine möglichst geringe Streuung aufweisen sollte. Die häufigsten Parameter, die aus einer Stichprobe geschätzt werden, betreffen das arithmetische Mittel und die Streuung. Nachfolgend werden die Parameter der Grundgesamtheit mit griechischen Buchstaben, die der Stichprobe mit lateinischen Buchstaben gekennzeichnet. Für die Schätzung des arithmetischen Mittels gilt: Das arithmetische Mittel $\bar{x}$ der Stichprobe ist ein erwartungstreuer und effizienter Schätzer für das arithmetische Mittel μ der Grundgesamtheit. Für die Abschätzung der Streuung wird die Formel (3.17) der Standardabweichung leicht abgewandelt, um einen erwartungstreuen und effizienten Schätzer für die Standardabweichung σ der Grundgesamtheit zu erhalten:

$$s = \sqrt{\frac{\sum_{i=1}^{n}(x_i - \bar{x})^2}{n-1}}$$

mit

s	=	Standardabweichung
$\bar{x}$	=	arithmetisches Mittel
x_i	=	Beobachtungswert
n	=	Anzahl Beobachtungswerte

FORMEL 5.1

In genauer Weise ist auch bei der klassenorientierten Standardabweichung im Nenner (n - 1) zu berücksichtigen, wenn die Daten aus einer Stichprobe stammen. Gleiches gilt für die Berechnung der Varianz bei Stichproben. Weiterhin ist sowohl bei der Berechnung der gewogenen Varianz als auch der gewogenen Standardabweichung aus Stichproben im Nenner die Anzahl der Beobachtungswerte n um die Anzahl der Beobachtungsreihen zu reduzieren.

Der Nenner (n - 1) leitet sich aus dem Begriff Freiheitsgrad ab, wobei sich seine Verwendung bei Stichproben wahrscheinlichkeitstheoretisch begründen lässt. Die Bezeichnung Freiheitsgrad stellt die Anzahl der Beobachtungen abzüglich der Zahl unabhängiger Parameter dar, die zur Bestimmung einer Messzahl, wie z.B. des arithmetischen Mittels, notwendig sind. Zur Verdeutlichung ein kurzes Beispiel anhand der Angaben aus Beispiel 3.11 »Spannbreite«. Das arithmetische Mittel für das Einsatzaufkommen der fünf Rettungswachen beträgt 31.980 Einsätze, und das Einsatzaufkommen von vier dieser fünf Rettungswachen umfasst 45.800 Einsätze, 28.100 Einsätze, 36.600 Einsätze und 24.100 Einsätze. Das Aufkommen an der fünften Rettungswache muss folglich bei dem vorgegebenen arithmetischen Mittel 25.300 Einsätze betragen. Die Anzahl der frei wählbaren Werte ist also gleich der Zahl der Freiheitsgrade.

Eine Einführung in die Problematik der Stichprobentheorie findet sich in leicht verständlicher Form bei Buttler, Fickel (2002), Billeter (1970) und Kreienbrock (1993), die in mathematisch strengerer Form durch Stenger (1986) ergänzt wird. Bei Bock (1998) finden sich darüber hinaus dezidierte Ausführungen zur Problematik des Stichprobenumfangs für unterschiedliche Testanordnungen. Eine Diskussion über die Probleme mit dem Begriff der Repräsentativität ist bei Quatember (1996) nachzulesen.

6 Statistische Testverfahren

Während die zuerst vorgestellten nichtparametrischen Testverfahren weder ein metrisches Skalenniveau noch eine bestimmte Häufigkeitsverteilung der Daten voraussetzen, verlangen parametrische Testverfahren, dass die zu untersuchenden Daten ein metrisches Skalenniveau besitzen und normalverteilt sind. Handelt es sich bei den zu testenden Daten um nichtmetrische Daten, also um Nominal- oder Ordinaldaten, kommen grundsätzlich nur verteilungsfreie Testverfahren in Frage. Mit wenigen Ausnahmen gilt dies auch für kleine Stichproben mit Variablen, die ein metrisches Skalenniveau aufweisen, da parametrische Testverfahren nur angewendet werden können, wenn die Populationsparameter genau bekannt sind, was meistens einen größeren Stichprobenumfang voraussetzt. In der Frage, ob ein parametrischer oder nichtparametrischer Test verwendet werden soll, wenn die entsprechenden Voraussetzungen erfüllt sind, gilt der Grundsatz, parametrische Testverfahren zu bevorzugen, da sie »mächtiger« sind.

6.1 Nichtparametrische Testverfahren

Mit den nachfolgend aufgeführten verteilungsfreien, nichtparametrischen Testverfahren ist es u.a. möglich, einerseits eine Stichprobe mit einer vorgegebenen theoretischen Verteilung zu prüfen (Kapitel 6.1.1) oder andererseits unterschiedliche Stichproben untereinander zu vergleichen (Kapitel 6.1.2). Mit der kurzen Einführung in die so genannte Sequenzanalyse wird daneben ein bisher nicht nur im Rettungsdienst wenig beachtetes statistisches Analysekonzept vorgestellt, mit dem bereits im Prozess der Datenerhebung und damit sehr zeitnah Testentscheidungen zu treffen sind (Kapitel 6.1.3).

Zur Fachliteratur aus dem Bereich der nichtparametrischen Testverfahren ist vor allem die umfangreiche Darstellung von Bortz, Lienert, Boehnke (1990) ebenso zu empfehlen wie die Kurzfassung von Bortz, Lienert (1998). Eine Einführung in die nichtparametrischen Tests gibt auch Siegel (1976) leicht verständlich anhand zahlreich nachzurechnender Beispiele. Eine allgemeine Einführung in die Sequenzialstatistik findet sich neben der bereits aufgeführten Literatur von Bortz, Lienert, Boehnke (1990) auch bei Weber (1961) und vor allem in leicht verständlicher Form über das Grundprinzip der Sequenzialstatistik bei Diepgen (1987). Bauer, Scheiber, Wohlzogen (1986) geben darüber hinaus eine ausführliche Darstellung unterschiedlicher sequenzieller Testverfahren.

6.1.1 Häufigkeitsvergleich zwischen empirischer und theoretischer Verteilung

Wenn Beobachtungsdaten für mindestens zwei sich gegenseitig ausschließende Kategorien vorliegen, ist ein Vergleich zwischen einer empirischen Verteilung mit einer theoretischen Verteilung auf der Basis von absoluten Häufigkeiten mithilfe des Chi-Quadrat-Anpassungstests möglich. Der Chi-Quadrat-Anpassungstest prüft, ob die absolute Häufigkeitsverteilung zwischen Kategorien einer Stichprobe mit einer erwarteten theoretischen Verteilung »übereinstimmt«, d.h., ob die Abweichungen zufällig oder nicht zufälliger Natur sind.

Beispiele für theoretische Verteilungen sind u.a.:

- Gleichverteilung,
- Poisson-Verteilung oder
- Normalverteilung.

Wird bei einer Stichprobe der Häufigkeitsanteil einer Merkmalsausprägung mit π bezeichnet, so lauten die zu testenden Hypothesen beim Chi-Quadrat-Anpassungstest wie folgt:

$H_0 : \pi_{emp} = \pi_{theo}$ $\qquad$ $H_A : \pi_{emp} \neq \pi_{theo}$

Das Testen von Hypothesen mithilfe des Chi-Quadrat-Anpassungstests erfolgt mit Ausnahme beim Freiheitsgrad (FG) gleich 1 ungerichtet; das bedeutet, dass bei Freiheitsgraden größer 1 immer ein zweiseitiger Test vorliegt. Die allgemeine Berechnungsformel für den Chi-Quadrat-Anpassungstest lautet:

$$\chi^2_{emp} = \sum_{j=1}^{k} \frac{(b_j - e_j)^2}{e_j}$$

mit

k = Gesamtzahl der Kategorien

b_j = beobachtete Häufigkeit in der Kategorie j

e_j = erwartete Häufigkeit in der Kategorie j

FORMEL 6.1

Um die stetige χ^2-Verteilung als Prüfverteilung mit der beobachteten diskreten Häufigkeitsverteilung in Übereinstimmung zu bringen, wird manchmal folgende Kontinuitätskorrektur empfohlen, die dazu führt, dass der berechnete χ^2-Wert sich verkleinert und damit eher die Annahme von H_0 als H_A begünstigt. Eine solche Entscheidungsstrategie wird als konservativ bezeichnet. Die zugehörige Berechnungsformel für den χ^2-Wert mit der Kontinuitätskorrektur lautet:

$$\chi^2_{emp} = \sum_{i=1}^{2} \frac{\left(|b_i - e_i| - 0{,}5\right)^2}{e_i}$$

FORMEL 6.2

Die Entscheidung, den χ^2_{emp}-Wert mit oder ohne Kontinuitätskorrektur zu berechnen, hängt folglich von der Prüfstrategie ab, H_0 beizubehalten oder zu verwerfen.

Getestet wird beim Chi-Quadrat-Anpassungstest, indem der nach (6.1) berechnete χ^2_{emp}-Wert mit einem für ein gewähltes Signifikanzniveau zu ermittelnden kritischen χ^2_{krit}-Wert verglichen wird, wobei die Alternativhypothese (H_A) anzunehmen ist, wenn χ^2_{emp} größer als χ^2_{krit} ist. Die zugehörige Zahl der Freiheitsgrade (FG) ist beim vorliegenden Chi-Quadrat-Test gegeben durch FG = (k - 1). Die χ^2_{krit}-Werte sind in TAB. A.2 im Anhang abgebildet.

Der einfachste Fall beim Vergleich einer Stichprobe mit einer theoretischen Verteilung mithilfe des Chi-Quadrat-Anpassungstests geht von zwei Kategorien (k = 2) aus, so dass sich das Datenmaterial in einer so genannten 2 x 2-Kontingenztafel gemäß TAB. 6.1 anhand von vier Klassen abbilden lässt.

	Kategorie 1	Kategorie 2	**Zeilensumme**
Theoretische Verteilung (erwartet)	a	b	**a+b**
Empirische Verteilung (beobachtet)	c	d	**c+d**
Spaltensumme	**a+c**	**b+d**	**n**

TAB. 6.1 ▶ 2 x -Kontingenztafel

Die Kontingenztafel beim Chi-Quadrat-Anpassungstest vergrößert sich bei Variablen mit mehr als zwei sich gegenseitig ausschließenden Kategorien entsprechend der Anzahl an Kategorien um die zugehörige Anzahl an Spalten.

Neben der Unabhängigkeit der Kategorien setzt der Chi-Quadrat-Anpassungstest beim Stichprobenumfang voraus, dass keine der besetzten Häufigkeiten kleiner als 1 ist und nicht mehr als eine von fünf Häufigkeiten unter 5 liegt. Bei einer 2 x 2-Kontingenztafel sollte keine der Häufigkeiten kleiner als 5 sein. Für größere Kontingenztafeln mit mehr als zwei sich gegenseitig ausschließenden Kategorien bedeutet das, dass ggf. einzelne Klassen, die zu gering besetzt sind, mit benachbarten Klassen zusammenzufassen sind. Mit der Zusammenfassung von Klassen aufgrund zu geringer Fallzahlen gehen selbstverständlich Informationen verloren, was manchmal ein nicht zu unterschätzender Nachteil des Chi-Quadrat-Anpassungstest sein kann. Ein Ausweg aus einer solchen Testsituation kann dann der nachfolgend vorgestellte KSA-Test sein.

Beispiel 6.1 ▶ Chi-Quadrat-Anpassungstest

PROBLEMSTELLUNG. Im Rahmen der Entwicklung eines Konzeptes zur Befragung von Patienten im Rettungsdienstes wurde durch Vorstudien zur eigentlichen Datenerhebung in einem ausgewählten Rettungsdienstbereich der Anteil von Frauen und Männern ermittelt, die durch den Rettungsdienst notfallmedizinisch versorgt worden sind. Nach diesen Vorstudien liegt der Anteil notfallmedizinisch versorgter Frauen in dem betrachteten Rettungsdienstbereich bei 44%, der der Männer bei 56%. Die eigentliche schriftliche Befragung per Postversand hat dann als Rücklauf ergeben, dass 52 Frauen und 82 Männer den Fragebogen ausgefüllt und zurückgeschickt haben. Für die Stichprobe von 134 Rückantworten ergibt sich somit die in TAB. 6.2 dargestellte 2 x 2-Kontingenztafel. Eine statistische Untersuchung soll nun feststellen, ob die Proportion von Männer und Frauen in der Stichprobe mit der für den Rettungsdienstbereich festgestellten Geschlechtsverteilung der Patienten signifikant voneinander abweicht.

ÜBERPRÜFUNG DER TESTVORAUSSETZUNGEN. Das Zahlenmaterial der Stichprobe liegt in Form einer Variablen mit dichotomem Merkmalsprägungen vor. Die Häufigkeitsverteilung der besetzten Klassen zeigt, dass keine Klasse eine Besetzung unter fünf Fällen aufweist. Die Voraussetzungen für den Chi-Quadrat-Anpassungstest sind damit erfüllt.

FORMULIERUNG DER HYPOTHESEN UND FESTLEGUNG DES SIGNIFIKANZNIVEAUS. Die zu testende Nullhypothese (H_0) besagt im vorliegenden Fall, dass die Abweichungen bei der Geschlechtsverteilung der Patienten zwischen der Stichprobe (empirische Verteilung) und der durch Vorstudien festgestellten Geschlechterproportion (theoretische Verteilung) zufällig sind, während die Alternativhypothese (H_A) eine nicht zufällige Abweichung postuliert. In Kurzform lauten die Hypothesen:

$$H_0: \text{Geschlechtsproportion}_{emp} = \text{Geschlechtsproportion}_{theo}$$

$$H_A: \text{Geschlechtsproportion}_{emp} \neq \text{Geschlechtsproportion}_{theo}$$

Als Signifikanzniveau für den vorliegenden Chi-Quadrat-Anpassungstest wird bei ungerichteter Fragestellung und damit bei zweiseitigem Test 5% gewählt.

TESTSTATISTIK. Nach (6.1) ergibt sich folgender χ^2_{emp}:

$$\chi^2_{emp} = \frac{(82-75)^2}{75} + \frac{(52-59)^2}{59} = 1{,}48$$

Bei zwei Kategorien (k = 2) ergibt sich über (k - 1) ein Freiheitsgrad (FG = 1), so dass anhand von TAB. A.2 im Anhang als χ^2_{krit}-Wert 3,84 abzulesen ist. Damit ist der χ^2_{emp}-Wert kleiner als der χ^2_{krit}-Wert, weshalb die Nullhypothese (H_0) auf einem Signifikanzniveau von 5% nicht abzulehnen ist.

	Männer	Frauen	**Zeilensumme**
Erwartete Verteilung	75	59	**134**
Beobachtete Verteilung	82	52	**134**
Spaltensumme	**157**	**111**	**268**

TAB. 6.2 ▶ 2 x 2-Kontingenztafel zur Geschlechterproportion von Notfallpatienten in einem Rettungsdienstbereich

SCHLUSSFOLGERUNGEN. Mit dem vorliegenden Chi-Quadrat-Anpassungstest sollte eine durch Vorstudien festgestellte Häufigkeitsverteilung der Geschlechtsproportion von Notfallpatienten (erwartete Verteilung) mit den Ergebnissen einer Stichprobenerhebung (beobachtete Verteilung) auf zufällige oder nicht zufällige Abweichung untersucht werden. Die Voraussetzungen für den Chi-Quadrat-Anpassungstest wurden mit dem vorliegenden Datenmaterial erfüllt. Die durchgeführte Teststatistik ergibt, dass der χ^2_{emp}-Wert kleiner als der χ^2_{krit}-Wert ist, weshalb die formulierte Alternativhypothese (H_A) nicht anzunehmen ist. Daraus folgt, dass die festgestellte Abweichung der Geschlechtsproportion zwischen den Ergebnissen aus den Vorstudien mit den Ergebnissen der Stichprobe auf einem Signifikanzniveau von 5% als nicht signifikant einzustufen ist.

Neben dem Chi-Quadrat-Anpassungstest ist es auch mithilfe des so genannten Kolmogorov-Smirnov-Anpassungstest oder kurz KSA-Test möglich, eine empirische Verteilung mit einer theoretischen Verteilung auf zufällige Abweichungen entsprechend den Hypothesen

$$H_0: \pi_{emp} = \pi_{theo} \qquad H_A: \pi_{emp} \neq \pi_{theo}$$

zu prüfen. Der KSA-Test geht zwar grundsätzlich von stetigen Variablen aus, ist aber auch bei diskreten Variablen unter dem Hinweis zu benutzen, dass der Test dann konservativ prüft. Die entsprechenden Ausführungen bzw. Beweise hierzu sind bereits u.a. bei Goodman (1954) oder Noether (1963) nachzulesen. Die Daten müssen dabei mindestens in der Ordinalskala, also als Rangdaten vorliegen, oder bei einer höherwertigen Skala in eine solche zurücktransformiert werden. Grundlage der Teststatistik beim KSA-Test ist die kumulierte relative Häufigkeitsverteilung (relative Summenkurve) sowohl der empirischen als auch theoretischen Verteilung. Als empirische Prüfgröße ist beim KSA-Test die maximale Differenz D zwischen beiden Summen-Verteilungen wie folgt zu bestimmen:

$$D_{emp} = \max\left|S(x_i) - F(x_i)\right|$$

mit

$S(x_i)$ = kumulierte empirische relative Verteilungsfunktion

$F(x_i)$ = kumulierte theoretische relative Verteilungsfunktion

FORMEL 6.3

Der KSA-Test ist sowohl bei ein- als auch zweiseitigen Fragestellungen anwendbar. Die zugehörigen theoretischen Prüfgrößen sind in der nachfolgenden TAB. 6.3 als Näherungsformeln für Stichproben größer 40 angegeben. Die exakten Werte sind aus Tabellen z.B. bei Sachs oder Bortz, Lienert, Boehnke zu entnehmen. Die Nullhypothese (H_0) ist beim KSA-Test abzulehnen, wenn die empirisch festgestellte Differenz D größer als die theoretische Prüfgröße ist.

	Signifikanzniveau			
Einseitig	**10 %**	**5 %**	**2,5 %**	**0,5 %**
Zweiseitig	**20 %**	**10 %**	**5 %**	**1 %**
	$\frac{1{,}07}{\sqrt{n}}$	$\frac{1{,}22}{\sqrt{n}}$	$\frac{1{,}36}{\sqrt{n}}$	$\frac{1{,}63}{\sqrt{n}}$

TAB. 6.3 ▶ Kritische Werte für den KSA-Test als Nährungswerte bei Stichproben größer 40 (n > 40)

Eine Abwägung der Vor- und Nachteile zwischen Chi-Quadrat-Anpassungstest und KSA-Test erfolgt im Anschluss an die Besprechung der Testverfahren für zwei unabhängige Stichproben mithilfe des Chi-Quadrat-Homogenitätstests bzw. des Kolmogorov-Smirnov-Homogenitätstests (KSH-Test) in Kapitel 6.1.2.

Beispiel 6.2 ▶ Kolmogorov-Smirnov-Anpassungstest (KSA-Test)

PROBLEMSTELLUNG. Bei der Ermittlung der Fahrzeugvorhaltung für die Notfallrettung wird grundsätzlich vorausgesetzt, dass die Anzahl von Minuten, in denen sich kein Fahrzeug, ein Fahrzeug, zeitgleich zwei Fahrzeuge, zeitgleich drei Fahrzeuge usw. im Einsatz befinden, einer Poisson-Verteilung entspricht. Mithilfe des KSA-Test lässt sich diese Annahme anhand realer Einsatzfahrtdaten teststatistisch prüfen. Hierzu wurden für den Versorgungsbereich einer Rettungswache die zeitgleichen Notfallfahrten (in Minuten) eines Jahres für das Zeitintervall von Montag bis Freitag in der Zeit zwischen 07.00 Uhr und 15.00 Uhr ausgewertet und auf einen Werktag normiert. Danach entfallen von 480 Minuten (= 07.00 Uhr bis 15.00 Uhr = 8 x 60 Minuten) insgesamt 340 Minuten auf die Situation, dass sich kein Notfallrettungsmittel im Einsatz befand. Die Situation, dass ausschließlich ein Notfallrettungsmittel im Einsatz war, ergab sich in 114 Minuten. Zeitgleich waren zwei Notfallrettungsmittel 21 Minuten im Einsatz bzw. zeitgleich drei Rettungsmittel 5 Minuten. In der Summe ergeben sich damit wieder 480 Minuten (0 Rettungsmittel = 340 Minuten + 1 Rettungsmittel = 114 Minuten + 2 Rettungsmittel = 21 Minuten + 3 Rettungsmittel = 5 Minuten).

Um den KSA-Test durchführen zu können, wird neben der empirischen Verteilung die zugehörige theoretische Verteilung benötigt, die im vorliegenden Fall eine Poisson-Verteilung ist. Grundlage zur Berechnung der Poisson-Verteilung ist der Parameter λ. Dieser beträgt im vorliegenden Fall 0,35625 (= (0 · 340) + (1 · 114) + (2 · 21) + (3 · 5) = 171 dividiert durch 480). Nach der Poisson-Verteilung ergibt sich bei einem λ = 0,35625 für die Situation 0 Notfallrettungsmittel (= p(0)) gemäß der Rekursionsformel (4.3) eine Wahrscheinlichkeit von 70,0%:

$$p(0) = \frac{0{,}35625^0 \cdot e^{-0{,}35625}}{0!} = e^{-0{,}35625} = 0{,}700$$

Weiterhin errechnet sich nach der Rekursionsformel (4.4) für ein Notfallrettungsmittel (= p(1)) die zugehörige Wahrscheinlichkeit zu:

$$p(1) = \frac{0{,}35625}{1} \cdot 0{,}7 = 0{,}249$$

Alle weiteren Berechnungsergebnisse für zeitgleich zwei, drei sowie vier und mehr Notfallrettungsmittel enthält die TAB. 6.4. Durch Multiplikation der relativen Häufigkeit mit der Gesamtzahl der Minuten von 480 Minuten errechnet sich der jeweilige Zeitanteil für zeitgleiche Notfallfahrten. So ergibt sich z.B. für ein Notfallrettungsmittel bei einer Eintrittswahrscheinlichkeit von 24,9% als Zeitanteil 120 Minuten (0,249 · 480). Der nachfolgende KSA-Test soll nun prüfen, ob die für die Prüfung festgestellte größte Differenz der kumulierten relativen Häufigkeiten zwischen theoretischer und empirischer Verteilung in Höhe von 0,008 (nach TAB. 6.4) noch mit dem Zufall vereinbar ist.

ÜBERPRÜFUNG DER TESTVORAUSSETZUNGEN. Das Zahlenmaterial liegt in Form von diskreten Variablen vor, womit der KSA-Test eher konservativ, also zugunsten von H_0 testet. Die Variablen sind in kumulierte relative Summenhäufigkeiten umgerechnet worden, womit die Testvoraussetzungen für den KSA-Test erfüllt sind.

FORMULIERUNG DER HYPOTHESEN UND FESTLEGUNG DES SIGNIFIKANZNIVEAUS. Die Nullhypothese (H_0) postuliert, dass die Abweichung zwischen der empirischen und theoretischen Verteilung zeitgleich besetzter Rettungsmittel zufälliger Natur ist, während die Alternativhypothese (H_A) eine nicht zufällige Abweichung unterstellt. In Kurzform lauten somit die Hypothesen:

H_0: Anzahl zeitgleicher Rettungsmittel $_{emp}$ = Anzahl zeitgleicher Rettungsmittel $_{theo}$

H_A: Anzahl zeitgleicher Rettungsmittel $_{emp}$ ≠ Anzahl zeitgleicher Rettungsmittel $_{theo}$

Als Signifikanzniveau für den KSA-Test wird bei zweiseitiger Fragestellung 5% gewählt.

TESTSTATISTIK. Als statistische Prüfgröße für den KSA-Test errechnet sich bei einer Stichprobe von n = 480 und einem Signifikanzniveau von 5% als Näherungswert nach TAB. 6.3 folgender Wert:

$$D_{krit} = \frac{1,36}{\sqrt{480}} = 0,06207$$

Damit ist die kritische Prüfgröße D_{krit} von 0,06207 größer als der empirische Wert von D_{emp} mit 0,008 als größte Differenz zwischen beiden kumulierten Verteilungen, so dass die Nullhypothese (H_0) beizubehalten ist.

SCHLUSSFOLGERUNGEN. Mithilfe des KSA-Tests sollte geprüft werden, ob die Anzahl zeitgleich im Einsatz befindlicher Rettungsmittel (gemessen in Minuten) von einer theoretischen Poisson-Verteilung abweicht. Hierzu wurden die empirischen Ergebnisse benutzt, um die zugehörige theoretische Poisson-Verteilung zu ermitteln. Sowohl die Ergebnisse der empirischen Verteilung als auch der theoretischen Verteilung sind in die relative Summenhäufigkeits-Verteilung umgerechnet worden, um auf diese Weise die maximale Differenz zwischen beiden Verteilungen ermitteln zu können. Das Testergebnis führt unter Berücksichtigung einer eher konservativen Testentscheidung aufgrund diskreter Verteilungen zur Nicht-Ablehnung der Nullhypothese (H_0). Die festgestellten Unterschiede zwischen empirischer und theoretischer Verteilung sind auf dem gewählten Signifikanzniveau damit als nicht signifikant einzustufen.

Anzahl Fahrzeuge	Beobachtete Einsatzminuten	Wahrscheinlichkeit nach dem Poissonmodell (W)	Erwartete Einsatzminuten (W x 480)	Kumulierte beobachtete relative Häufigkeit	Kumulierte erwartete relative Häufigkeit	Differenz zwischen beobachteter und erwarteter relativer Häufigkeit
0	340	70,0%	336	70,8 %	70,0 %	0,8 %
1	114	24,9%	120	94,6 %	94,9 %	0,3 %
2	21	4,4%	21	99,0 %	99,3 %	0,3 %
3	5	0,3%	1	100,0 %	99,6 %	0,4 %
≤ 4	0	0,4%	2	100,0 %	100,0 %	0,0 %
	480	100,0%	480	-	-	-
Im Poissonmodell ist λ = 0,35625.						

TAB. 6.4 ▶ Beobachtete und erwartete Häufigkeiten von zeitgleichen Notfallarten in einem Rettungswachenversorgungsbereich gemessen in (ganzzahligen) Minuten

6.1.2 Häufigkeitsvergleich zwischen empirischen Verteilungen

Mit dem Chi-Quadrat-Homogenitätstest ist es möglich, die absolute Häufigkeit von sich gegenseitig ausschließenden Merkmalen aus zwei oder mehreren unabhängigen Stichproben miteinander daraufhin zu untersuchen, ob die Abweichungen nicht zufälliger Art sind. Werden bei den zu vergleichenden Stichproben die Häufigkeitsanteile von Merkmalsausprägungen mit π bezeichnet, so lauten die zu testenden Hypothesen bei zwei Stichproben:

$$H_0 : \pi_1 = \pi_2 \qquad H_A : \pi_1 \neq \pi_2$$

Die allgemeine Berechnungsformel des Chi-Quadrat-Homogenitätstests für den Vergleich von zwei oder mehreren unabhängigen Stichproben lautet:

$$\chi^2_{emp} = \sum_{i=1}^{l} \sum_{j=1}^{k} \frac{(b_{ij} - e_{ij})^2}{e_{ij}}$$

mit

l = Gesamtzahl der Stichproben
k = Gesamtzahl der Kategorien
b_{ij} = beobachtete Häufigkeit der Stichprobe i in der Kategorie j
e_{ij} = erwartete Häufigkeit der Stichprobe i in der Kategorie j

Formel 6.4

Bei Stichprobenumfängen zwischen 20 < n ffi 60 wird für die Berechnung des χ^2_{emp}-Wertes manchmal eine Kontinuitätskorrektur über die folgende Formel empfohlen:

$$\chi^2_{emp} = \frac{n \cdot \left(|a \cdot d - b \cdot c| - \frac{n}{2} \right)^2}{(a+b) \cdot (c+d) \cdot (a+c) \cdot (b+d)}$$

Formel 6.5

Die Entscheidung, die Kontinuitätskorrektur zu berücksichtigen hängt wiederum davon ab, welche Prüfstrategie verfolgt wird. Ist eher eine konservative Entscheidungsstrategie die Zielsetzung, so ist die Berücksichtigung der Kontinuitätskorrektur zu empfehlen.

Der einfachste Fall beim Vergleich von unabhängigen Stichproben mithilfe des Chi-Quadrat-Homogenitätstests geht von zwei Stichproben (l = 2) mit zwei Kategorien (k = 2) aus, so dass sich das Datenmaterial entsprechend Tab. 6.5 wiederum in einer 2 x 2-Kontingenztafel abbilden lässt.

	Kategorie 1	Kategorie 2	**Zeilensumme**
Stichprobe 1	a	b	**a+b**
Stichprobe 2	c	d	**c+d**
Spaltensumme	**a+c**	**b+d**	**n**

Tab. 6.5 ▶ 2 x 2-Kontingenztafel

Die 2 x 2-Kontingenztafel vergrößert sich entsprechend der höheren Anzahl an Stichproben um Zeilen bzw. entsprechend der höheren Anzahl an Kategorien um Spalten. Die erwartete Häufigkeit für die Kategorie einer Stichprobe errechnet sich, indem die Gesamtzahl der Beobachtungen einer Stichprobe mit der Gesamtzahl der Beobachtungen einer Kategorie über alle Stichproben multipliziert und durch die Gesamtzahl der Beobachtungen aus allen Stichproben dividiert wird. Im Falle einer 2 x 2-Kontingenztafel bedeutet dies, dass sich z.B. der Erwartungswert für a in Tab. 6.5 errechnet über:

$$e_a = \frac{\text{Zeilensumme}\,(a+b) \cdot \text{Spaltensumme}\,(a+c)}{\text{Gesamtsumme}\ n}$$

Formel 6.6

Allgemein lautet die Formel für den Erwartungswert beliebiger Kontingenztafel wie folgt:

$$e_{ij} = \frac{\text{Zeilensumme}_i \cdot \text{Spaltensumme}_j}{\text{Gesamtsumme n}}$$

FORMEL 6.7

Getestet wird beim Chi-Quadrat-Homogenitätstest für unabhängige Stichproben, indem der nach (6.4) berechnete χ^2_{emp}-Wert mit dem kritischen χ^2_{krit}-Wert verglichen wird, wobei die Alternativhypothese (H_A) anzunehmen ist, wenn χ^2_{emp} größer als χ^2_{krit} ist. Die zugehörige Zahl der Freiheitsgrade ist beim Chi-Quadrat-Homogenitätstest für unabhängige Stichproben gegeben durch FG = (l - 1) · (k - 1).

Vom Stichprobenumfang setzt der Chi-Quadrat-Homogenitätstest für unabhängige Stichproben voraus, dass keine der erwarteten Häufigkeiten kleiner als eins ist, und nicht mehr als eine von fünf Erwartungswerten eine Häufigkeit von unter fünf besitzt. Daraus leitet sich wiederum ab, dass ggf. einzelne Klassen, die eine zu geringe Besetzung aufweisen, mit benachbarten Klassen zusammenzufassen sind. Mit der Zusammenfassung von Klassen aufgrund zu geringer Fallzahlen gehen – wie bereits beim Chi-Quadrat-Anpassungstest aufgeführt – Informationen verloren, was sich in konkreten Testsituationen als ein nicht zu unterschätzender Nachteil herausstellen kann. Auch hier kann der nachfolgend vorgestellte Kolmogorov-Smirnov-Homogenitätstest (KSH-Test) für zwei unabhängige Stichproben eine sinnvolle Alternative darstellen.

Beispiel 6.3 ▶ Chi-Quadrat-Homogenitätstest

PROBLEMSTELLUNG. Bei einer Patientenbefragung haben von 133 Patienten, die im Rahmen eines Krankentransportes befördert worden sind, insgesamt 102 Patienten angegeben, dass sie den Fahrstil des Fahrers als angenehm empfunden haben. 31 Patienten dagegen stuften den Fahrstil des Fahrers als unangenehm ein. Die gleiche Frage ergab bei 137 Patienten, die als Notfall transportiert worden sind, dass 119 Patienten aus ihrer Erinnerung heraus den Fahrstil als angenehm und 18 Patienten als unangenehm bewerteten. Die beobachteten und erwarteten Häufigkeiten gibt die nachfolgende TAB. 6.6 als 2 x 2-Kontingenztafel wieder, wobei die erwarteten Häufigkeiten nach der Formel (6.7) zu berechnen sind. So ergibt sich beispielhaft als erwartete Häufigkeit für Patienten des Krankentransportes, die den Fahrstil als angenehm bewerten, ein Wert von 109 über 221 multipliziert mit 133 und dividiert durch 270. Mit dem vorliegenden Test soll überprüft werden, ob die Abweichungen in der Beurteilung des Fahrstils zwischen beiden Stichproben nicht zufällig voneinander abweichen.

ÜBERPRÜFUNG DER TESTVORAUSSETZUNGEN. Die Daten für die beiden Stichproben liegen als dichotome Variablen vor. Weiterhin besitzt jede der vier Klassen bei den Erwartungswerten eine Besetzung mit mehr als fünf Fällen, so dass die Voraussetzungen für den Chi-Quadrat-Homogenitätstest als erfüllt anzusehen sind.

FORMULIERUNG DER HYPOTHESEN UND FESTLEGUNG DES SIGNIFIKANZNIVEAUS. Mithilfe des Chi-Quadrat-Homogenitätstest soll geprüft werden, ob die Abweichungen bei der Bewertung des Fahrstils zwischen den Stichproben von Patienten im Rahmen des Krankentransportes und der Notfallrettung systematisch voneinander abweichen. In Kurzform lauten die Hypothesen:

$$H_0: \text{Antwortproportion}_{\text{Krankentransport}} = \text{Antwortproportion}_{\text{Notfallrettung}}$$

$$H_A: \text{Antwortproportion}_{\text{Krankentransport}} \neq \text{Antwortproportion}_{\text{Notfallrettung}}$$

Als Signifikanzniveau wird bei zweiseitiger Fragestellung 5% gewählt.

TESTSTATISTIK. Nach (6.4) ergibt sich folgender χ^2_{emp}:

$$\chi^2_{\text{emp}} = \frac{(102-109)^2}{109} + \frac{(31-24)^2}{24} + \frac{(119-112)^2}{112} + \frac{(18-25)^2}{25} = 4{,}89$$

Mit k = 2 und l = 2 ist über $(l-1)\cdot(k-1)$ für einen Freiheitsgrad (FG = 1) nach TAB. A.2 im Anhang ein Wert für χ^2_{krit} von 3,84 abzulesen. Damit ist der χ^2_{emp}-Wert größer als der χ^2_{krit}-Wert, so dass die Nullhypothese (H_0) zugunsten der Alternativhypothese (H_A) auf einem Signifikanzniveau von 5% zu verwerfen ist.

SCHLUSSFOLGERUNGEN. Mithilfe des Chi-Quadrat-Homogenitätstests ist die Beurteilung des Fahrstils durch Patienten des Krankentransportes und der Notfallrettung untersucht worden. Die Testvoraussetzungen sind mit dem vorliegenden Zahlenmaterial erfüllt und als Signifikanzniveau wurde 5% festgelegt. Das Testergebnis zeigt, dass auf dem gewählten Signifikanzniveau die Alternativhypothese (H_A) anzunehmen ist, womit die festgestellten Unterschiede in der Beurteilung des Fahrstils zwischen Patienten des Krankentransportes und der Notfallrettung nicht mehr mit dem Zufall vereinbar sind.

	Beurteilung des Fahrstils als ...		**Zeilensumme**
	angenehm	unangenehm	
Patienten KT	102 (109)	31 (24)	**133**
Patienten NF	119 (112)	18 (25)	**137**
Spaltensumme	**221**	**49**	**270**

( ) = Erwartungswert
KT = Krankentransport
NF = Notfallrettung

TAB. 6.6 ▶ 2 x 2-Kontingenztafel zur Bewertung des Fahrstils zwischen Patienten der Notfallrettung und des Krankentransports

Neben dem Chi-Quadrat-Homogenitätstest ist es auch mithilfe des so genannten Kolmogorov-Smirnov-Homogenitätstests oder kurz KSH-Tests möglich, zwei empirische Verteilungen auf signifikante Abweichungen zu prüfen. Die Voraussetzungen beim KSH-Test sind die gleichen wie beim KSA-Test, wobei die zu testenden Hypothesen wie beim Chi-Quadrat-Homogenitätstest für zwei Stichproben lauten:

$$H_0: \pi_1 = \pi_2 \qquad H_A: \pi_1 \neq \pi_2$$

Die Grundlage der Teststatistik beim KSH-Test bilden erneut die kumulierten relativen Häufigkeitsverteilungen (Summenverteilung), allerdings diesmal die der beiden empirischen Verteilungen. Die Prüfgröße beim KSH-Test ist ebenfalls die maximale Differenz D der beiden Summen-Verteilungen und lautet somit:

$$D_{emp} = \max_{+} \left| S(x_i) - S(y_i) \right|$$

mit

$S(x_i)$ und $S(y_i)$ = kumulierte empirische relative Verteilungsfunktionen

FORMEL 6.8

Der KSH-Test ist für ein- und zweiseitige Fragestellungen anwendbar. Die kritische Prüfgröße für gleich große oder unterschiedlich große Stichproben sowie für einseitige oder zweiseitige Fragestellungen ist in der nachfolgenden TAB. 6.7 als Näherungsformel für Stichproben größer 40 angegeben. Die exakten Werte für die Prüfgröße des KSH-Tests sind aus Tabellen z.B. bei Sachs (1997) oder Bortz, Lienert, Boehnke (2000) zu entnehmen. Die Nullhypothese (H_0) ist beim KSH-Test abzulehnen, wenn die empirisch festgestellte Differenz D_{emp} größer als die theoretische Prüfgröße D_{krit} ist.

	Signifikanzniveau			
Einseitig	**10 %**	**5 %**	**2,5 %**	**0,5 %**
Zweiseitig	**20 %**	**10 %**	**5 %**	**1 %**
$n_1 = n_2$	$\frac{1,52}{\sqrt{n}}$	$\frac{1,73}{\sqrt{n}}$	$\frac{1,92}{\sqrt{n}}$	$\frac{2,30}{\sqrt{n}}$
$n_1 \neq n_2$	$1,07 \cdot \sqrt{\frac{n_1 + n_2}{n_1 \cdot n_2}}$	$1,22\sqrt{\frac{n_1 + n_2}{n_1 \cdot n_2}}$	$1,36\sqrt{\frac{n_1 + n_2}{n_1 \cdot n_2}}$	$1,63\sqrt{\frac{n_1 + n_2}{n_1 \cdot n_2}}$

TAB. 6.7 ▶ Kritische Werte für den KSH-Test als Nährungswert bei Stichproben größer 40 (n > 40)

Beispiel 6.4 ▶ Kolmogorov-Smirnov-Homogenitätstest

PROBLEMSTELLUNG. Im vorliegenden Beispiel wird die Eintreffzeit zwischen Notarzteinsatzfahrzeug und Rettungswagen verglichen. Die ermittelten Eintreffzeiten von 246 Einsatzfahrten des Notarzteinsatzfahrzeugs sowie 312 Einsatzfahrten des Rettungswagens werden einzelnen Minutenintervallen zugeordnet. Die entsprechenden Werte sowie die zugehörigen Prozentwerte sind in TAB. 6.8 aufgeführt. Anhand der Daten soll geprüft werden, ob die Eintreffzeit des Notarzteinsatzfahrzeugs sich signifikant von der Eintreffzeit des Rettungswagens unterscheidet.

ÜBERPRÜFUNG DER TESTVORAUSSETZUNGEN. Die dem KSH-Test zugrunde liegenden Daten liegen als diskrete Variablen vor, so dass der Test eher konservativ zugunsten der Nullhypothese (H_0) entscheidet. Beide Variablen wurden in relative Summenhäufigkeiten umgerechnet, womit die Testvoraussetzungen erfüllt sind.

FORMULIERUNG DER HYPOTHESEN UND FESTLEGUNG DES SIGNIFIKANZNIVEAUS. Die Nullhypothese (H_0) lautet, dass sich die Eintreffzeit zwischen Notarzteinsatzfahrzeug und Rettungswagen nicht unterscheidet und die Abweichungen zufälliger Natur sind, während die Alternativhypothese (H_A) postuliert, dass der Unterschied zwischen beiden Eintreffzeiten nicht zufällig ist. In Kurzform lauten die Hypothesen:

$$H_0: \text{Eintreffzeitverteilung}_{\text{Notarzteinsatzfahrzeug}} = \text{Eintreffzeitverteilung}_{\text{Rettungswagen}}$$

$$H_A: \text{Eintreffzeitverteilung}_{\text{Notarzteinsatzfahrzeug}} \neq \text{Eintreffzeitverteilung}_{\text{Rettungswagen}}$$

Als Signifikanzniveau wird bei zweiseitiger Fragestellung 5% gewählt.

TESTSTATISTIK. Als Prüfgröße ergibt sich für den KSH-Test als maximale Differenz zwischen den kumulierten relativen Eintreffzeiten von Notarzteinsatzfahrzeug und Rettungswagen ein Wert für D_{emp} von 0,1944 (= 19,44%). Als kritische Prüfgröße für den KSH-Test errechnet sich nach TAB. 6.7 bei zweiseitiger Fragestellung für unterschiedlich große Stichproben und einem Signifikanzniveau von 5% folgender Näherungswert:

$$D_{krit} = 1{,}36\sqrt{\frac{246+312}{246 \cdot 312}} = 0{,}1159$$

Damit ist D_{emp} größer als die kritische Prüfgröße von D_{krit}, so dass die Nullhypothese (H_0) zugunsten der Alternativhypothese (H_A) auf dem gewählten Signifikanzniveau von 5% zu verwerfen ist.

SCHLUSSFOLGERUNGEN. Das vorliegende Zahlenmaterial stellt die Eintreffzeit von Notarztfahrzeug und Rettungswagen gegenüber. Die Testvoraussetzungen für den KSH-Test sind mit dem vorliegenden Datenmaterial erfüllt, so dass die vorhandenen Abweichungen bei der Eintreffzeit auf Zufälligkeit getestet werden können. Als Signifikanzniveau wurde 5% festgelegt. Das Testergebnis des KSH-Tests ergibt für das gewählte Signifikanzniveau, dass die Eintreffzeiten zwischen Notarzteinsatzfahrzeug und Rettungswagen signifikant voneinander abweichen, folglich also nicht mehr mit dem Zufall vereinbar sind.

Minuten-intervall	Eintreffzeit von ...		Eintreffzeit von ...		Kumulierte Eintreffzeit von ...		Differenz als Absolutbetrag
	Notarztein-satzwagen (absolut)	Rettungs-wagen (absolut)	Notarztein-satzwagen (in %)	Rettungs-wagen (in %)	Notarztein-satzwagen (in %)	Rettungswagen (in %)	
0	1	1	0,41 %	0,32 %	0,41 %	0,32 %	0,09 %
1	2	3	0,81 %	0,96 %	1,22 %	1,28 %	0,06 %
2	3	9	1,22 %	2,88 %	2,44 %	4,16 %	1,72 %
3	8	21	3,25 %	6,73 %	5,69 %	10,89 %	5,20 %
4	14	34	5,69 %	10,90 %	11,38 %	21,79 %	10,41 %
5	20	40	8,13 %	12,84 %	19,51 %	34,63 %	15,12 %
6	23	40	9,35 %	12,82 %	28,86 %	47,45 %	18,59 %
7	24	33	9,76 %	10,58 %	38,62 %	58,03 %	19,41 %
8	**22**	**28**	**8,94 %**	**8,97 %**	**47,56 %**	**67,00 %**	**19,44 %**
9	20	22	8,13 %	7,05 %	55,69 %	74,05 %	18,36 %
10	18	18	7,32 %	5,77 %	63,01 %	79,82 %	16,81 %
11	15	14	6,10 %	4,49 %	69,11 %	84,31 %	15,20 %
12	14	11	5,69 %	3,53 %	74,80 %	87,84 %	13,04 %
13	11	8	4,47 %	2,56 %	79,27 %	90,40 %	11,13 %
14	9	6	3,66 %	1,92 %	82,93 %	92,32 %	9,39 %
15	8	5	3,25 %	1,60 %	86,18 %	93,92 %	7,74 %
16	6	4	2,44 %	1,28 %	88,62 %	95,20 %	6,58 %
17	5	3	2,03 %	0,96 %	90,65 %	96,16 %	5,51 %
18	4	2	1,63 %	0,64 %	92,28 %	96,80 %	4,52 %
19	3	2	1,22 %	0,64 %	93,50 %	97,44 %	3,94 %
20	3	2	1,22 %	0,64 %	94,72 %	98,08 %	3,36 %
> 20	13	6	5,28 %	1,92 %	100,00 %	100,00 %	0,00 %
Summe	246	312	100,00 %	100,00 %	-	-	-

TAB. 6.8 ▶ Eintreffzeit von Notarzteinsatzfahrzeugen (NEF) und Rettungswagen (RTW) in Minuten

Beim Vergleich zwischen dem Chi-Quadrat-Anpassungstest und dem Chi-Quadrat-Homogenitätstest auf der einen Seite mit dem Kolmogorov-Smirnov-Anpassungstest und dem Kolmogorov-Smirnov-Homogenitätstest auf der anderen Seite ist festzuhalten, dass mit beiden Chi-Quadrat-Tests nominalskalierte Merkmale zu untersuchen sind, während die Kolmogorov-Smirnov-Tests mindestens ordinalskalierte Variablen voraussetzen. Als Vorteil bei beiden Kolmogorov-Smirnov-Tests ist zu sehen, dass sie bei kleinen Stichproben verwendet werden können, ohne dass wie bei den Chi-Quadrat-Tests aufgrund zu geringer Fallzahlen ggf. Kategorien zusammengefasst werden müssen, womit möglicherweise entscheidende Informationen aus dem Datenmaterial verloren gehen. Obwohl der Kolmogorov-Smirnov-Test für stetige Variablen entwickelt worden ist, ist dieser unter dem Hinweis einer konservativen Testentscheidung auch bei diskreten Variablen zu verwenden. Demgegenüber ist der Chi-Quadrat-Test für diskrete Variablen entwickelt worden, verlangt allerdings, insbesondere zur ausreichenden Besetzung von Klassen, an den Rändern der Verteilung einen größeren Stichprobenumfang.

Bei der Entscheidung, ob ein Chi-Quadrat-Test oder ein Kolmogorov-Smirnov-Test verwendet werden soll, ist neben der Frage, ob stetige oder diskrete Variablen vorliegen, insbesondere das Skalenniveau und die Stichprobengröße von besonderer Bedeutung. Somit kommt es auf den Erhebungsumfang und die Variablenskalierung an, welcher der Tests geeigneter ist. Eine individuelle Abwägung zwischen den beiden Tests ist notwendig, wobei solche Entscheidungen am besten schon bei der Entwicklung des Untersuchungskonzeptes berücksichtigt werden sollten (z.B. Zahl der abgefragten Variablenkategorien).

6.1.3 Sequenzanalysen

Das nachfolgend vorgestellte Testverfahren, das als Sequenzanalyse bezeichnet wird, weicht von der bisher vorgestellten Vorgehensweise statistischer Testverfahren grundsätzlich ab: Bei der Sequenzanalyse ist mit Beginn des Testverfahrens die Stichprobenerhebung noch nicht abgeschlossen. Stattdessen wird diese erst mit der Testentscheidung zugunsten der Null- oder Alternativhypothese beendet. Das von Abraham Wald entwickelte Verfahren spielt in der industriellen Qualitätskontrolle durch die Effektivität des Verfahrens eine wichtige Rolle, ist aber von der Anwendung her ebenso gut auch auf medizinische Fragestellung oder die Belange des Rettungsdienstes übertragbar. Ein grundsätzlicher Vorteil von Sequenzanalysen besteht darin, dass alle Verfahren mithilfe von grafischen Testplänen durchführbar sind; auf diese Weise wird der rechnerische Aufwand minimiert.

Mit der Sequenzanalyse ist es möglich, durch die Festlegung des Risiko I (H_0 fälschlicherweise zu verwerfen) und des Risiko II (H_A fälschlicherweise zu verwerfen) sowie einer Effektgröße δ nur so viele Beobachtungen sequenziell aus einer zeitlich konstant angenommenen Grundgesamtheit zu entnehmen, wie diese zur Entscheidung zugunsten der Null- oder Alternativhypothese notwendig sind. Die Sequenzanalyse besitzt damit den Vorteil, dass der Stichprobenumfang nicht konstant vorzugeben ist, sondern von den einzelnen Beobachtungen abhängt. Charakteristisch für die Sequenzanalyse ist, dass mit jedem neu in die Sequenz aufgenommenen Fall zu entscheiden ist, ob

- eine Annahme von Null- oder Alternativhypothese erfolgt, oder ob
- eine Fortsetzung des Versuches durch weitere Beobachtungen notwendig ist, da eine Testentscheidung anhand des vorliegenden Datenmaterials noch nicht möglich ist.

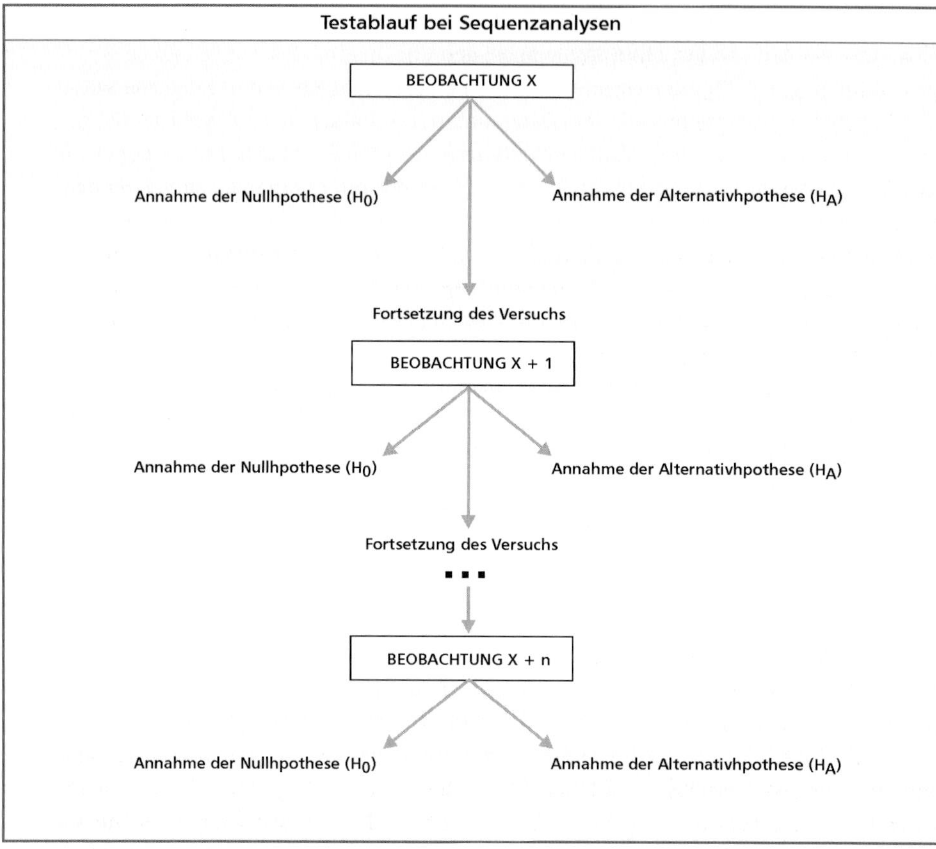

Abb. 6.1

Die Besonderheiten der Sequenzanalyse gegenüber den klassischen Testverfahren liegen damit einerseits darin, dass die Beobachtungen nacheinander (sequenziell) erhoben werden – und zwar in dem Umfang, bis eine Entscheidung für die Annahme der Null- oder Alternativhypothese möglich ist – und andererseits darin, dass neben den Entscheidungen zugunsten der Null- oder Alternativhypothese die Sequenzanalyse eine weitere Entscheidungsoption besitzt: nämlich die, den Test fortzuführen, wenn eine Testentscheidung noch nicht gegeben ist. Durch die schrittweise Fortführung des Tests reduziert sich bei der Sequenzanalyse der Stichprobenumfang gegenüber den klassischen Testverfahren, so dass bei sequenzieller Datenerhebung zum frühestmöglichen Zeitpunkt eine Testentscheidung vorliegt. Die Vorteile der Sequenzialstatistik gegenüber dem »klassischen« Testverfahren diskutiert Diepgen (1987) nicht nur bezogen auf den reduzierten Stichprobenumfang, sondern vor allem auch unter dem methodischen Aspekt, die Fehler 1. und 2. Art mit diesen Testverfahren kontrollieren zu können und deshalb das sequenzielle Verfahren auch auf bereits erhobene Stichproben anzuwenden.

Um eine Sequenzanalyse durchführen zu können, müssen folgende Parameter festgelegt werden:

- Grenzen des Fehlers 1. Art (α-Fehler),
- Grenzen des Fehlers 2. Art (β-Fehler) und die
- Effektgröße (δ) als Abweichung des zu untersuchenden Parameters zwischen Null- und Alternativhypothese.

Eine Übersicht über die grundsätzliche Vorgehensweise bei der Sequenzanalyse fasst ABB. 6.1 zusammen.

Im Rahmen der Sequenzanalyse gibt es eine Vielzahl von Testverfahren für unterschiedlichste Fragestellungen, die in der eingangs von Kapitel 6.1 genannten Literatur nachzulesen sind. Der nachfolgende vorgestellte Sequenzialtest für die Zufälligkeit von Alternativdaten prüft unter der Annahme einer gleich verteilten Binärpopulation, ob die Sequenz der Alternativdaten, wie z.B.

- ja/nein,
- 1/0 oder
- plus/minus

als zufällig (Nullhypothese) oder nicht zufällig (Alternativhypothese) zu beurteilen ist. Der Sequenzialtest für die Zufälligkeit von Alternativdaten ist als Beispiel für die Sequenzanalyse ausgewählt worden, da anhand dieses Testverfahrens sehr gut die Auswertungsmöglichkeiten für den Bereich des Rettungsdienstes illustriert werden können, wenn mithilfe von Häufigkeitsdaten kurzfristig signifikante Veränderungen z.B. auf der Basis von Leitstellendaten oder medizinischen Daten von Notfallpatienten ermitteln werden sollen.

Die Zufälligkeit einer Abfolge von Binärdaten ist dadurch prüfbar, dass ausgezählt wird, wie oft eine geschlossene Abfolge eines Merkmales vorliegt. Mithilfe eines grafischen Testplanes ist visuell zu entscheiden, ob die Anzahl der Iterationen mit der Nullhypothese – also einer zufälligen Durchmischung von Alternativdaten – oder mit der Alternativhypothese – also zu vielen oder zu wenigen Durchmischungen – zu vereinbaren ist. Die Berechnung der zwei Annahmegeraden erfolgt über die nachfolgenden Formeln. Für die Gerade der Nullhypothese (H_0) gilt:

$$t_0 = \frac{b}{2 \cdot b - 2 \cdot c} \cdot n - \frac{a_0 + c}{2 \cdot b - 2 \cdot c}$$

FORMEL 6.9

Die Berechnung der Geraden für die Alternativhypothese (H_A) lautet:

$$t_A = \frac{b}{2 \cdot b - 2 \cdot c} \cdot n - \frac{a_1 + c}{2 \cdot b - 2 \cdot c}$$

FORMEL 6.10

In den Gleichungen (6.9) und (6.10) bedeuten:

$$a_0 = \ln \frac{\beta}{1 - \alpha}$$

FORMEL 6.11

$$a_1 = \ln \frac{1-\beta}{\alpha}$$ **Formel 6.12**

$$b = \ln(1 + 2 \cdot \delta)$$ **Formel 6.13**

$$c = \ln(1 - 2 \cdot \delta)$$ **Formel 6.14**

mit

n	=	Anzahl der Beobachtungen
α	=	Risiko für die fälschliche Annahme von H_A
β	=	Risiko für die fälschliche Annahme von H_0
δ	=	Wert für undulierende oder oszillierende Abfolge

Bei der Effektgröße δ des Sequenzialtests für die Zufallsmöglichkeit von Alternativdaten ist zudem zu unterscheiden, ob von längeren und daher weniger zahlreichen Iterationen (undulierende Abfolge) oder von kürzeren und damit häufigeren Iterationen (oszillierende Abfolge) auszugehen ist. Gemäß der Nullhypothese beträgt die Wahrscheinlichkeit der Alternativdaten 0,5, wobei unter der Annahme einer undulierenden Abfolge die Alternativhypothese (H_A) über ($0{,}5 + \delta$) definiert wird, während bei einer oszillierenden Abfolge für die Alternativhypothese (H_A) ($0{,}5 - \delta$) vereinbart wird. Der Wert für eine undulierende bzw. oszillierende Abfolge beträgt ($\delta = \pm\, 0{,}1$) bzw. bei stark oszillierenden oder stark undulierenden Abfolgen ($\delta = \pm\, 0{,}2$). Die Stichprobenschnur wird so in den grafischen Testplan eingetragen, dass sich mit jeder neu beginnenden Plus-Abfolge (+) die Stichprobenschnur um eins erhöht. Die Prüfung ist beendet, sobald die Stichprobenschnur entweder die H_0-Gerade oder H_A-Gerade überschreitet. Das nachfolgende Beispiel verdeutlicht die zuvor skizzierte Vorgehensweise.

Beispiel 6.5 ▶ Sequenzialtest für die Zufälligkeit von Alternativdaten

Problemstellung. Die Disponenten einer Leitstelle haben seit einiger Zeit den Eindruck, dass sich das tägliche Aufkommen an Fehlfahrten bei Notfällen nicht zufällig verhält, sondern dass es längere Perioden mit einem Anstieg an täglichen Fehlfahrten gibt, an die sich wiederum eine längere Periode der Abnahme anschließt. Der geäußerte Verdacht einer zeitlichen Struktur im täglichen Fehlfahrtaufkommen bei Notfällen veranlasst die Leitstellenleitung dazu, dieses statistisch vorab zu prüfen, um dann anschließend ggf. gezielte Recherchen zur Findung der Ursachen einzuleiten. Da der Sequenzialtest für die Zufallsmäßigkeit von Alternativdaten auch auf mediandichotomisierte Messwerte anzuwenden ist, soll dieser Test klären, ob die Beobachtung der Disponenten zutrifft, d.h., dass die Zu- und Abnahme an Fehlfahrten pro Tag in der zeitlichen Abfolge nicht zufällig ist.

Zur Dichotomisierung der Beobachtungswerte wird anhand von Vergangenheitsdaten ein Medianwert von vier Fehlfahrten pro Tag zugrunde gelegt. Liegt das tägliche Fehlfahrtaufkommen also über vier Fehlfahrten, so erhält die Beobachtungsserie ein Plus (+). Liegt das tägliche Fehlfahrtaufkommen unter vier Fehlfahrten pro Tag, so erhält die Beobachtungsserie ein Minus (-). Sollte der Beobachtungswert dem Medianwert von vier Fehlfahrten entsprechen, so bleibt dieser Beobachtungswert für die weitere Untersuchung unberücksichtigt.

ÜBERPRÜFUNG DER TESTVORAUSSETZUNGEN. Die Testvoraussetzungen des Sequenzialtests für die Zufälligkeit von Alternativdaten sind durch die Dichotomisierung des täglichen Fehlfahrtaufkommens mittels des aus Vergangenheitsdaten gewonnenen Medians erfüllt.

FORMULIERUNG DER HYPOTHESEN UND FESTLEGUNG DES SIGNIFIKANZNIVEAUS. Aufgrund der Beobachtungen der Disponenten in der Vergangenheit wird eine undulierende Abfolge von Plus- und Minus-Tagen angenommen, so dass folgende Hypothesen gelten:

$H_0 : \delta = 0{,}5 \qquad H_A : \delta = 0{,}5 + 0{,}1$

Als Grenzen für die Fehler 1. Art (α-Fehler) und 2. Art (β-Fehler) werden 5% gewählt.

TESTSTATISTIK. Nach (6.9) bis (6.14) errechnen sich für den grafischen Testplan folgende Annahmegeraden:

$$a_0 = \ln \frac{0{,}05}{1 - 0{,}05} = -2{,}944$$

$$a_1 = \ln \frac{1 - 0{,}05}{0{,}05} = 2{,}944$$

$$b = \ln(1 + 2 \cdot 0{,}1) = 0{,}182$$

$$c = \ln(1 - 2 \cdot 0{,}1) = -0{,}223$$

mit

α und β $= 0{,}05$

δ $= 0{,}1$

Annahmegrade für H_0

$$t_0 = \frac{0{,}182}{2 \cdot 0{,}182 - 2 \cdot -0{,}223} \cdot n - \frac{-2{,}944 - 0{,}223}{2 \cdot 0{,}182 - 2 \cdot -0{,}223} = 0{,}225 \cdot n + 3{,}910$$

Annahmegrade für H_A:

$$t_A = \frac{0{,}182}{2 \cdot 0{,}182 - 2 \cdot -0{,}223} \cdot n - \frac{2{,}944 - 0{,}223}{2 \cdot 0{,}182 - 2 \cdot -0{,}223} = 0{,}225 \cdot n - 3{,}360$$

Die nachfolgenden Beobachtungen der Leitstelle zum täglichen Fehlfahrtaufkommen bei Notfällen enthält die TAB. 6.9, wonach z.B. am ersten Beobachtungstag ein Aufkommen von drei Fehlfahrten beobachtet wurde, so dass sich für die Beobachtungsserie ein Minus ergibt, da dieser Wert unter dem Medianwert von 4 liegt. Am zweiten Tag liegen fünf Fehlfahrten vor, womit sich für die Beobachtungsserie ein Plus ergibt, da dieser Wert über dem Medianwert von 4 liegt. Die Beobachtungen am dritten und am neunten Tag betragen jeweils vier Fehlfahrten, entsprechen damit dem Medianwert und bleiben somit im Weiteren unberücksichtigt.

SCHLUSSFOLGERUNGEN. Durch die Berechnung der Annahmegeraden für H_0 und H_A und den täglichen Beobachtungen ergibt sich entsprechend ABB. 6.2 nach 23 Beobachtungstagen unter der Annahme einer undulierenden Abfolge mit einer Effektgröße von $\delta = 0{,}1$ die Entscheidung, dass die Zu- und Abnahmen des täglichen Fehlfahrtaufkommens bei Notfällen zufällig sind. Das heißt, die Eindrücke der Disponenten über eine systematische zeitliche Zu- und Abnahme an Fehlfahrten bei Notfällen ist statistisch als nicht signifikant zu beurteilen, so dass aus Sicht der Leitstellenleitung keine weiteren zeitaufwendigeren Untersuchungen notwendig sind.

	Tag																						
	1	2	3	4	5	6	7	8	9	10	11	12	13	14	15	16	17	18	19	20	21	22	23
Aufkommen Fehlfahrten	3	5	4	5	3	6	6	2	4	5	1	7	2	5	3	7	0	7	7	3	5	1	6
Größer/kleiner Median	-	+	0	+	-	+	+	-	0	+	-	+	-	+	-	+	-	+	+	-	+	-	+
Median = 4 Fehlfahrten pro Tag																							
0 = Medianidentische Werte bleiben unberücksichtigt.																							

TAB. 6.9 ▶ Zeitliche Entwicklung der Anzahl von Fehlfahrten in einem Rettungsdienstbereich

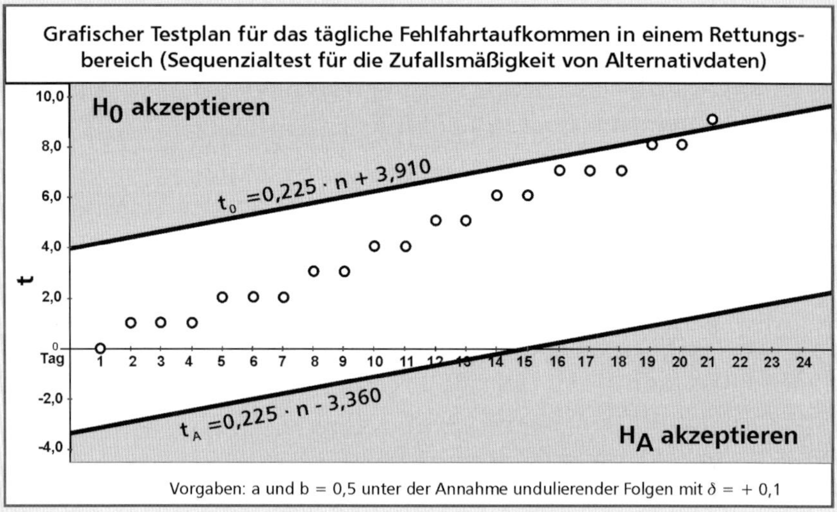

ABB. 6.2 ▶ Grafischer Testplan für das tägliche Fehlfahrtaufkommen in einem Rettungsdienstbereich (Sequenzialtest für die Zufallsmäßigkeit von Alternativdaten)

6.2 Parametrische Testverfahren

Bei metrischen Variablen sind vor allem der Mittelwert und die Varianz als Prüfgegenstand für das Testen von Hypothesen von besonderem Interesse. Das Testen ist dabei grundsätzlich in zwei Variationen möglich. Entweder wird ein Stichprobenergebnis, z.B. zur Varianz, mit einem vorgegebenen Varianzwert verglichen, oder die Ergebnisse aus zwei Stichproben sind Grundlage der Prüfung. Nachfolgend werden für mindestens intervallskalierte Messwerte Testverfahren vorgestellt, mit denen die Varianz (Kapitel 6.2.1) und der Mittelwert von Stichproben (Kapitel 6.2.2) auf eine gemeinsame Grundgesamtheit hin überprüft werden können. Hierbei ist es allerdings wichtig zu berücksichtigen, dass die parametrischen Testverfahren eine normalverteilte Häufigkeitsverteilung der Daten voraussetzen. Ist diese Voraussetzung nicht erfüllt, so ist auch die Anwendung eines parametrischen Tests nicht zulässig.

Eine Darstellung parametrischer Tests ist in allen Standardwerken der Statistik wie Sachs (1997), Hartung (1999) oder Weber (1961) enthalten. Bei Bahrenberg, Giese, Nipper

(1985) findet sich ebenfalls eine Darstellung über parametrische Testverfahren, die sich zusätzlich anhand von Beispielen kritisch mit der Voraussetzung der Normalverteilung bei parametrischen Tests und ihrer Überprüfung auseinander setzt.

6.2.1 Testen der Varianz

Es soll geprüft werden, ob die Varianz einer Stichprobe (S) die gleiche Grundgesamtheit wie ein bekannter Varianzwert (B) besitzt. Also liegen folgende Hypothesen über die Varianzen der Grundgesamtheit (σ) vor:

$H_0 : \sigma_S^2 = \sigma_B^2 \qquad H_A : \sigma_S^2 \neq \sigma_B^2$

Es gilt hier die Prüfgröße:

$$\chi^2_{emp} = (n-1)\frac{s^2}{B}$$

mit

s^2	=	Stichprobenvarianz
n	=	Stichprobenumfang
B	=	bekannter Varianzwert

FORMEL 6.15

Der Test erfolgt immer ungerichtet, also als zweiseitige Fragestellung. Die Prüfgröße ist mit (n - 1) Freiheitsgraden χ^2-verteilt. Die Nullhypothese ist abzulehnen, wenn der kritische χ^2_{krit}-Wert nach TAB. A.2 im Anhang kleiner als der empirische χ^2_{emp}-Wert ist.

Beispiel 6.6 ▶ Prüfung einer Stichprobenvarianz mit einem vorgegebenen Varianzwert

PROBLEMSTELLUNG. Für den Versorgungsbereich einer Rettungswache erfolgte die Analyse der Hilfsfrist auf der Grundlage einer Auswertung des Einsatzgeschehens aus drei Monaten. Die Analyse ergibt nach der Auswertung von 186 Notfalleinsätzen für die Hilfsfrist ein arithmetisches Mittel von 8,2 Minuten und eine Varianz von 22,7.

ÜBERPRÜFUNG DER TESTVORAUSSETZUNGEN. Die Erstellung eines Histogramms zur Hilfsfrist zeigt in ABB. 6.3, dass die Werte nahezu eine Normalverteilung aufweisen. Es wird deshalb ohne weitere Tests, wie z.B. mithilfe des Chi-Quadrat-Anpassungstests, von einer normalverteilten Grundgesamtheit ausgegangen. Die Testvoraussetzungen zur Prüfung einer empirischen Varianz mit einem vorgegebenen Wert gelten somit als erfüllt.

FORMULIERUNG DER HYPOTHESEN UND FESTLEGUNG DES SIGNIFIKANZNIVEAUS. Es soll geprüft werden, ob die festgestellte Varianz zur Hilfsfrist an der Rettungswache von 22,7 mit einem aus der Vergangenheit festgestellten Varianzwert von 24,5 eine gemeinsame Grundgesamtheit besitzt. Die Hypothesen lauten demnach:

$H_0 : 22{,}7 = 24{,}5 \qquad H_A : 22{,}7 \neq 24{,}5$

Als Signifikanzniveau werden 5% gewählt.

TESTSTATISTIK. Als Prüfgröße errechnet sich nach (6.12):

$$\chi^2_{emp} = (186-1)\cdot\frac{22{,}7}{24{,}5} = 185\cdot 0{,}927 = 171{,}4$$

Als kritischer χ^2_{krit}-Wert ergibt sich nach TAB. A.2 im Anhang bei einem Signifikanzniveau von 5% mit 185 Freiheitsgraden (= 186 - 1) ein Wert von ≈ 233,99. Daraus folgt, dass χ^2_{krit} größer als χ^2_{emp} ist, also die Nullhypothese (H_0) beizubehalten ist.

SCHLUSSFOLGERUNGEN. Der Unterschied zwischen der Varianz aus der Stichprobe mit dem vorgegebenen Wert ist unter Annahme einer visuell geprüften Normalverteilung auf dem gewählten Signifikanzniveau als nicht signifikant einzustufen.

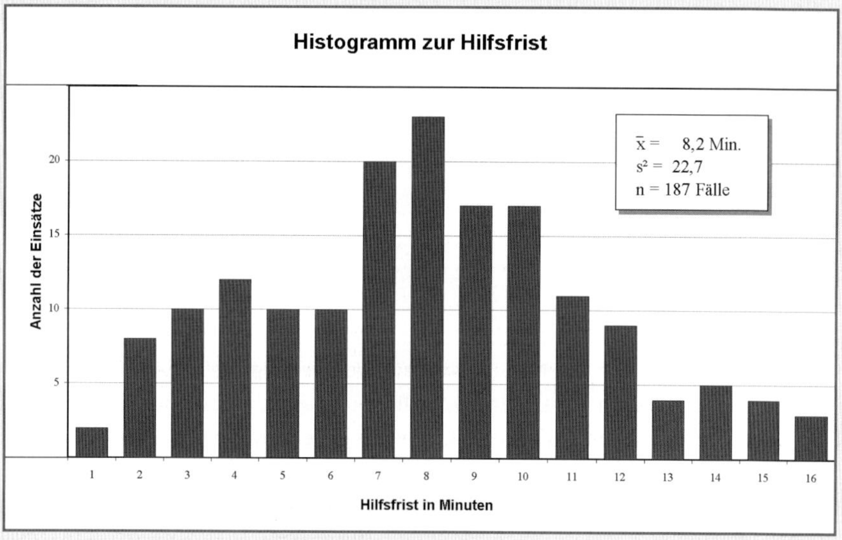

ABB. 6.3 ▶ Histogramm zur Hilfsfrist

Liegen dagegen zwei unabhängig voneinander gewonnene Zufallsstichproben vor, die auf unterschiedliche Grundgesamtheiten hin untersucht werden sollen, so sind die Varianzen der Stichproben auf Abweichungen zu prüfen. Mit dem so genannten F-Test oder auch Varianzquotiententest werden nach Formel (6.16) die folgenden Hypothesen über die Varianzen der Grundgesamtheiten (σ) bei einseitiger Fragestellung getestet:

$H_0 : \sigma_1^2 = \sigma_2^2$ $\qquad H_A : \sigma_1^2 > \sigma_2^2$

Die zugehörige Prüfgröße lautet:

$$F_{emp} = \frac{s_1^2}{s_2^2}$$

mit

s_1^2, s_2^2 = Stichprobenvarianzen

FORMEL 6.16

Vereinbarungsgemäß steht in Formel (6.16) die größere der beiden Stichprobenvarianzen im Zähler bzw. die kleinere im Nenner des Bruches. Die Prüfgröße ist für die beiden Stichprobenumfänge n_1 und n_2 F-verteilt mit den Freiheitsgraden $m = n_1 - 1$ und $n = n_2 - 1$. Die Nullhypothese (H_0) ist abzulehnen, wenn der kritische F-Wert nach TAB. A.3 im Anhang kleiner als der empirische F-Wert ist.

Ist der Stichprobenumfang von n_1 und n_2 identisch ($n_1 = n_2$), so ist alternativ zu (6.16) die Prüfung der Hypothesen

$H_0: \sigma_1^2 = \sigma_2^2 \qquad H_A: \sigma_1^2 \neq \sigma_2^2$

mithilfe der folgenden Prüfgröße möglich:

$$t_{emp} = \frac{\sqrt{n-1} \cdot (s_1^2 - s_2^2)}{2\sqrt{s_1^2 \cdot s_2^2}}$$

mit

s_1^2, s_2^2 = Stichprobenvarianzen

n = gleicher Stichprobenumfang von n_1 und n_2

FORMEL 6.17

Der Test ist bei ein- oder zweiseitiger Fragestellung möglich. Die Prüfgröße ist t-verteilt mit dem Freiheitsgrad n - 1. Die Nullhypothese (H_0) ist abzulehnen, wenn der kritische t-Wert nach TAB. A.4 im Anhang kleiner als der empirische t-Wert ist.

Abschließend bleibt anzumerken, dass die Prüfung mithilfe von (6.16) sehr empfindlich gegenüber der Voraussetzung einer Normalverteilung bei Stichprobenumfängen unter n = 100 als Richtwert reagiert, während der gleiche Test bei einem Stichprobenumfang größer 100 näherungsweise verteilungsfrei ist.

Beispiel 6.7 ▶ Prüfung von zwei Stichprobenvarianzen bei unterschiedlichem Stichprobenumfang

PROBLEMSTELLUNG. Nachfolgend sollen zwei Stichproben bezüglich ihrer Varianz auf einen nicht zufälligen Unterschied hin untersucht werden. Bei der ersten Stichprobe (n_1) handelt es sich um die in Beispiel 6.6 genannte Hilfsfrist, die nun mit der zweiten Stichprobe (n_2) verglichen werden soll, der Eintreffzeit des Notarztes im gleichen Versorgungsbereich innerhalb der zugrunde gelegten drei Monate.

ÜBERPRÜFUNG DER TESTVORAUSSETZUNG. ABB. 6.4 zeigt, dass beide Verteilungen näherungsweise einer Normalverteilung entsprechen, so dass diese Testvoraussetzung ohne weitere Prüfung als erfüllt vorausgesetzt wird.

FORMULIERUNG DER HYPOTHESEN UND FESTLEGUNGEN DES SIGNIFIKANZNIVEAUS. Während der erste Stichprobenumfang (n_1) 186 Hilfsfristen umfasst ($n_1 = 186$), beträgt der zweite Stichprobenumfang (n_2) 93 Eintreffzeiten des Notarztes ($n_2 = 93$). Die Varianz der Stichprobe (n_1) beträgt 22,7, die der Stichprobe (n_2) liegt bei 18,4. Mit dem vorliegenden Test soll geprüft werden, ob die aus getrennten Stichproben resultierenden Variablen aus unterschiedlichen Grundgesamtheiten stammen. Die Hypothesen lauten demnach:

$H_0: 22{,}7 = 18{,}4 \qquad H_A: 22{,}7 > 18{,}4$

Als Signifikanzniveau wird bei einseitiger Fragestellung 5% gewählt.

TESTSTATISTIK. Die Prüfgröße errechnet sich nach (6.16) zu:

$$F_{emp} = \frac{22{,}7}{18{,}4} = 1{,}23$$

Als kritischer F-Wert ergibt sich bei einem Signifikanzniveau von 5% mit den Freiheitsgraden $n_1 = 92$ und $n_2 = 185$ und nach TAB. A.3 im Anhang ein Wert von ≈ 1,32. Daraus folgt, dass F_{krit} größer als F_{emp} ist, also die Nullhypothese (H_0) beizubehalten ist.

Schlussfolgerungen. Der Unterschied zwischen den beiden Varianzen der Stichproben ist unter der Annahme einer mittels Histogramm geprüften Normalverteilung über eine gemeinsame Grundgesamtheit auf dem gewählten Signifikanzniveau erklärbar. Die Abweichungen zwischen beiden Stichprobenvarianzen sind damit als nicht signifikant einzustufen.

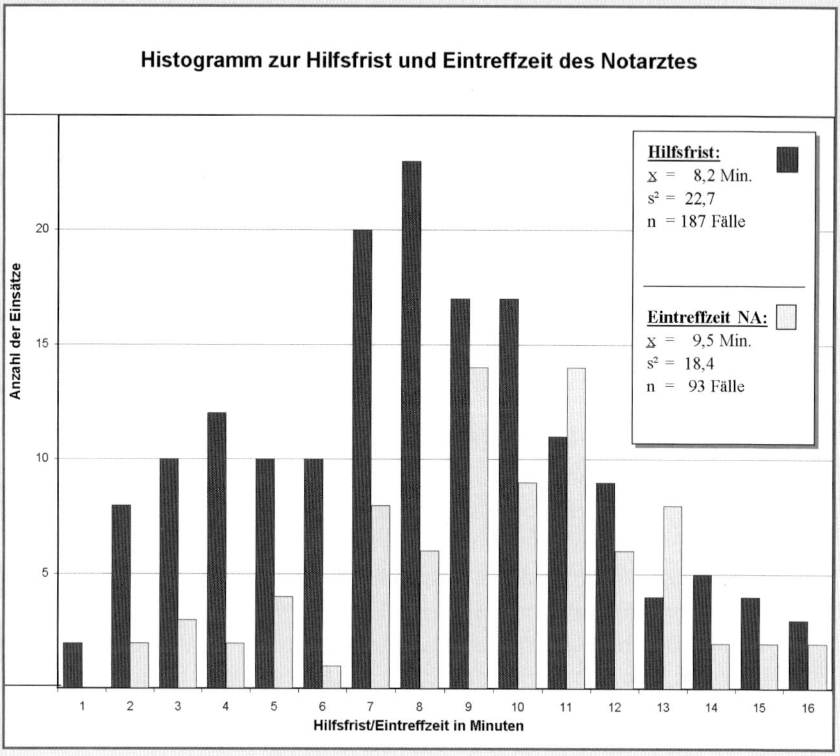

Abb. 6.4 ▶ Histogramm zur Hilfsfrist und Eintreffzeit des Notarztes

Beispiel 6.8 ▶ Prüfung von zwei Stichprobenvarianzen mit gleichem Stichprobenumfang

Problemstellung. Im vorliegenden Beispiel sollen die beiden Varianzen der Eintreffzeit aus 93 Einsatzfahrten von RTW und NEF im Rendezvous-System untersucht werden. Das bedeutet, dass der Umfang aus beiden Stichproben identisch ist, so dass die Prüfung mithilfe der Prüfgröße von (6.17) möglich ist. Während die Varianz der Eintreffzeit des NEF wie in Beispiel 6.7 bereits aufgeführt 18,4 beträgt, liegt die Eintreffzeit des RTW bei 17,7.

Überprüfung der Testvoraussetzung. Abb. 6.5 zeigt das Histogramm beider Verteilungen, wonach näherungsweise eine Normalverteilung ohne weitere Prüfung unterstellt wird.

FORMULIERUNG DER HYPOTHESEN UND FESTLEGUNGEN DES SIGNIFIKANZNIVEAUS. Mit dem vorliegenden Test soll geprüft werden, ob die beiden Varianzen zur Eintreffzeit von NEF und RTW aus unterschiedlichen Grundgesamtheiten stammen. Die Hypothesen lauten folglich:

$H_0: 18{,}4 = 17{,}7 \qquad H_A: 18{,}4 \neq 17{,}7$

Als Signifikanzniveau wird bei zweiseitiger Fragestellung 5% gewählt.

TESTSTATISTIK. Die Prüfgröße errechnet sich nach (6.17) zu:

$$t_{emp} = \frac{\sqrt{93-1} \cdot (18{,}4 - 17{,}7)}{2 \cdot \sqrt{18{,}4 \cdot 17{,}7}} = 4{,}01$$

Als kritischer t-Wert ergibt sich bei zweiseitiger Fragestellung und einem Signifikanzniveau von 5% sowie 92 Freiheitsgraden nach TAB. A.4 im Anhang ein Wert von ≈ 1,98. Daraus folgt, dass t_{krit} kleiner als t_{emp} ist, also die Nullhypothese (H_0) zugunsten der Alternativhypothese (H_A) abzulehnen ist.

SCHLUSSFOLGERUNGEN. Der Unterschied zwischen den beiden Varianzen der Stichproben ist unter der Annahme einer visuell geprüften Normalverteilung nicht über eine gemeinsame Grundgesamtheit auf dem gewählten Signifikanzniveau erklärbar und damit auch als nicht zufällig einzustufen.

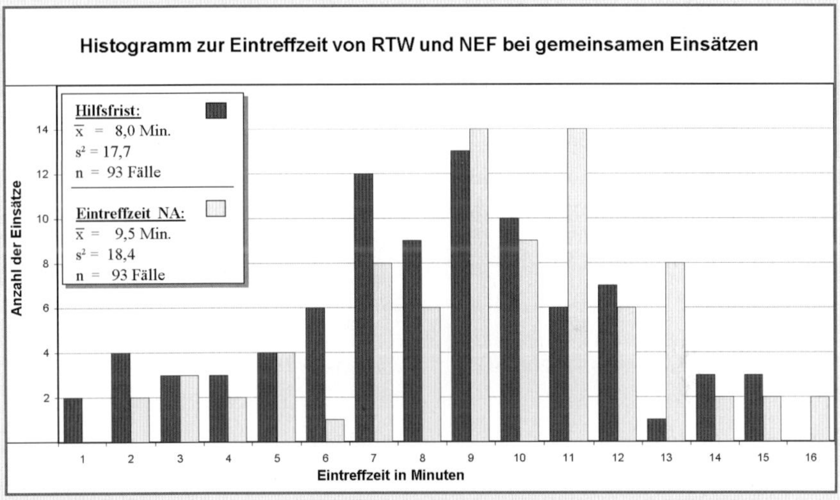

ABB. 6.5 ▶ Histogramm zur Eintreffzeit von RTW und NEF bei gemeinsamen Einsätzen

6.2.2 Testen des arithmetischen Mittels

Ebenso wie die Varianz einer Stichprobe mit einem vorgegebenen Wert oder mit der Varianz aus einer zweiten Stichprobe auf Zufälligkeit oder statistische Signifikanz geprüft werden kann, ist dies auch für das arithmetische Mittel möglich. Ob das arithmetische Mittel einer Stichprobe die gleiche Grundgesamtheit wie ein vorgegebener Wert besitzt, ist über folgende Hypothesen der Grundgesamtheit des arithmetischen Mittels (μ) zu testen:

$H_0: \mu_1 = \mu_B \qquad H_A: \mu_1 \neq \mu_B$

Die zugehörige Prüfgröße lautet:

$$t_{emp} = \frac{|\bar{x} - B|}{s} \cdot \sqrt{n}$$

mit

$\bar{x}$	=	arithmetisches Mittel der Stichprobe
s	=	Varianz der Stichprobe
n	=	Umfang der Stichprobe
B	=	vorgegebenes arithmetisches Mittel

FORMEL 6.18

Der Test ist als ein- oder zweiseitige Fragestellung möglich, wobei die Prüfgröße mit (n - 1) Freiheitsgraden t-verteilt ist. Die Nullhypothese (H_0) ist abzulehnen, wenn der kritische t_{krit}-Wert nach TAB. A.4 im Anhang kleiner als der empirische t_{emp}-Wert ist.

Bei der Untersuchung des arithmetischen Mittels aus zwei Stichproben auf Zufälligkeit oder statistische Signifikanz liegt folgende Fragestellung über die Grundgesamtheit des arithmetischen Mittels (μ) vor:

$H_0 : \mu_1 = \mu_2 \qquad H_A : \mu_1 \neq \mu_2$

Hierbei sind allerdings die nachfolgenden *vier Konstellationen* zwischen Varianz und Umfang der Stichproben zu berücksichtigen. Die Testverfahren sind als ein- oder zweiseitige Fragestellung möglich. In den Formeln (6.19) bis (6.24) gilt:

$\bar{x}$	=	arithmetisches Mittel der Stichprobe,
s	=	Varianz der Stichprobe,
n	=	Umfang der Stichprobe.

Im ersten Fall ist die Varianz beider Stichproben gleich, während der Umfang der Stichproben unterschiedlich ist. Damit gilt $\sigma_1^2 = \sigma_2^2$ und $n_1 \neq n_2$. Die Prüfgröße lautet:

$$t_{emp} = \frac{|\bar{x}_1 - \bar{x}_2|}{\sqrt{\left(\frac{n_1 + n_2}{n_1 \cdot n_2}\right) \cdot \left(\frac{(n_1 - 1) \cdot s_1^2 + (n_2 - 1) \cdot s_2^2}{n_1 + n_n - 2}\right)}}$$

FORMEL 6.19

Die Prüfgröße (6.19) ist mit ($n_1 + n_2$ - 2) Freiheitsgraden t-verteilt.

Im zweiten Fall ist die Varianz und der Umfang beider Stichproben gleich. Damit gilt $\sigma_1^2 = \sigma_2^2$ und $n_1 = n_2$. Die Prüfgröße lautet:

$$t_{emp} = \frac{|\bar{x}_1 - \bar{x}_2|}{\sqrt{\frac{s_1^2 + s_2^2}{n}}}$$

FORMEL 6.20

Die Prüfgröße (6.20) ist t-verteilt mit (2n - 1) Freiheitsgraden.

Im dritten Fall ist der Umfang der Stichproben identisch, während die Varianz in beiden Stichproben voneinander abweicht. Damit gilt $\sigma_1^2 \neq \sigma_2^2$ und $n_1 = n_2$. Die zugehörige Prüfgröße lautet:

$$t_{emp} = \frac{|\bar{x}_1 - \bar{x}_2|}{\sqrt{\frac{s_1^2 + s_2^2}{n}}}$$

FORMEL 6.21

Die Prüfgröße (6.21) ist t-verteilt bei folgender Berechnung der Freiheitsgraden:

$$FG = n - 1 + \frac{2n - 2}{\frac{s_1^2}{s_2^2} + \frac{s_2^2}{s_1^2}}$$

FORMEL 6.22

Im vierten Fall ist sowohl der Umfang als auch die Varianz beider Stichproben unterschiedlich ist. Damit gilt $n_1 \neq n_2$ und $\sigma_1^2 \neq \sigma_2^2$. Die Prüfgröße lautet:

$$t_{emp} = \frac{|\bar{x}_1 - \bar{x}_2|}{\sqrt{\frac{s_1^2}{n_1} + \frac{s_2^2}{n_2}}}$$

FORMEL 6.23

Die Prüfgröße (6.23) ist t-verteilt bei folgender Berechnung der Freiheitsgraden:

$$FG = \frac{\left(\frac{s_1^2}{n_1} + \frac{s_2^2}{n_2}\right)^2}{\frac{\left(\frac{s_1^2}{n_1}\right)^2}{n_1 + 1} + \frac{\left(\frac{s_2^2}{n_2}\right)^2}{n_2 + 1}} - 2$$

FORMEL 6.24

Beispiel 6.9 ▶ Prüfung eines arithmetischen Mittels mit einem vorgegebenen Wert

AUSGANGSLAGE. In Beispiel 6.6 wurde die Varianz der Hilfsfrist mit einem vorgegebenen Wert mit dem Ergebnis untersucht, dass zwischen beiden Werten auf einem Signifikanzniveau von 5% kein signifikanter Unterschied besteht. In einem weiteren Schritt soll nun geprüft werden, ob das zugehörige arithmetische Mittel der Stichprobe von 8,2 Minuten von einem ebenfalls bereits in der Vergangenheit ermittelten arithmetischen Mittel in Höhe von 8,7 Minuten signifikant abweicht.

ÜBERPRÜFUNG DER TESTVORAUSSETZUNG. Der vorliegende Test setzt eine Normalverteilung der metrischen Daten voraus, die im Beispiel 6.6 mithilfe eines Histogramms bereits visuell hinterlegt wurde. Die Testvoraussetzungen werden damit als erfüllt angesehen.

FORMULIERUNG DER HYPOTHESEN UND FESTLEGUNG DES SIGNIFIKANZNIVEAUS. Mit dem vorliegenden Test soll geprüft werden, ob das arithmetische Mittel der Hilfsfrist aus 186 Notfalleinsätzen von einem vorgegebenen Wert signifikant abweicht. Die Hypothesen hierzu lauten:

$H_0: 8{,}2\ \text{Min} = 8{,}7\ \text{Min}$ $\qquad$ $H_A: 8{,}2\ \text{Min} \neq 8{,}7\ \text{Min}$

Bei zweiseitiger Fragestellung wird ein Signifikanzniveau von 5% gewählt.

TESTSTATISTIK. Als Prüfgröße errechnet sich nach Formel (6.18):

$$t_{emp} = \frac{|8{,}2 - 8{,}7|}{22{,}7} \cdot \sqrt{186} = \frac{0{,}5}{22{,}7} \cdot \sqrt{186} = 0{,}022 \cdot 13{,}64 = 0{,}3$$

Der kritische t_{krit}-Wert nach TAB. A.4 im Anhang beträgt bei einem zweiseitigen Test und einem Signifikanzniveau von 5% sowie 185 Freiheitsgraden (= 186 - 1) ≈ 1,97. Damit ist der t_{krit}-Wert größer als der t_{theo}-Wert, womit die Nullhypothese (H_0) beizubehalten ist.

SCHLUSSFOLGERUNGEN. Mit dem vorliegenden Test ergibt sich, dass neben der Varianz auch das arithmetische Mittel der Stichprobe zur Hilfsfrist unter der Annahme einer visuell geprüften Normalverteilung statistisch nicht signifikant von einem vorgegebenen Wert abweicht.

Beispiel 6.10 ▶ Prüfung des arithmetischen Mittels aus zwei Stichproben mit gleichen Varianzen bei unterschiedlichen Stichprobenumfängen

AUSGANGSLAGE. In Beispiel 6.7 wurde mithilfe des F-Tests für zwei unterschiedlich große Stichproben festgestellt, dass die Varianz der Hilfsfrist in Höhe von 22,7 unter den gesetzten Rahmenbedingungen keinen signifikanten Unterschied zur Varianz der Eintreffzeit des Notarztes mit 18,4 aufweist. Das zugehörige arithmetische Mittel der Hilfsfrist $\bar{x}_1$ liegt entsprechend den Angaben aus dem Beispiel 6.9 bei 8,2 Minuten, wobei die Stichprobe 186 Werte (n_1 = 186) umfasst. Die Vergleichswerte für die Eintreffzeit des Notarztes lauten: $\bar{x}_2$ = 9,5 Minuten und n_2 = 93. Die Prüfung des arithmetischen Mittels aus zwei unterschiedlich großen Stichproben bei gleicher Varianz ist anhand von Formel (6.19) möglich.

ÜBERPRÜFUNG DER TESTVORAUSSETZUNG. Der Test des arithmetischen Mittels aus zwei Stichproben bei gleicher Varianz setzt sowohl normalverteilte metrische Daten als auch gleiche Varianzen der Stichproben voraus. In Beispiel 6.7 erfolgt mithilfe eines Histogramms die visuelle Prüfung der Normalverteilungsannahme sowie die statistische Prüfung, dass die Varianzen nicht signifikant voneinander abweichen. Die Testvoraussetzungen sind damit als erfüllt anzusehen.

FORMULIERUNG DER HYPOTHESEN UND FESTLEGUNG DES SIGNIFIKANZNIVEAUS. Der vorliegende Test soll prüfen, ob das arithmetische Mittel der Hilfsfrist aus 186 Fällen gegenüber dem arithmetischen Mittel der Eintreffzeit des Notarztes aus 93 Fällen signifikant abweicht. Die Prüfung der Hypothesen lautet somit:

$H_0: 8{,}2 \text{ Min} = 9{,}5 \text{ Min}$ $\qquad$ $H_A: 8{,}2 \text{ Min} \neq 9{,}5 \text{ Min}$

Als Signifikanzniveau wird bei zweiseitiger Fragestellung 5% gewählt.

TESTSTATISTIK. Die Prüfgröße errechnet sich nach Formel (6.19) zu:

$$t_{emp} = \frac{|8{,}2 - 9{,}5|}{\sqrt{\left(\frac{186+93}{186 \cdot 93}\right) \cdot \left(\frac{(186-1) \cdot 22{,}7 + (93-1) \cdot 18{,}4}{186+93-2}\right)}} = \frac{1{,}3}{\sqrt{0{,}0161 \cdot 21{,}2718}} = 2{,}22$$

Der kritische t_{krit}-Wert nach TAB. A.4 im Anhang liegt bei einem zweiseitigen Test und einem Signifikanzniveau von 5% sowie 277 Freiheitsgraden (= 186 + 93 - 2) bei ≈ 1,96. Damit ist der t_{krit}-Wert kleiner als der t_{emp}-Wert, so dass die Alternativhypothese (H_A) anzunehmen ist.

SCHLUSSFOLGERUNGEN. Das vorliegende Testergebnis zeigt, dass das arithmetische Mittel aus beiden Stichproben nach der visuell geprüften Normalverteilungsannahme auf dem gewählten Signifikanzniveau nicht über eine gemeinsame Grundgesamtheit erklärbar ist. Die Unterschiede im arithmetischen Mittel zwischen der Hilfsfrist und der Eintreffzeit des Notarztes weichen also, entgegen der geprüften Varianz, signifikant voneinander ab und sind damit nicht mehr mit dem Zufall erklärbar.

Beispiel 6.11 ▶ Prüfung des arithmetischen Mittels aus zwei Stichproben bei gleicher Varianz und Stichprobengröße

AUSGANGSLAGE. In Beispiel 6.8 wurde für zwei identische Stichprobenumfänge in Höhe von 93 Werten festgestellt, dass die Varianz der Eintreffzeit des RTW mit 17,7 statistisch keinen signifikanten Unterschied zur Varianz der Eintreffzeit des NEF mit 18,4 aufweist. Das arithmetische Mittel für die Eintreffzeit des RTW liegt bei $\bar{x}_1 = 8{,}2$ Minuten. Der Vergleichswert für das NEF beträgt $\bar{x}_2 = 9{,}5$ Minuten. Die Prüfung des arithmetischen Mittels ist bei zwei gleichgroßen Stichprobenumfängen mit identischer Varianz anhand von Formel (6.20) möglich.

ÜBERPRÜFUNG DER TESTVORAUSSETZUNG. Der vorliegende Test setzt zwei normalverteilte Variablen mit gleichen Varianzen und identischer Stichprobengröße voraus. Die Annahme einer Normalverteilung wurde für beide Variablen in Beispiel 6.8 mithilfe eines Histogramms grafisch hinterlegt. Die Prüfung nicht signifikant voneinander abweichender Varianzen erfolgte ebenfalls in Beispiel 6.8, so dass bei einer gleichen Stichprobengröße von n = 93 die Testvoraussetzungen als erfüllt anzusehen sind.

FORMULIERUNG DER HYPOTHESEN UND FESTLEGUNG DES SIGNIFIKANZNIVEAUS. Mit dem vorliegenden Test erfolgt die Prüfung, ob die arithmetischen Mittel der Eintreffzeit von RTW und NEF signifikant voneinander abweichen. Die Hypothesen lauten demnach:

$H_0: 8{,}0\text{ Min} = 9{,}5\text{ Min}$ $\qquad$ $H_A: 8{,}0\text{ Min} \neq 9{,}5\text{ Min}$

Als Signifikanzniveau wird bei zweiseitiger Fragestellung 5% festgelegt.

TESTSTATISTIK. Die zugehörige Prüfgröße ergibt nach Formel (6.20):

$$t_{emp} = \frac{|8{,}0 - 9{,}5|}{\sqrt{\frac{17{,}7 + 18{,}4}{93}}} = \frac{1{,}5}{\sqrt{0{,}388}} = 2{,}41$$

Der kritische t_{krit}-Wert nach TAB. A.4 im Anhang beträgt bei einem zweiseitigen Test und einem Signifikanzniveau von 5% sowie 185 Freiheitsgraden (= 2 · 93 - 1) ≈ 1,96. Der t_{krit}-Wert ist damit im vorliegenden Test kleiner als der t_{emp}-Wert, so dass die Alternativhypothese (H_A) angenommen wird.

SCHLUSSFOLGERUNGEN. Der vorliegende Test zeigt, dass das arithmetische Mittel aus beiden Stichproben unter der Annahme einer visuell geprüften Normalverteilung auf dem gewählten Signifikanzniveau nicht über eine gemeinsame Grundgesamtheit erklärbar ist. Das arithmetische Mittel der Eintreffzeit zwischen RTW und NEF weicht damit signifikant voneinander ab.

Beispiel 6.12 ▶ Prüfung des arithmetischen Mittel aus zwei gleich großen Stichproben bei unterschiedlichen Varianzen

AUSGANGSLAGE. Unterstellt werden zwei normalverteilte Stichprobenumfänge zur Hilfsfrist in Höhe von 100 Werten mit unterschiedlichen Varianzen von 16,7 bei Stichprobe A und 18,9 bei Stichprobe B sowie einem arithmetischen Mittel in Stichprobe A von 7,1 Minuten und 9,5 Minuten in Stichprobe B. Die Prüfung des arithmetischen Mittels ist somit im vorliegenden Fall anhand von Formel (6.21) möglich.

ÜBERPRÜFUNG DER TESTVORAUSSETZUNG. Die Testvoraussetzungen werden in dem vorliegenden Beispiel als erfüllt angenommen. Deshalb der wichtige Hinweis, dass bei einem konkreten empirischen Test die reine Annahme der Erfüllung der Testvoraussetzungen dazu führen muss, dass die erzielten Testergebnisse als nicht relevant einzustufen sind.

FORMULIERUNG DER HYPOTHESEN UND FESTLEGUNG DES SIGNIFIKANZNIVEAUS. Die arithmetischen Mittel zur Hilfsfrist aus zwei gleich großen Stichproben mit unterschiedlichen Varianzen sollen daraufhin geprüft werden, ob diese signifikant voneinander abweichen. Die zugehörigen Hypothesen lauten:

$H_0: 7{,}1\,\text{Min} = 9{,}5\,\text{Min}$ $\qquad$ $H_A: 7{,}1\,\text{Min} \neq 9{,}5\,\text{Min}$

Als Signifikanzniveau wird bei zweiseitiger Fragestellung 5% gewählt.

TESTSTATISTIK. Die zugehörige Prüfgröße errechnet sich über Formel (6.21) zu:

$$t_{emp} = \frac{|7{,}1 - 9{,}5|}{\sqrt{\frac{16{,}7 + 18{,}9}{100}}} = \frac{2{,}4}{\sqrt{0{,}356}} = 4{,}02$$

Die Prüfgröße (6.21) ist t-verteilt mit folgender Anzahl an Freiheitsgraden:

$$FG = 100 - 1 + \frac{2 \cdot 100 - 2}{\frac{16{,}7}{18{,}9} + \frac{18{,}9}{16{,}7}} = 99 + \frac{198}{0{,}884 + 1{,}132} \approx 197$$

Der kritische t_{krit}-Wert nach TAB. A.4 im Anhang beträgt bei einem zweiseitigen Test und einem Signifikanzniveau von 5% sowie 197 Freiheitsgraden ≈ 1,96. Der t_{krit}-Wert ist damit kleiner als der t_{emp}-Wert, so dass die Alternativhypothese (H_A) angenommen wird.

SCHLUSSFOLGERUNGEN. Das Testergebnis im vorliegenden Berechnungsbeispiel ergibt, dass das arithmetische Mittel aus beiden Stichproben unter der Annahme einer Normalverteilung beider Variablenwerte sowie unterschiedlicher Varianzen auf dem gewählten Signifikanzniveau nicht über eine gemeinsame Grundgesamtheit erklärbar ist. Die Abweichung zwischen dem arithmetischen Mittel aus beiden Stichproben ist damit signifikant.

Beispiel 6.13 ▶ Prüfung des arithmetischen Mittels aus zwei ungleichen Stichproben bei unterschiedlichen Varianzen

AUSGANGSLAGE. Unterstellt werden zwei normalverteilte Stichprobenumfänge zur Hilfsfrist in Höhe von 100 Werten bei Stichprobe A und 150 Werten bei Stichprobe B. Die Varianzen weichen signifikant voneinander ab, wobei diese 16,7 bei Stichprobe A und 18,9 bei Stichprobe B beträgt. Das arithmetische Mittel der Stichprobe A liegt bei 7,1 Minuten und 9,5 Minuten bei Stichprobe B. Die Prüfung des arithmetischen Mittels aus beiden Stichproben auf eine signifikante Abweichung ist damit anhand von Formel (6.23) möglich.

Überprüfung der Testvoraussetzungen. Die Testvoraussetzungen werden in dem vorliegenden Beispiel als erfüllt angenommen, was auch hier bei einem tatsächlich durchgeführten Test bedeuten würde, dass die erzielten Testergebnisse als nicht relevant einzustufen sind.

Formulierung der Hypothesen und Festlegung des Signifikanzniveaus. Das arithmetische Mittel zur Hilfsfrist aus zwei unterschiedlich großen Stichprobenumfängen mit unterschiedlichen Varianzen soll daraufhin untersucht werden, ob diese signifikant voneinander abweichen. Die zugehörigen Hypothesen lauten:

$H_0: 7{,}1\,\text{Min} = 9{,}5\,\text{Min}$ $\qquad$ $H_A: 7{,}1\,\text{Min} \neq 9{,}5\,\text{Min}$

Als Signifikanzniveau wird bei zweiseitiger Fragestellung 5% gewählt.

Teststatistik. Die zugehörige Prüfgröße nach Formel (6.23) lautet:

$$t_{emp} = \frac{|7{,}1 - 9{,}5|}{\sqrt{\frac{16{,}7}{100} + \frac{18{,}9}{150}}} = \frac{2{,}4}{\sqrt{0{,}293}} = 4{,}43$$

Die Prüfgröße (6.23) ist t-verteilt mit folgender Anzahl von Freiheitsgraden:

$$FG = \frac{\left(\frac{16{,}7}{100} + \frac{18{,}9}{150}\right)^2}{\frac{\left(\frac{16{,}7}{100}\right)^2}{100+1} + \frac{\left(\frac{18{,}9}{150}\right)^2}{150+1}} - 2 = \frac{0{,}0858}{0{,}000381} \approx 225$$

Der kritische t_{krit}-Wert nach Tab. A.4 im Anhang beträgt bei einem zweiseitigen Test und einem Signifikanzniveau von 5% sowie 225 Freiheitsgraden ≈ 1,96. Damit ist der t_{krit}-Wert kleiner als der t_{emp}-Wert, so dass die Alternativhypothese (H_A) angenommen wird.

Schlussfolgerungen. Das Testergebnis im vorliegenden Berechnungsbeispiel zeigt, dass das arithmetische Mittel aus beiden Stichproben unter den als erfüllt vorausgesetzten Annahmen auf dem gewählten Signifikanzniveau nicht über eine gemeinsame Grundgesamtheit erklärbar ist. Die festgestellte Abweichung zwischen beiden arithmetischen Mitteln ist damit signifikant.

7 Korrelationsmaße

Die Aussage, zwei Variablen korrelieren miteinander, drückt statistisch aus, dass eine messbare Beziehung zwischen den betrachteten Variablen besteht. Ein erstes Beispiel wurde bereits in der Einführung mit einer so genannten Scheinkorrelation zwischen der Zahl der Störche und der Zahl der Geburten gegeben. Der erneute Hinweis auf das Phänomen von Scheinkorrelationen soll nochmals das Bewusstsein dafür schärfen, dass den statistischen Berechnungen immer ein inhaltlich begründetes Untersuchungskonzept zugrunde liegen muss, da nur so ein berechnetes Korrelationsmaß hinsichtlich seiner Kausalität sinnvoll zu interpretieren ist.

Um Korrelationen zu berechnen, gibt es eine Vielzahl von Korrelationskoeffizienten. Nachfolgend werden vier Korrelationsmaße vorgestellt, wobei die Auswahl unter dem Gesichtspunkt erfolgt, unterschiedliche Konzepte vorzustellen, die sich aus dem Skalenniveau der einzubeziehenden Variablen ergeben (Abb. 7.1). So setzt der Phi-Koeffizient dichotome Variablen (wie z.B. 0 = ja, 1 = nein) voraus, die häufig bei Befragungen vorliegen. Der punktbiseriale Koeffizient ermöglicht die Messung eines Zusammenhanges zwischen dichotomen und metrisch skalierten Variablen, wobei die Kombination unterschiedlicher Skalenniveaus oftmals inhaltlich interessante Analysen zulässt. Der Rang-Korrelationskoeffizient von Spearman geht von ordinalskalierten Variablen aus. Dieser Korrelationskoeffizient ist vor allem immer dann von Interesse, wenn eine der beiden Variablen nur ordinalskalierte Werte aufweist, und der Produkt-Moment-Korrelationskoeffizient deshalb nicht verwendet werden darf. In solchen Fällen ist die metrische Variable ebenfalls in eine Rangvariable zu transformieren, um so den Rang-Korrelationskoeffizienten berechnen zu können. Der Produkt-Moment-Korrelationskoeffizient setzt folglich bei beiden Variablen ein metrisches Skalenniveau voraus und ist sicherlich das am häufigsten verwendete Konzept zur statistischen Zusammenhangsanalyse.

Für weitere Hinweise und Ausführungen zu den verschiedenen Korrelationsmaßen sind vor allem Bahrenfeld, Giese, Nipper (1985), Bortz, Lienert, Boehnke (2000), Norcliffe (1981), Schönwiese (2000), Siegel (1985) sowie Spiegel, Stephens (1999) zu empfehlen. Vor allem setzen sich Bahrenfeld, Giese, Nipper (1985) sehr ausführlich mit den unterschiedlichen Konzepten zwischen dem Produkt-Moment-Korrelationskoeffizienten und der linearen Regression mit ihren jeweils spezifischen Voraussetzungen auseinander.

Koeffizient	Skalenniveau
Phi-Koeffizient	zwei dichotome Variablen
Punktbiserialer Koeffizient	eine dichotome Variable, eine metrisch skalierte Variable
Rang-Korrelations-Koeffizient (Spearman)	zwei ordinalskalierte Variablen
Produkt-Moment-Korrelationskoeffizient (Pearson)	zwei metrisch skalierte Variablen

Abb. 7.1 ▶ Ausgewählte Korrelationsmaße und zugehörige Skalenniveaus der Variablen

7.1 Phi-Koeffizient

Der Phi-Koeffizient ist eine Merkmals-Korrelation, die aus einer 2 x 2-Kontingenztafel errechnet wird. Neben dem Phi-Koeffizienten gibt es eine ganze Reihe von weiteren Korrelationsmaßen, die sich aus Kontingenztafeln errechnen lassen. Ausführungen hierzu finden sich vor allem bei Bortz, Lienert, Boehnke (2000).

Der Phi-Koeffizient wird aus den Ergebnissen des Chi-Quadrat-Tests berechnet bzw. der Chi-Quadrat-Wert kann aus dem Phi-Koeffizienten ermittelt werden. Hierbei erscheint der Hinweis wichtig, immer den Unterschied zwischen dem Chi-Quadrat-Test und dem Phi-Koeffizienten zu beachten. Mit dem Chi-Quadrat-Test wird die Signifikanz einer Beziehung zwischen zwei Variablen geprüft, während mit dem Phi-Koeffizient die Stärke dieser Beziehung ausgedrückt wird. Erfolgt die Berechnung des Phi-Koeffizienten nach der Formel (7.1), so beträgt die Spannweite des Phi-Koeffizienten zwischen 0 und + 1.

$$\phi = \sqrt{\frac{\chi^2}{n}}$$

mit
ϕ = Phi-Koeffizient
χ^2 = Empirischer Chi-Quadrat-Wert
n = Anzahl Beobachtungswerte

Formel 7.1

Erfolgt dagegen die Berechnung des Phi-Koeffizienten über die Formel (7.2) anhand einer 2 x 2-Kontingenztafel nach Tab. 7.1, so liegt die Spannweite des Phi-Koeffizienten zwischen -1 und +1.

$$\phi = \frac{a \cdot d - b \cdot c}{\sqrt{(a+b)\cdot(c+d)\cdot(a+c)\cdot(b+d)}}$$

Formel 7.2

Aus dem Stichprobenumfang und dem Phi-Koeffizienten ist dann wiederum der Chi-Quadrat-Wert entsprechend Formel (7.3) berechenbar.

$$\chi^2 = \phi^2 \cdot n$$

mit
ϕ = Phi-Koeffizient
χ^2 = Empirischer Chi-Quadrat-Wert
n = Anzahl Beobachtungswerte

Formel 7.3

Grundsätzlich ist zu beachten, dass das Vorzeichen, das sich aus der Formel (7.2) ergibt, ohne Bedeutung ist, weil die untersuchten Merkmale dichotom sind. Nur wenn die dichotomen Variablen mit ihren Kategorien eine ordinale Information im Sinne einer Größer-kleiner-Relation besitzen, kann das Vorzeichen von Phi die Richtung eines Zusammenhanges wiedergeben. Statistisch signifikant ist der Phi-Koeffizient, wenn der zugehörige Chi-Quadrat-Wert entsprechend dem vorgegebenen Signifikanzniveau signifikant ist. Als weiterer Hinweis ist zu beachten, dass, wenn die Berechnung des Chi-Quadrat-Wertes unter

Berücksichtigung der Kontinuitätskorrektur erfolgt, der Phi-Koeffizient außerhalb seiner theoretischen Grenzen von - 1 und + 1 liegen kann.

Beispiel 7.1 ▶ Phi-Koeffizient

PROBLEMSTELLUNG. In Beispiel 6.3 wurde der Chi-Quadrat-Homogenitätstest dazu benutzt, die Ergebnisse einer Befragung von Patienten, die im Rahmen des Krankentransportes bzw. der Notfallrettung transportiert worden sind, hinsichtlich der Beurteilung des Fahrstils zu analysieren. Dabei ergab sich ein signifikanter Unterschied im Antwortverhalten zwischen den Patienten der Notfallrettung und des Krankentransportes, da der empirische Chi-Quadrat-Wert in Höhe von 4,89 bei einem Signifikanzniveau von 5% oberhalb des kritischen Chi-Quadrat-Wertes von 3,84 liegt. Mithilfe des Phi-Koeffizienten soll nun zusätzlich die Stärke der festgestellten signifikanten Beziehung zwischen der Beurteilung des Fahrstils von Patienten der Notfallrettung und des Krankentransportes untersucht werden.

TESTSTATISTIK. Nach Formel (7.1) errechnet sich ein Phi-Koeffizient in Höhe von:

$$\phi = \sqrt{\frac{4{,}89}{270}} = 0{,}13$$

der zusätzlich auf der Grundlage von TAB. 7.1 über Formel (7.2) berechnet einen negativen Wert aufweist.

$$\phi = \frac{102 \cdot 18 - 119 \cdot 31}{\sqrt{(102+31) \cdot (119+18) \cdot (102+119) \cdot (31+18)}} = \frac{-1853}{\sqrt{197315209}} = -0{,}13$$

Nach Formel (7.3) lässt sich mit dem berechneten Phi-Koeffizienten unter Berücksichtigung weiterer Kommastellen und der Kenntnis des Stichprobenumfangs der empirische Chi-Quadrat-Wert wie folgt zurückrechnen:

$$4{,}89 \approx 0{,}1345^2 \cdot 270$$

SCHLUSSFOLGERUNGEN. Die über den Chi-Quadrat-Homogenitätstest ausgewiesene signifikante Abweichung in der Beurteilung des Fahrstils zwischen Patienten des Krankentransportes und der Notfallrettung ist als Zusammenhangsmaß in Höhe von 0,13 nur sehr schwach auf einer Skala von 0 bis 1 ausgeprägt. Die negative Ausprägung des Phi-Koeffizienten nach Formel (7.2) ist dabei nicht zu interpretieren.

	Beurteilung des Fahrstils als ...		
	angenehm	unangenehm	**Zeilensumme**
Patienten KT	102	31	**133**
Patienten NF	119	18	**137**
Spaltensumme	**221**	**49**	**270**

KT = Krankentransport
NF = Notfallrettung

TAB. 7.1 ▶ 2 x 2-Kontingenztafel zur Bewertung des Fahrstils bei Patienten der Notfallrettung und des Krankentransports

7.2 Punktbiserialer Korrelationskoeffizient

Der punktbiseriale Korrelationskoeffizient bietet die Möglichkeit, zwei Variablen auf ihren statistischen Zusammenhang hin zu untersuchen, wenn eine Variable ein metrisches Skalenniveau besitzt, und die andere als dichotome Variable vorliegt. Mit dem punktbiserialen Korrelationskoeffizienten erfolgt insoweit eine Mischung von Elementen der parametrischen und der nichtparametrischen Korrelation, als dass die Methode, bezogen auf die metrische Variable, nicht verteilungsfrei ist. Die Voraussetzung für den punktbiserialen Korrelationskoeffizienten liegt darin, dass die nicht-metrische Variable eine dichotome Merkmalsausprägung besitzt, durch die die metrische Variable in zwei Teilstichproben aufgeteilt wird. Die metrische Variable in den zwei Teilstichproben sollte näherungsweise normalverteilt sein und der Umfang der beiden Teilstichproben sollte nicht zu stark voneinander abweichen. Dabei gilt: Je ähnlicher der Stichprobenumfang, desto genauer wird der Test. Ebenso wie die nachfolgenden Korrelationskoeffizienten weist der punktbiseriale Korrelationskoeffizient eine Spannweite von - 1 bis + 1 auf.

Die Teststatistik des punktbiserialen Korrelationskoeffizienten sieht in einem ersten Schritt vor, dass die Variable y als dichotome Variable die Beobachtung vom Umfang n der Variablen x in die beiden Teilpopulationen n_0 und n_1 aufteilt. Für die beiden Teilpopulationen der Variablen x erfolgt über die Formeln (7.4) und (7.5) die Berechnung des jeweiligen Mittelwertes.

$$\bar{x}_0 = \frac{x_{01} + x_{02} + \ldots + x_{0n}}{n_0} = \frac{\sum_{i=1}^{n_0} x_{0i}}{n_0}$$

Formel 7.4

$$\bar{x}_1 = \frac{x_{11} + x_{12} + \ldots + x_{1n}}{n_1} = \frac{\sum_{i=1}^{n_1} x_{1i}}{n_1}$$

Formel 7.5

Zusätzlich erfolgt die Berechnung der Standardabweichung für die Variable x über die Formel (7.6).

$$s_x = \sqrt{\frac{\sum_{i=1}^{n} (x_i - \bar{x})^2}{n - 1}}$$

Formel 7.6

Liegen die berechneten arithmetischen Mittel für die beiden Teilstichproben sowie die Standardabweichung der Variablen x vor, lässt sich über die Formel (7.7) der punktbiseriale Korrelationskoeffizient (r_{pb}) berechnen:

$$r_{pb} = \frac{\bar{x}_0 - \bar{x}_1}{s_x} \cdot \sqrt{\frac{n_0 \cdot n_1}{n \cdot (n - 1)}}$$

Formel 7.7

Um den ermittelten punktbiserialen Korrelationskoeffizient auf Signifikanz zu prüfen, erfolgt die Umrechnung von r_{pb} in einen mit (n - 2) Freiheitsgraden verteilten t-Wert nach Formel (7.8):

$$t_{emp} = r_{pb} \cdot \sqrt{\frac{n-2}{1-r_{pb}^2}}$$

FORMEL 7.8

Hierbei gilt: Ist der t_{emp}-Wert kleiner als der t_{krit}-Wert, so ist die Nullhypothese (H_0) beizubehalten bzw. ist der t_{emp}-Wert größer oder gleich dem t_{krit}-Wert, so ist die Nullhypothese (H_0) zurückzuweisen.

Beispiel 7.2 ▶ Punktbiserialer Korrelationskoeffizient

PROBLEMSTELLUNG. Beispielhaft soll das Einsatzfahrtaufkommen an einer Rettungswache bezüglich der Einsatzzeit zwischen Einsatzfahrten mit Sonderrechten auf der Anfahrt (= Notfallrettung) und Einsatzfahrten ohne Sonderrechte auf der Anfahrt (= Krankentransporte) untersucht werden. Es hat sich an dieser Rettungswache in der Vergangenheit gezeigt, dass die Einsatzzeit im Rahmen der Notfallrettung erkennbar kürzer ist als bei Krankentransporten. Der vermutete Unterschied zwischen den Einsatzzeiten soll nachfolgend mithilfe eines Zusammenhangsmaßes statistisch quantifiziert werden.

ÜBERPRÜFUNG DER TESTVORAUSSETZUNGEN. In TAB. 7.2 sind beispielhaft 30 Einsatzfahrten mit den beiden Variablen »Anfahrt mit Sonderrechten« (0 = ja/ 1 = nein) und »Einsatzzeit« aufgeführt. Während die Variable »Anfahrt mit Sonderrechten« eine dichotome Merkmalsausprägung aufweist, ist die Variable »Einsatzzeit« eine metrische Variable, so dass zur Untersuchung eines Zusammenhanges zwischen beiden Variablen der punktbiseriale Korrelationskoeffizient zu verwenden ist. Die Unterteilung der 30 Einsatzfahrten in die beiden Teilstichproben anhand der Variablen »Anfahrt mit Sonderrechten« ergibt etwa zwei gleich große Teilstichproben für die Variable »Einsatzzeit« mit dem Umfang $n_0 = 17$ und $n_1 = 13$. Hierbei umfasst n_0 die Fahrten ohne Sonderrechte und n_1 die Fahrten mit Sonderrechten. Die beiden Histogramme in ABB. 7.2 deuten eine Normalverteilung der Variablen in beiden Teilstichproben an, womit die Voraussetzungen des punktbiserialen Korrelationskoeffizienten als erfüllt anzusehen sind. Für die beiden Teilstichproben errechnet sich ein Mittelwert von $\bar{x}_0 = 51{,}29$ Minuten und $\bar{x}_1 = 41{,}54$ Minuten. Die Standardabweichung für die Variable »Einsatzzeit« beträgt 6,84 Minuten.

TESTSTATISTIK. Über die Formel (7.7) errechnet sich folgender punktbiserialer Korrelationskoeffizient:

$$r_{pb} = \frac{51{,}29 - 41{,}54}{6{,}84} \cdot \sqrt{\frac{17 \cdot 13}{30 \cdot (30-1)}} = 1{,}43 \cdot 0{,}5 = 0{,}715$$

PRÜFUNG DER HYPOTHESEN. Nach der Berechnung des punktbiserialen Korrelationskoeffizienten ist zu prüfen, ob dieser signifikant (H_A) oder nicht signifikant (H_0) von Null abweicht. Die Hypothesen zur Überprüfung der Signifikanz des errechneten punktbiserialen Koeffizienten lauten demnach:

H_0: $0{,}715 = 0$ $\quad$ H_A: $0{,}715 \neq 0$

Als Signifikanzniveau werden 5% festgelegt. Der Test erfolgt als zweiseitige Fragestellung.

Zur Prüfung des berechneten punktbiserialen Korrelationskoeffizienten auf Signifikanz ergibt sich bei (n - 2) Freiheitsgraden und einem gewählten Signifikanzniveau von 5% gemäß TAB. A.4 im Anhang ein kritischer t_{krit}-Wert von 2,048 bei zweiseitiger Fragestellung. Über Formel (7.8) errechnet sich ein t_{emp}-Wert in Höhe von:

$$t_{emp} = 0{,}715 \cdot \sqrt{\frac{30-2}{1-0{,}715^2}} = 0{,}715 \cdot 7{,}57 = 5{,}41$$

Der kritische t_{krit}-Wert von 2,048 ist damit kleiner als der empirische t_{emp}-Wert in Höhe von 5,41, womit die Nullhypothese (H_0) zugunsten der Alternativhypothese (H_A) abzuweisen ist.

SCHLUSSFOLGERUNGEN. Die Berechnung des punktbiserialen Korrelationskoeffizienten ergibt einen statistisch messbaren Zusammenhang in Höhe von 0,715 zwischen den Variablen »Anfahrt mit Sonderrechten« und der »Einsatzzeit«, die bei 5% statistisch signifikant ist. Der vermutete Zusammenhang zwischen der Länge der Einsatzzeit bei Einsätzen der Notfallrettung und des Krankentransportes ist damit statistisch quantifiziert belegt.

Einsatzfahrt-nummer	Anfahrt mit Sonderrechten	Einsatzzeit	Einsatzfahrt-nummer	Anfahrt mit Sonderrechten	Einsatzzeit
1	0	49	16	0	56
2	0	46	17	1	40
3	0	46	18	0	49
4	1	41	19	1	39
5	1	44	20	0	53
6	1	48	21	0	57
7	0	50	22	1	47
8	1	44	23	1	43
9	0	55	24	0	53
10	1	40	25	0	54
11	0	51	26	1	39
12	0	59	27	1	38
13	0	61	28	1	42
14	0	41	29	1	35
15	0	42	30	0	50

0 = nein = Anfahrt ohne Sonderrechte
1 = ja = Anfahrt mit Sonderrechten

TAB. 7.2 ▶ Einatzfahrtaufkommen nach Sonderrechten

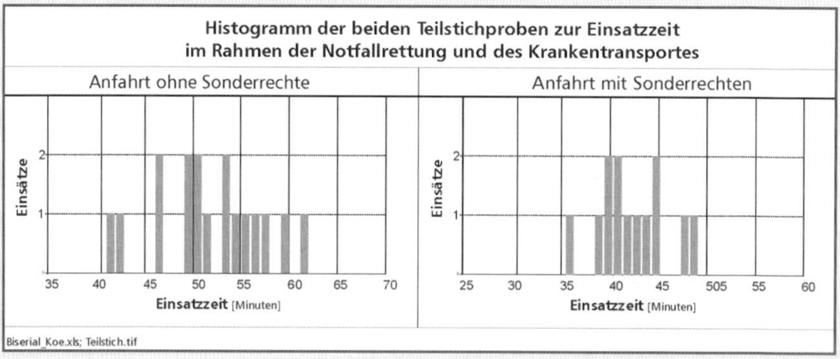

ABB. 7.2

7.3 Rang-Korrelationskoeffizient nach Spearman

Der Rang-Korrelationskoeffizient (r_s) von Spearman ist ein Maß der linearen Korrelation zwischen zwei Variablen, die in ein Diagramm eingezeichnet als Gerade erscheinen würden. Dabei bedeutet ein Rang-Korrelationskoeffizient von - 1, dass eine vollständige negative Korrelation vorliegt, während ein Wert + 1 eine vollständige positive Korrelation anzeigt. Ergibt sich dagegen eine »Null« als Zusammenhangsmaß, so besteht keine Korrelation zwischen den beiden Variablen. Darüber hinaus geben alle zwischen 0 und -1/+1 liegenden Korrelationskoeffizienten die Stärke des Zusammenhangs zwischen den beiden betrachteten Variablen wieder. Der Rang-Korrelationskoeffizient nach Spearman ist vor allem immer dann als Korrelationsmaß für zwei Messwertreihen angezeigt, wenn die Voraussetzung für die Anwendung des nachfolgend dargestellten parametrischen Produkt-Moment-Korrelationskoeffizienten nach Pearson nicht erfüllt ist. Insofern die Variablen nicht als Rangdaten vorliegen, sind in einem ersten Schritt die beiden Messwertreihen in Rangreihen zu transformieren, um auf diese Weise anschließend pro Rangpaar die Differenzen der Rangwerte zu bilden und aufzusummieren. Bei Rangdaten besteht dabei grundsätzlich immer die Möglichkeit, dass zwei oder mehr Beobachtungen denselben Rang besitzen. Streng genommen müssen in solchen Situationen, wenn so genannte verbundene Ränge vorliegen, Korrekturen bei der Berechnung vorgenommen werden, die allerdings immer erst dann zu empfehlen sind, wenn

- ▶ drei oder mehr Beobachtungen denselben Wert besitzen,
- ▶ die Zahl der paargleichen Werte größer als ein Viertel der Zahl der Beobachtungen ist.

Hinweise zur Berechnung des Rang-Korrelationskoeffizienten nach Spearman mit entsprechenden Korrekturen finden sich u.a. bei Siegel (1985) oder Bortz, Lienert, Boehnke (2000).

Die allgemeine Formel zur Berechnung des Rang-Korrelationskoeffizienten lautet wie folgt:

$$r_s = 1 - \left(\frac{6\sum_{i=1}^{n} d_i^2}{n^3 - n} \right)$$

mit
d = Differenz der Rangvariablen
n = Anzahl Beobachtungswerte

FORMEL 7.9

Ob ein berechneter r_s-Wert, von dem unter der Nullhypothese erwarteten Wert ($r_s = 0$) statistisch signifikant in positiver oder negativer Richtung abweicht, lässt sich mittels der t-Verteilung bei (n - 2) Freiheitsgraden abschätzen.

Die Prüfung, inwieweit der Rang-Korrelationskoeffizient der Stichproben ein Maß dafür ist, dass die beiden Variablen in der Grundgesamtheit unabhängig voneinander

$(\theta_{xy} = 0)$ bzw. abhängig $(\theta_{xy} \neq 0)$ voneinander sind, wird mithilfe der folgenden Hypothesen geprüft:

$H_0 : \theta_{xy} = 0 \qquad H_A : \theta_{xy} \neq 0$

Ist der t_{emp}-Wert größer oder gleich dem t_{krit}-Wert, so wird die Nullhypothese (H_0) zurückgewiesen, womit eine signifikante Korrelation vorliegt. Die Umrechnung des r_s-Koeffizienten in einen (n - 2) Freiheitsgraden verteilten t_{emp}-Wert erfolgt über die Formel:

$$t_{emp} = r_s \cdot \sqrt{\frac{n-2}{1-r_s^2}}$$

Formel 7.10

Abschließend sei darauf hingewiesen, dass der Rang-Korrelationskoeffizient nach Spearman gegenüber Ausreißerdifferenzen sehr sensitiv reagiert. So ist es schon möglich, dass ein Rangpaar, das den höchsten Rang der Variablen x mit dem niedrigsten Rang der Variablen y verbindet, die Rangkorrelation gegen 0 drückt, obwohl die übrigen Rangwerte eine gute Übereinstimmung aufweisen und damit einen hohen r_s-Wert andeuten. In solchen Fällen ist an Stelle des Rang-Korrelationskoeffizienten nach Spearman der Korrelationskoeffizient von Kendall zu verwenden. Entsprechende Ausführungen hierzu finden sich u.a. bei Bortz, Lienert, Boehnke (2000).

Beispiel 7.3 ▶ Rang-Korrelationskoeffizient nach Spearman

Problemstellung. Es zeigt sich häufig, dass das einwohnerbezogene Einsatzaufkommen des Rettungsdienstes (= Einsatzrate) zwischen städtischen und ländlichen Gebieten variiert, wobei in städtischen Gebieten in der Regel die Einsatzrate höher ist als in ländlichen Gebieten. Um diesen Sachverhalt näher zu untersuchen, wurden auf der Grundlage der siedlungsstrukturellen Kreistypen des Bundesamtes für Bauwesen und Raumordnung (BBR) neun Rettungsdienstbereiche (RDB A bis I) ausgewählt, die jeweils einen spezifischen siedlungsstrukturellen Kreistyp darstellen. Neben der Kreistypisierung unterscheidet das BBR auf regionaler Ebene noch die drei Grundtypen:

- Kreistypen in Aggregationsräumen
- Kreistypen in verstädterten Räumen
- Kreistypen in ländlichen Räumen

Die neun Rettungsdienstbereiche (RDB A bis I) mit ihrer jeweiligen Kreistypisierung lassen sich auf der Basis ihrer Einwohnerdichte als generellstes Maß der siedlungsstrukturellen Gegebenheiten nach einer Rangfolge gemäß Tab. 7.3 ordnen. Die jeweils zugehörigen Einsatzraten sind ebenfalls in Tab. 7.3 aufgeführt, wonach die einwohnerbezogene rettungsdienstliche Leistung zwischen maximal 181,6 Einsätzen pro 1.000 Einwohner und Jahr und minimal 96,9 Einsätzen pro 1.000 Einwohner und Jahr schwankt.

Überprüfung der Voraussetzungen. Beide metrischen Variablen sind in eine Rangvariable überführt worden. Da keine Paarbindungen vorliegen, ist bei der Berechnung auch keine Korrektur zu berücksichtigen. Die Voraussetzungen für den Rang-Korrelationskoeffizienten nach Spearman sind damit erfüllt.

Teststatistik. Auf der Grundlage der ermittelten Rangvariablen erfolgt gemäß Tab. 7.4 die Bildung der Differenz zwischen den Rangvariablen sowie deren Quadrierung. Nach der Formel (7.9) ergibt sich als Rang-Korrelationskoeffizient folgender Wert zwischen den Variablen »Siedlungsstruktur« und »Einsatzrate«:

$$r_s = 1 - \left(\frac{6 \cdot 44}{9^3 - 9}\right) = 1 - \frac{264}{720} = 0{,}633$$

Der berechnete Rang-Korrelationskoeffizient von 0,633 zeigt an, dass eine recht hohe Assoziation zwischen dem einwohnerbezogenen Einsatzaufkommen in einem Rettungsdienstbereich und der zugehörigen siedlungsstrukturellen Klassifikation besteht.

Prüfung der Hypothesen. Ob der errechnete Rang-Korrelationskoeffizient in Höhe von 0,633 signifikant ist, wird über die nachfolgende Hypothese als zweiseitige Fragestellung für ein Signifikanzniveau von 5% geprüft:

$H_0 : 0{,}633 = 0$ $\qquad$ $H_A : 0{,}633 \neq 0$

Nach Formel (7.10) errechnet sich als empirische Prüfgröße folgender Wert:

$$t_{emp} = 0{,}633 \cdot \sqrt{\frac{9-2}{1-0{,}633^2}} = 0{,}633 \cdot 3{,}418 = 2{,}16$$

Bei einem Signifikanzniveau von 5% ergibt sich nach Tab. A.4 im Anhang bei 7 Freiheitsgraden (= 9 - 2) für einen zweiseitigen Test ein t_{krit}-Wert von 2,365. Damit ist die empirische Prüfgröße (t_{emp}) kleiner als die kritische Prüfgröße (t_{krit}), so dass die Nullhypothese (H_0) nicht abzulehnen ist, womit der vorliegende Korrelationskoeffizient auch nicht signifikant ist.

Schlussfolgerungen. Der ermittelte Rang-Korrelationskoeffizient zeigt mit 0,633 einen positiven Zusammenhang an, wonach mit zunehmender Urbanisierung auch eine höhere Einsatzrate zu erwarten ist. Die erwartete Korrelation erweist sich allerdings auf einem Signifikanzniveau von 5% als nicht signifikant. Unabhängig von den Berechnungsergebnissen wird bei dem Beispiel eine grundsätzliche Problematik von Rangdaten erkennbar, nämlich die Gewährleistung gleicher Abstände zwischen den Rängen. Die Überführung der Siedlungsstrukturen, gemessen an der »Einwohnerdichte« in eine Rangvariable, ist als solche unproblematisch, jedoch sind z.B. die Abstände der Ränge zwischen dem RDB B als Kernstadt in einem verstädterten Raum mit 1.304 E/qkm und dem RDB C als hochverdichteter Kreis in einem Agglomerationsraum mit 455 E/qkm nicht gleich groß. Weiterhin ist auch bei der Variablen »Einsatzrate« der Abstand zwischen den einzelnen Rängen nicht identisch. So liegt dieser zwischen Rang 1 und 2 bei 2,6 Einsätzen pro 1.000 Einwohner und Jahr, während zwischen z.B. Rang 2 und 3 eine Differenz von 31,8 Einsätzen pro 1.000 Einwohner und Jahr besteht.

Das Kernproblem gleicher Ränge tritt praktisch in allen Fragestellungen in unterschiedlicher Qualität auf und ist entsprechend bei der Interpretation der Ergebnisse zu berücksichtigen. In dem vorliegenden Beispiel sind die Ergebnisse aufgrund der verwendeten Rangvariablen damit durch weitere Untersuchungen – wie sie nachfolgend auch noch gezeigt werden – zu ergänzen, um den Zusammenhang zwischen

Siedlungsstruktur auf der einen Seite und einwohnerbezogenem Einsatzaufkommen auf der anderen Seite statistisch fundierter herauszuarbeiten.

Variable		Rangvariable		Differenz der Rang-variablen	Quadrierte Differenz
Rettungsdienstbereich nach Einwohnerdichte und zugehöriger Siedlungsstruktur	Einsatzrate	Rettungsdienstbereich nach Einwohnerdichte und zugehöriger Siedlungsstruktur	Einsatzrate		
x_i	y_i	$R(x_i)$	$R(y_i)$	d	d^2
RDB A 1.335 E/qkm = Kernstadt im Agglomerationsraum	181,6	1	1	0	0
RDB B 1.304 E/qkm = Kernstadt im verstädterten Raum	178,0	2	2	0	0
RDB C 455 E/qkm = Hochverdichteter Kreis im Agglomerationsraum	128,1	3	5	- 2	4
RDB D 285 E/qkm = Verdichteter Kreis im Agglomerationsraum	117,7	4	7	- 3	9
RDB E 193 E/qkm = Verdichteter Kreis im verstädterten Raum	114,4	5	8	- 3	9
RDB F 141 E/qkm = Ländlicher Kreis im Agglomerationsraum	146,2	6	3	3	9
RDB G 103 E/qkm = Ländlicher Kreis im verstädterten Raum	136,9	7	4	3	9
RDB H 96 E/qkm Ländlicher Kreis höherer Dichte im ländlichen Raum	119,7	8	6	2	4
RDB I 81 E/qkm = Ländlicher Kreis geringerer Dichte im ländlichen Raum	96,9	9	9	0	0
					44

Einwohnerdichte = Einwohner (E) je Qudratkilometer (qkm)
Einsatzrate = Einsätze je 1.000 Einwohner und Jahr

TAB. 7.3 ▶ Rettungsdienstbereiche nach ihrer Siedlungsstruktur und zugehörigen Einsatzraten

7.4 Produkt-Moment-Korrelationskoeffizient nach Pearson

Bei der Messung von Zusammenhängen zwischen zwei Variablen gibt es eine Vielzahl von Möglichkeiten, wie die Zusammenhänge verursacht werden. So besteht die Möglichkeit eines einfachen einseitigen Zusammenhangs zwischen zwei Variablen; dies entspricht dem Modell der einfachen Regressionsanalyse. Beeinflussen sich dagegen zwei Variablen gegenseitig, so liegt ein wechselseitiger Zusammenhang vor. Ein mehrfacher Zusammenhang besteht, wenn eine Variable von mehreren Variablen abhängt. Eine Kausalkette liegt vor, wenn zwei Variablen durch eine oder mehrere vermittelnde Variablen beeinflusst werden. Neben diesen recht einfachen Kausalbeziehungen sind darüber hinaus kompliziertere Zusammenhangsstrukturen denkbar, wie die nachfolgende Abb. 7.3 zeigt.

Möglichkeiten statistischer Zusammenhänge		
<u>Einseitiger linearer Zusammenhang:</u> Die Variable X hängt von der Variable Y ab	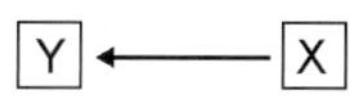	Das Einsatzaufkommen (Y) in einem Gebiet hängt von der Bevölkerung (X) ab
<u>Einfacher wechselseitiger Zusammenhang:</u> Die Variablen X und Y beeinflussen sich gegenseitig bzw. hängen jeweils voneinander ab	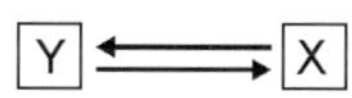	Mit zunehmender Entfernung vom Notfallort (Y) nimmt die Anfahrtzeit (X) zu bzw. mit zunehmender Anfahrtzeit steigt die Zahl der zurückgelegten Anfahrtkilometer zum Notfallort
<u>Mehrfacher Zusammenhang:</u> Die Variable Y hängt von den Variablen $X_1 \dots X_n$ ab	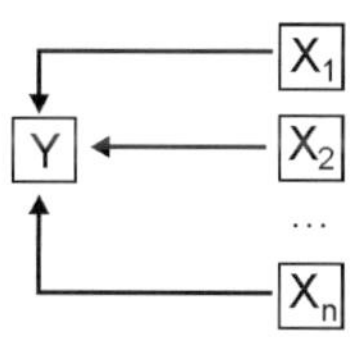	Das Einsatzaufkommen (Y) hängt u.a. von der Bevölkerungszahl (X_1), der vorhandenen Siedlungsstruktur (X_2) und dem Meldeverhalten der Bevölkerung (X_3)ab
	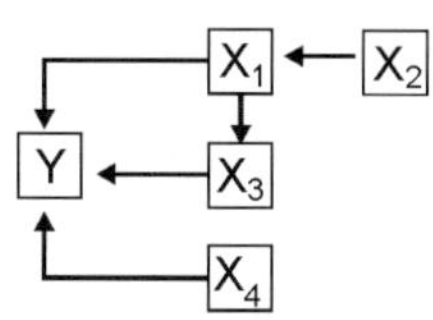	Weiterhin besteht die Möglichkeit, dass einzelne Variablen miteinander in Beziehung stehen. So beeinflusst der Arbeitsmarkt einer Region (X_2) über Zu- und Abwanderung von Erwerbstätigen die Bevölkerungszahl (X_1) und somit auf längere Sicht auch die Siedlungsstruktur (X_3) und damit in der Konsequenz ebenso das rettungsdienstliche Einsatzaufkommen (Y)
	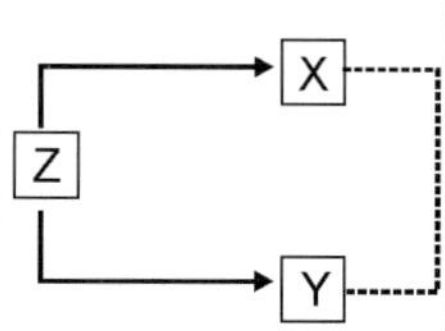	Es besteht auch die Möglichkeit, dass zwei Variablen X und Y von einer dritten Variable Z abhängen. So sinkt mit der Einsatzentscheidung zugunsten des Notfalles im Mittel die Einsatzzeit, während gleichzeitig die Fehlfahrtquote steigt.

Abb. 7.3

Der einfache wechselseitige Zusammenhang und der einseitige lineare Zusammenhang bilden die Grundlage des nachfolgend dargestellten Produkt-Moment-Korrelationskoeffizienten sowie der im anschließenden Kapitel dargestellten Regressionsanalyse. Die darüber hinausgehenden Zusammenhangsstrukturen sind Gegenstand der so genannten multivariaten Statistik, wie sie u.a. bei Backhaus, Erichson, Plinke, Weiber (1990) und Bahrenberg, Giese, Nipper (1992) zu finden sind.

An dieser Stelle erscheint bereits der Hinweis wichtig, dass zwischen der Korrelation und der Regression zwei völlig unterschiedliche Konzepte bestehen. Wie bereits ausgeführt, setzt die Regressionsanalyse eine einseitige Kausalbeziehung zwischen zwei Variablen voraus, während die Korrelation lediglich eine lineare Assoziation verlangt, die über unterschiedliche Zusammenhangsmechanismen denkbar ist.

Das Prinzip des Produkt-Moment-Korrelationskoeffizienten nach Pearson (kurz: Korrelationskoeffizient r_{xy}) verdeutlicht ABB. 7.4 über verschiedene Variationen von Zusammenhängen zwischen zwei Variablen und deren statistischer Messung. Die Beispiele A bis D sind mit einer linearen Assoziation grundsätzlich vereinbar, während die Beispiele E und F nichtlineare Beziehungen widerspiegeln, bei denen der Korrelationskoeffizient r_{xy} nicht verwendet werden darf. So besitzt eine u-förmige Verteilung von zwei Variablen in Beispiel E eine starke Assoziation, weist allerdings als lineare Korrelation einen Wert von 0 auf. Ebenso wird eine starke zirkuläre Beziehung wie in Beispiel F nicht adäquat durch eine lineare Beziehung repräsentiert. Die Beispiele verdeutlichen die Notwendigkeit, im Vorfeld einer Korrelationsanalyse immer ein so genanntes Streudiagramm wie in ABB. 7.4 zu erstellen, um auf diese Weise die vermutete lineare Beziehung visuell kontrollieren zu können.

Neben der Kontrolle der Linearitätsannahme ist es weiterhin notwendig, die zugrunde liegenden Daten auf so genannte »Ausreißer« hin zu untersuchen. ABB. 7.5 zeigt deren Wirkung, wonach einerseits eine starke Korrelation mit einem »Extremwert« erzeugt wird bzw. auf der anderen Seite durch einen »Extremwert« eine starke Korrelation reduziert wird. Im Falle des Vorhandenseins solcher »Ausreißer« oder »Extremwerte« in der Stichprobe, wie sie in ABB. 7.5 dargestellt sind, ist zu prüfen, welche Ursachen zu dem Messwert führten. Liegen die Ursachen in einer Art Messfehler begründet, so sind die Extremwerte zu bereinigen. Sind Messfehler auszuschließen, ist grundsätzlich das Datenmaterial hinsichtlich seiner Repräsentativität bezüglich des zu untersuchenden Phänomens zu überprüfen. Möglicherweise geben die Daten gar nicht das Phänomen adäquat wieder, das man untersuchen möchte. In der Literatur sind unabhängig von inhaltlichen Begründungen zur Datenbereinigung Größenordnungen aufgeführt, ab wann »Ausreißer« aus einem Datenpool auszuschließen sind. So beispielsweise, wenn ein in Frage kommender »Ausreißer« außerhalb des Intervalls $\bar{x} \pm 4 \cdot s$ liegt, wobei die Parameter $\bar{x}$ und s ohne den zugehörigen »Ausreißerwert« zu berechnen sind.

Ebenso wie der zuvor diskutierte Rang-Korrelationskoeffizient besitzt der Korrelationskoeffizient von Pearson (r_{xy}) eine Spannweite von -1 bis +1, wobei -1 einen völlig negativen Zusammenhang anzeigt, während bei +1 von einer perfekten positiven Korrelation auszugehen ist. Ein Korrelationskoeffizient von 0 bedeutet, dass kein statistisch messbarer Zusammenhang zwischen beiden Variablen besteht, diese also voneinander unabhängig sind.

Werte des Produkt-Moment-Korrelationskoeffizienten in unterschiedlichen Stichproben

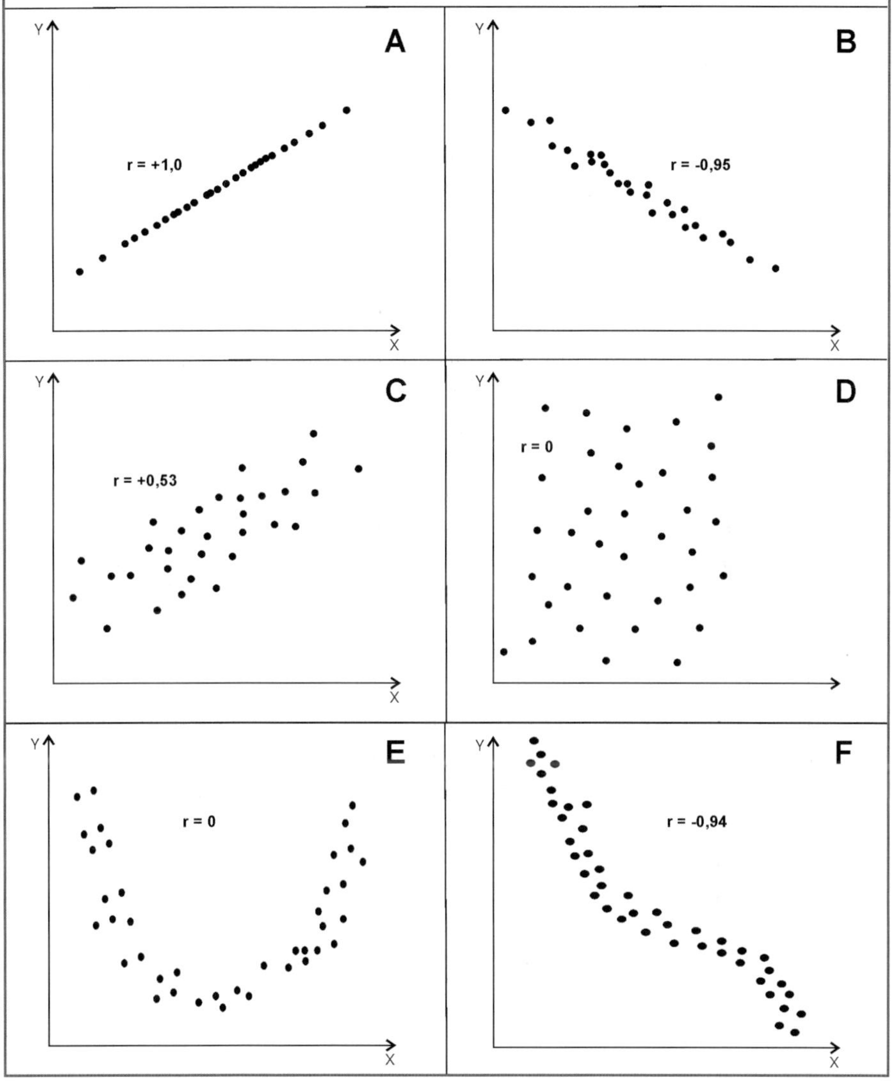

Abb. 7.4

Als Richtwert zur Einschätzung des Korrelationskoeffizienten wird von einem starken Zusammenhang bei einem Korrelationskoeffizienten größer 0,8 gesprochen, von einem mittleren Zusammenhang zwischen 0,5 und 0,8 sowie von einem schwachen Zusammenhang unter 0,5. Die Beurteilung eines Korrelationskoeffizienten hängt allerdings stark davon ab, ob ein beobachteter linearer Zusammenhang auf »harten« Daten beruht, wie sie z.B. bei physikalischen Experimenten gewonnen werden, oder auf »weichen« Daten, wie

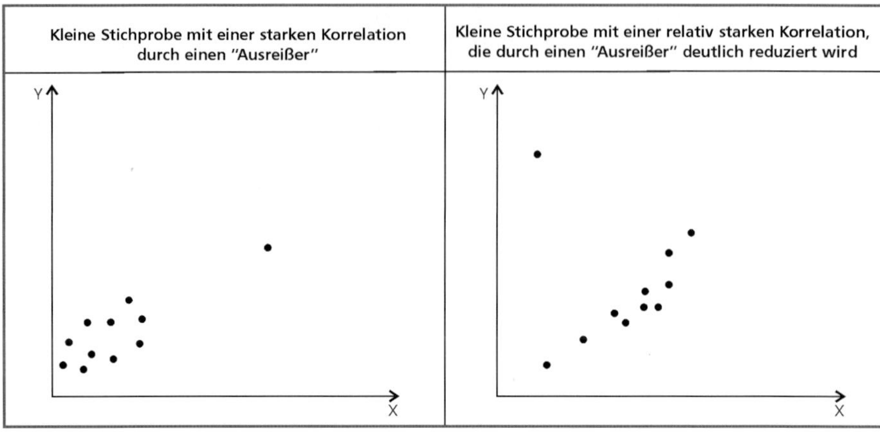

Abb. 7.5 ▶ Das Problem der »Ausreißer« bei der Messung statistischer Zusammenhänge

sie in der Regel bei sozial/ökonomischen Sachverhalten zu finden sind. Im letzteren Fall können gemessene Korrelationen von 0,5 durchaus auch als starker Zusammenhang bewertet werden.

Während die zuvor beschriebenen Korrelationsmaße mit gewisser Ausnahme des punktbiserialen Korrelationskoeffizienten nichtparametrische Testverfahren darstellen, setzt der Korrelationskoeffizient (r_{xy}) voraus, dass neben dem metrischen Skalenniveau die beiden Variablen x und y binormalverteilt sind, um mittels Teststatistik von dem festgestellten linearen Zusammenhang der Stichprobe auf die zugrunde liegende Grundgesamtheit schließen zu können. Bei der Binormalverteilung besitzen sowohl die Variable x als auch die Variablen y jeweils eine univariate Normalverteilung. Allerdings ist aus diesem Sachverhalt nicht zu folgern, ob zwei normalverteilte Variablen automatisch auch eine Binormalverteilung aufweisen. Trotz dieser Unschärfe ist beim Produkt-Moment-Korrelationskoeffizienten zumeist davon auszugehen, dass die Voraussetzung der Binormalverteilung erfüllt ist, wenn die beiden Variablen normalverteilt sind, da für die Prüfung einer Binormalverteilung die Stichproben in der Regel zu klein sind.

Der Produkt-Moment-Korrelationskoeffizient (r_{xy}) nach Pearson ist über die nachfolgende Formel zu berechnen:

$$r_{xy} = \frac{\sum_{i=1}^{n}(x_i - \bar{x})\cdot(y_i - \bar{y})}{\sqrt{\sum_{i=1}^{n}(x_i - \bar{x})^2 \cdot \sum_{i=1}^{n}(y_i - \bar{y})^2}}$$

mit

r_{xy} = Produkt-Moment-Korrelationskoeffizient
$\bar{x}$ = Mittelwert der Variablen x
x_i = Beobachtungswert der Variablen x
$\bar{y}$ = Mittelwert der Variablen y
y_i = Beobachtungswert der Variablen y
n = Anzahl Beobachtungswerte

Formel 7.11

Zur einfacheren Berechnung des Produkt-Moment-Korrelationskoeffizienten über verschiedene Summenwerte der Variablen ist auch die nachfolgende Formel zu verwenden:

$$r_{xy} = \frac{n \cdot \sum_{i=1}^{n} x_i \cdot y_i - \left(\sum_{i=1}^{n} x_i\right) \cdot \left(\sum_{i=1}^{n} y_i\right)}{\sqrt{\left[n \cdot \sum_{i=1}^{n} x_i^2 - \left(\sum_{i=1}^{n} x_i\right)^2\right] \cdot \left[n \cdot \sum_{i=1}^{n} y_i^2 - \left(\sum_{i=1}^{n} y_i\right)^2\right]}}$$

mit

r_{xy} = Produkt-Moment-Korrelationskoeffizient
x_i = Beobachtungswert der Variablen x
y_i = Beobachtungswert der Variablen y
n = Anzahl Beobachtungswerte

FORMEL 7.12

Die Prüfung, inwieweit der Schätzwert r_{xy} der Stichprobe ein Maß dafür ist, dass die beiden Variablen in der Grundgesamtheit unabhängig (= $\theta_{xy} = 0$) bzw. abhängig (= $\theta_{xy} \neq 0$) voneinander sind, wird mithilfe der folgenden Hypothesen geprüft:

$H_0 : \theta_{xy} = 0 \qquad H_A ; \theta_{xy} \neq 0$

Das Ziel des Tests besteht darin, den Stichproben-Korrelationskoeffizienten mit einer theoretischen Korrelation unter der Annahme der Nullhypothese zu vergleichen, ob eine Assoziation ($\theta \neq 0$) vorliegt. Im Falle einer von 0 abweichenden Korrelation der Stichprobe ist es die Zielsetzung, die Nullhypothese für ein gewähltes Signifikanzniveau zurückzuweisen. Die t-verteilte Prüfgröße mit (n - 2) Freiheitsgraden wird über die folgende Formel berechnet:

$$t_{emp} = r_{xy} \cdot \sqrt{\frac{n-2}{1-r_{xy}^2}}$$

mit

r_{xy} = Produkt-Moment-Korrelationskoeffizient
n = Anzahl Beobachtungswerte

FORMEL 7.13

Beispiel 7.4 ▶ Produkt-Moment-Korrelationskoeffizient nach Pearson

PROBLEMSTELLUNG. Im Rahmen einer Korrelationsanalyse soll geprüft werden, inwieweit ein Zusammenhang zwischen der Einwohnerdichte von Rettungsdienstbereichen und der zugehörigen Einsatzrate vorliegt. Die Untersuchung soll die Ergebnisse aus der Analyse mithilfe des Rang-Korrelationskoeffizienten nach Spearman in Beispiel 7.3 ergänzen, da die dort erzielte positive Korrelation zwischen Siedlungsstruktur und Einsatzrate sich als nicht signifikant herausstellte. Die Untersuchung erfolgt anhand der Daten aus den 46 Rettungsdienstbereichen in Hessen und Sachsen, die in TAB. 7.4 mit folgenden Angaben für das Jahr 1994 aufgeführt sind:

- Einwohnerzahl
- Einwohnerdichte
- Einsatzaufkommen
- Einsatzrate

Die Daten sind aus Schmiedel (1998b) entnommen.

PRÜFUNG DER VORAUSSETZUNGEN. Die beiden Variablen »Einwohnerdichte« und »Einsatzrate« sind metrische Variablen, womit eine Voraussetzung des Produkt-Moment-Korrelationskoeffizienten erfüllt ist. Die Histogramme in ABB. 7.6 und ABB. 7.7 zeigen, dass die Variable »Einwohnerdichte« eine sehr starke Rechtsschiefe aufweist,

Nr.	Rettungsdienstbereich	Einwohner	Einwohnerdichte[1]	Einsatzaufkommen	Einsatzrate[2]	Nr.	Rettungsdienstbereich	Einwohner	Einwohnerdichte[1]	Einsatzaufkommen	Einsatzrate[2]
1	Annaberg	92.049	210,1	14.168	153,9	24	Main-Taunus-Kreis	212.326	954,7	18.876	88,9
2	Aue-Schwarzenberg	150.082	284,1	19.193	127,9	25	Marburg-Biedenkopf	250.560	198,5	28.659	114,4
3	Bautzen	162.536	170,3	19.742	121,5	26	Meißen-Radebeul	164.000	234,6	14.299	87,2
4	Bergstraße	258.329	359,0	28.683	111,0	27	Mittlerer Erzgebirgskreis	99.073	162,8	9.126	92,1
5	Chemnitz	266.696	1.884,9	37.591	141,0	28	Mittweida	143.795	184,5	19.928	138,6
6	Darmstadt	294.688	709,2	39.495	134,0	29	Odenwaldkreis	97.755	156,7	10.059	102,9
7	Dieburg	120.949	331,1	12.993	107,4	30	Offenbach	443.511	1.106,0	46.729	105,4
8	Dresden	469.110	2.078,0	102.744	219,0	31	Rheingau-Taunus-Kreis	181.416	223,6	15.743	86,8
9	Frankfurt am Main	652.412	2.626,5	91.149	139,7	32	Riesa-Großenhain	127.756	155,3	13.968	109,3
10	Freiberg	155.847	170,3	16.417	105,3	33	RZV Döbeln, Leipziger Land Muldentalkreis	439.536	191,4	47.213	107,4
11	Fulda	209.325	151,6	25.049	119,7	34	RZV Nordsachsen	202.032	103,9	29.539	146,2
12	Gießen	250.006	292,5	34.924	139,7	35	RZV Schlesische Oberlausitz	179.493	128,1	22.154	123,4
13	Groß-Gerau	242.832	535,9	23.618	97,3	36	RZV Vogtland	284.076	201,7	35.568	125,2
14	Hersfeld-Rotenburg	133.107	121,3	15.400	115,7	37	RZV Westsachsen	401.870	409,3	60.875	151,5
15	Hochtaunuskreis	219.517	455,3	28.121	128,1	38	Sächsische Schweiz	159.584	171,7	18.446	115,6
16	Hoyerswerda	96.429	155,3	9.412	97,6	39	Schwalm-Eder-Kreis	190.970	124,1	19.842	103,9
17	Kamenz	124.016	146,2	8.425	67,9	40	Stollberg	99.482	347,6	10.140	101,9
18	Kassel	441.596	315,5	60.204	136,3	41	Vogelsbergkreis	118.540	81,3	16.224	136,9
19	Lahn-Dill-Kreis	261.234	244,9	29.572	113,2	42	Waldeck-Frankenberg	168.711	91,3	23.246	137,8
20	Leipzig	470.778	3.168,5	67.603	143,6	43	Weißeritzkreis	114.960	157,1	14.779	128,6
21	Limburg-Weilburg	168.796	228,6	13.043	77,3	44	Werra-Meißner-Kreis	117.892	115,1	16.112	136,7
22	Löbau-Zittau	163.403	233,9	17.609	107,8	45	Wetteraukreis	281.852	256,1	34.045	120,8
23	Main-Kinzig-Kreis	398.288	285,0	46.885	117,7	46	Wiesbaden	266.081	1.305,0	48.328	181,6
								10.547.296	**266,9**	**1.335.938**	**126,7**

Quelle: Schmiedel 1998, S. 63, 65,153.
1 = Einwohner pro Quadratkilometer, 1994
2 = Einsätze pro 1.000 Einwohner und Jahr 1994

TAB. 7.4 ▶ Einwohnerzahl und Einsatzaufkommen mit den zugehörigen Kennzahlen für die Rettungsdienstbereiche in Hessen und Sachsen 1994

Nr.	Einwohnerdichte[1]	Einsatzrate				Nr.	Einwohnerdichte[1]	Einsatzrate			
	[x]	[y]	$[x^2]$	$[y^2]$	$[x \cdot y]$		[x]	[y]	$[x^2]$	$[y^2]$	$[x \cdot y]$
1	5,35	153,92	28,60	23.691,37	823,10	25	5,29	114,38	27,99	13.082,78	605,13
2	5,65	127,88	31,92	16.353,29	722,44	26	5,46	87,19	29,79	7.602,10	475,87
3	5,14	121,46	26,39	14.752,53	624,00	27	5,09	92,11	25,94	8.484,25	469,08
4	5,88	111,03	34,61	12.327,66	653,24	28	5,22	138,59	27,22	19.207,19	723,13
5	7,54	140,95	56,88	19.866,90	1.062,99	29	5,05	102,90	25,54	10.588,41	520,06
6	6,56	134,02	43,09	17.961,36	879,73	30	7,01	105,36	49,12	11.100,73	738,42
7	5,80	107,43	33,67	11.541,20	623,35	31	5,41	86,78	29,26	7.530,77	469,45
8	7,64	219,02	58,36	47.969,76	1.673,13	32	5,05	109,33	25,45	11.953,05	551,59
9	7,87	139,71	61,99	19.518,88	1.099,99	33	5,25	107,42	27,61	11.539,06	564,41
10	5,14	105,34	26,40	11.096,52	541,21	34	4,64	146,21	21,56	21.377,36	678,94
11	5,02	119,67	25,22	14.320,91	600,92	35	4,85	123,43	23,55	15.234,96	598,93
12	5,68	139,69	32,25	19.513,30	793,24	36	5,31	125,21	28,16	15.677,54	664,48
13	6,28	97,26	39,49	9.459,51	611,18	37	6,01	151,48	36,17	22.946,19	911,06
14	4,80	115,70	23,03	13.386,49	555,19	38	5,15	115,59	26,48	13.361,05	594,81
15	6,12	128,10	37,47	16.409,61	784,10	39	4,82	103,90	23,25	10.795,21	500,94
16	5,05	97,61	25,46	9.527,71	492,50	40	5,85	101,93	34,24	10.389,72	596,41
17	4,99	67,93	24,85	4.614,48	338,64	41	4,40	136,87	19,34	18.733,40	601,89
18	5,75	136,33	33,11	18.585,87	784,47	42	4,51	137,79	20,37	18.986,08	621,96
19	5,50	113,20	30,26	12.814,24	622,71	43	5,06	128,56	25,57	16.527,67	650,07
20	8,06	143,60	64,98	20.620,96	1.157,56	44	4,75	136,67	22,52	18.678,69	648,55
21	5,43	77,27	29,51	5.970,65	419,74	45	5,55	120,79	30,75	14.590,22	669,84
22	5,46	107,76	29,76	11.612,22	587,84	46	7,17	181,63	51,47	32.989,46	1.303,00
23	5,65	117,72	31,95	13.858,00	665,43	**Summe von Nr. 1 bis Nr. 46**					
24	6,86	88,90	47,08	7.903,21	609,98	Σ	**249,38**	**5.364,05**	**1.449,87**	**684.367,66**	**30.803,74**

1 = Transformation über den Logarithmus zur Basis e = 2,718281828459.

TAB. 7.5 ▶ Einwohnerdichte (logarithmiert) und Einsatzrate nach den Rettungsdienstbereichen in Hessen und Sachsen

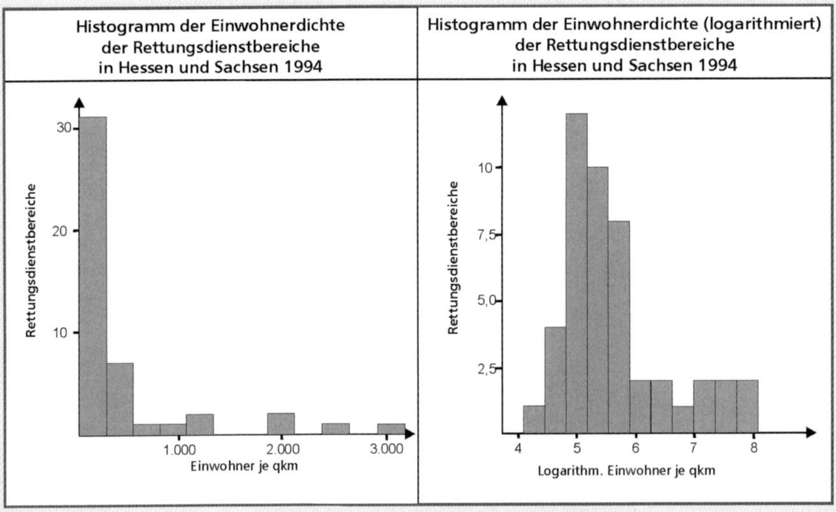

ABB. 7.6

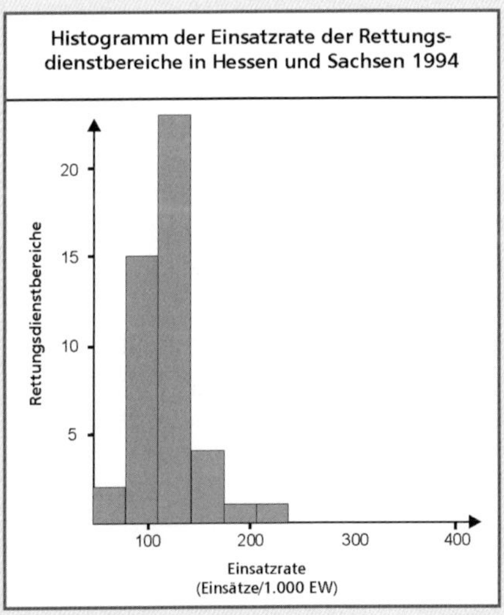

ABB. 7.7

während die Variable »Einsatzrate« eine annähernde Normalverteilung besitzt. Um eine Normalverteilung auch für die Variable »Einwohnerdichte« zu erzielen, erfolgt eine Transformation der Variablen durch Logarithmieren. Das zugehörige Histogramm in ABB. 7.6 zeigt, dass durch die Logarithmierung der Variablen »Einwohnerdichte« eine annähernde Normalverteilung erreicht wurde. ABB. 7.8 zeigt abschließend das Streudiagramm, wonach zwischen der Variablen »Einwohnerdichte« und der Variablen »Einsatzrate« ein linearer Zusammenhang zu bestehen scheint. Die Anwendung des Produkt-Moment-Korrelationskoeffizienten als lineare Zusammenhangsanalyse ist damit gerechtfertigt.

BERECHNUNG DES KORRELATIONSKOEFFIZIENTEN. TAB. 7.5 enthält die Berechnungsgrößen, um nach Formel (7.12) den Korrelationskoeffizienten zu ermitteln. Durch das Einsetzen der Summenwerte in Formel (7.12) ergibt sich folgende Berechnung für den Produkt-Moment-Korrelationskoeffizienten:

$$r_{xy} = \frac{46 \cdot 30.803,74 - 249,38 \cdot 5.364,05}{\sqrt{46 \cdot (1.449,87 - 249,38^2) \cdot (46 \cdot 684.367,66 - 5.364,05^2)}} = \frac{79.285,25}{\sqrt{12.195.304.577,12}} = \frac{79.285,25}{110.432,35} = 0,72$$

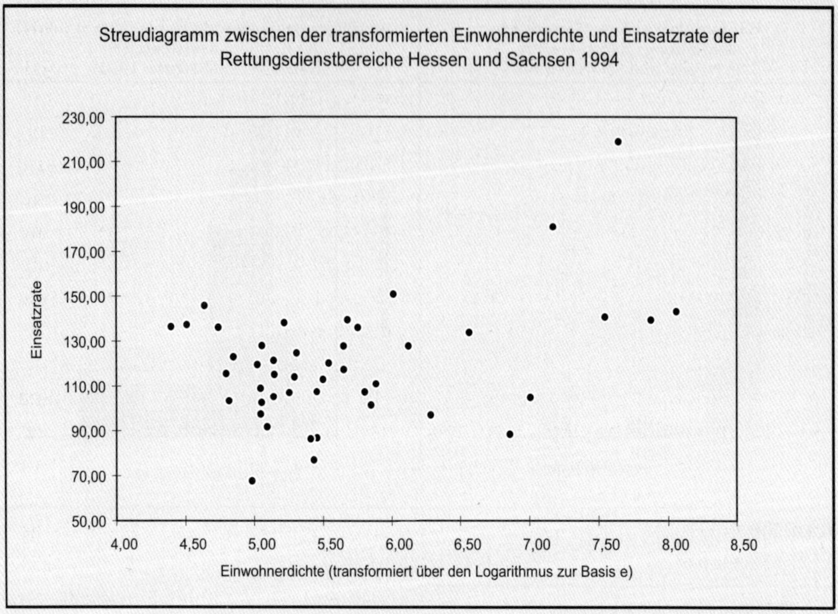

Abb. 7.8

Der Produkt-Moment-Korrelationskoeffizient nach Pearson nimmt also zwischen der Variablen »Einwohnerdichte (logarithmiert)« und der Variablen »Einsatzrate« einen Wert von 0,72 an, womit zwischen beiden Variablen eine starke positive Korrelation vorliegt.

Prüfung der Hypothesen. Ob der festgestellte Korrelationskoeffizient zwischen den beiden Variablen »Einwohnerdichte« und »Einsatzrate« in Höhe von 0,72 signifikant ist, wird über die nachfolgenden Hypothesen als zweiseitige Fragestellung für ein Signifikanzniveau von 5% geprüft:

$H_0: 0{,}72 = 0 \qquad H_A: 0{,}72 \neq 0$

Als Prüfgröße errechnet sich über die Formel (7.13) als empirischer Wert:

$$t_{emp} = 0{,}72 \cdot \sqrt{\frac{46-2}{1-0{,}72^2}} = 0{,}72 \cdot 9{,}56 = 6{,}88$$

Bei 44 Freiheitsgraden (= 46 - 2) ergibt sich nach Tab. A.4 im Anhang bei einem Signifikanzniveau von 5% ein kritischer t_{krit}-Wert von ≈ 2,0. Der kritische t_{krit}-Wert ist damit kleiner als der empirische t_{emp}-Wert, womit die Nullhypothese (H_0) auf einem Signifikanzniveau von 5% zu verwerfen ist. Die vorliegende Korrelation ist damit signifikant.

SCHLUSSFOLGERUNGEN. Ausgangspunkt der vorliegenden Korrelationsanalyse bilden die beiden Variablen »Einwohnerdichte« und »Einsatzrate«. Während die Variable »Einsatzrate« im Histogramm eine annähernde Normalverteilung besitzt, ist dies für die Variable »Einwohnerdichte« erst durch eine Transformation mittels Logarithmierung gewährleistet. Der errechnete Produkt-Moment-Korrelationskoeffizient in Höhe von 0,72 zeigt eine starke positive Korrelation an, die sich auf einem Signifikanzniveau von 5% als signifikant erweist. Mit zunehmender Einwohnerdichte ist demnach auch eine höhere Einsatzrate zu erwarten. Die Ergebnisse aus dem Beispiel 7.3 mittels des Rang-Korrelationskoeffizienten zwischen den Variablen »Einwohnerdichte/Siedlungsstruktur« und »Einsatzrate« werden anhand der vorliegenden Untersuchung spezifiziert. Hierbei erscheint der Hinweis notwendig, dass es sich bei den Beispielen 7.3 und 7.4 um zwei voneinander getrennte Untersuchungen handelt, denen ein unterschiedliches Datenmaterial zugrunde liegt. Die Ergebnisse beider Datenanalysen weisen dabei unabhängig voneinander nach, dass das einwohnerbezogene rettungsdienstliche Aufkommen positiv mit einer zugrunde liegenden Siedlungsstruktur korreliert, wobei nur die Ergebnisse mithilfe des Produkt-Moment-Korrelationskoeffizienten nach Pearson sich bei einem gewählten Signifikanzniveau von 5% als signifikant erweisen.

8 Regressionsanalyse

Im Gegensatz zur einfachen Korrelationsanalyse aus dem vorherigen Kapitel unterstellt die einfache lineare Regressionsanalyse zwischen zwei Variablen eine Beziehung in der Art und Weise, dass eine unabhängige Variable x die Veränderung einer abhängigen Variablen y verursacht. Dabei kann ein solches Regressionsmodell eine ideale lineare Beziehung zwischen einer abhängigen und einer unabhängigen Variablen widerspiegeln – oder aber, was zumeist der Fall ist, eine nicht ideale lineare Beziehung entsprechend Abb. 8.1, was allerdings dazu führt, dass die Werte der abhängigen Variablen y nur teilweise durch die Werte der unabhängigen Variablen x erklärt werden. Die nicht durch eine Regressionsgerade erklärten Anteile werden dabei als Residuen bezeichnet. Die Zielsetzung der Regressionsanalyse ist es dabei, die Parameter a (= Regressionskonstante) und b (= Regressionskoeffizient) so zu bestimmen, dass der Anteil der Residuen möglichst klein ist. Das Prinzip, um eine solche »bestmögliche Gerade« zu konstruieren, wird das Prinzip der kleinsten Quadrate genannt. Dabei wird die Regressionsgerade über die Parameter a und b aus rein mathematischen Gründen so berechnet, dass nicht die einfache Entfernung der Residuen ein Minimum ergibt, sondern vielmehr das Quadrat der Residuen.

Ebenso wie beim Produkt-Moment-Korrelationskoeffizienten ist die Bestimmung eines Regressionsmodells unter der Annahme der linearen Abhängigkeit einer Variablen y von der Variablen x als beschreibendes Modell für eine Stichprobe oder eine Grundgesamtheit möglich. Die Prüfung der Linearität im Datenmaterial ist visuell mithilfe eines Streudiagramms möglich. Zeigt ein solches Streudiagramm z.B. eine Abweichung von der unterstellten Linearität an, so kann durch Transformation der Variablenwerte wie Logarithmieren eine Linearität im Datenmaterial erreicht werden. Ist es trotz der Datentransformation nicht gelungen, die gewünschte Linearität zwischen den Variablen zu erzielen, so bietet möglicherweise die so genannte nicht lineare Regression einen methodischen Ausweg. Entsprechende Hinweise hierzu finden sich in der am Ende des Kapitels aufgeführten Literatur.

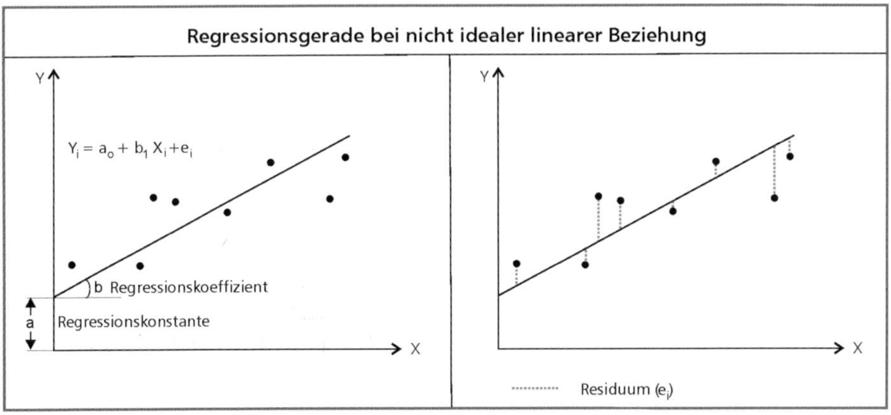

Abb. 8.1 ▶ Das einfache Regressionsmodell

Das einfache lineare Regressionsmodell lautet:

$$y_i = a_{yx} + b_{yx} x_i + \varepsilon_i$$

mit
y_i = Werte der abhängigen Variable y
a_{yx} = Regressionskonstante
b_{yx} = Regressionskoeffizient
x_i = Werte der unabhängigen Variablen x
ε_i = Residuen

Formel 8.1

Die Berechnung des Regressionskoeffizienten (b_{yx}) für das einfache lineare Regressionsmodell erfolgt über folgende Formel:

$$b_{yx} = \frac{\sum_{i=1}^{n} (x_i - \bar{x}) \cdot (y_i - \bar{y})}{\sum_{i=1}^{n} (x_i - \bar{x})^2}$$

mit
b_{yx} = Regressionskoeffizient
x_i = Werte der unabhängigen Variable x
y_i = Werte der abhängigen Variablen y
$\bar{x}$ = Mittelwert der Variablen x
$\bar{y}$ = Mittelwert der Variablen y

Formel 8.2

Die Bestimmung der zugehörigen Regressionskonstante (a_{yx}) geschieht mithilfe der nachfolgenden Formel:

$$a_{yx} = \frac{\sum_{i=1}^{n} x_i^2 \cdot \sum_{i=1}^{n} y_i - \sum_{i=1}^{n} x_i \cdot \sum_{i=1}^{n} x_i \cdot y_i}{n \cdot \sum_{i=1}^{n} x_i^2 - \left(\sum_{i=1}^{n} x_i \right)^2}$$

mit
a_{yx} = Regressionskonstante
x_i = Werte der unabhängigen Variable x
y_i = Werte der abhängigen Variablen y
n = Anzahl Beobachtungswerte

Formel 8.3

Mit dem so genannten Bestimmtheitsmaß ist es möglich anzugeben, wie hoch der Anteil von der Gesamtvarianz der Variablen y durch die Varianz der Variablen x erklärt wird. Das Bestimmtheitsmaß nimmt dabei Werte zwischen 0 und 1 an. Ein Bestimmtheitsmaß von 1 zeigt eine perfekte lineare Beziehung an, wonach alle Einzelwerte direkt auf der Regressionsgeraden liegen. Das Bestimmtheitsmaß errechnet sich über die Formel:

$$B = \frac{b^2 \cdot s_x^2}{s_y^2}$$

mit
B = Bestimmtheitsmaß
b = Regressionskoeffizient
s_x^2 = Varianz der Variablen x
s_y^2 = Varianz der Variablen y

FORMEL 8.4

Inwieweit ein Regressionsmodell von einer Stichprobe auf eine Grundgesamtheit zu verallgemeinern ist, hängt davon ab, ob die hierzu notwendigen Voraussetzungen von den Daten der Stichprobe erfüllt werden. Hierbei ist allerdings zunächst zu unterscheiden zwischen:

- Regressionsmodell I, in dem die unabhängige Variable x als fester Messwert vorgegeben ist, und
- Regressionsmodell II, in dem die unabhängige Variable ebenso wie die abhängige Variable eine Zufallsvariable darstellt.

In der Regel liegt bei sozial-ökonomischen Fragestellungen das Regressionsmodell II vor; das heißt, dass sowohl die Werte der Variable x als auch die der Variable y aus einer Stichprobe stammen. Bei naturwissenschaftlichen Untersuchungen ist zumeist von einem Regressionsmodell I auszugehen, da im Versuchsaufbau die Messpunkte der unabhängigen Variablen fest vorgegeben werden.

Um ein einfaches lineares Regressionsmodell II auf eine Grundgesamtheit zu verallgemeinern, wird hilfsweise die Normalverteilung der beiden Variablen x und y unterstellt, da sich die theoretisch begründeten Voraussetzungen in der Praxis fast nicht überprüfen lassen. Die exakten Voraussetzungen für eine Regressionsanalyse, um von einer Stichprobe auf eine Grundgesamtheit zu schließen, sind erfüllt, wenn a) eine Linearität in der Beziehung zwischen der abhängigen und unabhängigen Variablen vorliegt, b) die einzelnen Werte der abhängigen Variablen aus einer Normalverteilung stammen, deren Mittelwerte auf der berechneten Regressionsgeraden liegen und c) die Residuen ebenfalls eine Normalverteilung aufweisen, deren Varianz zusätzlich homogen ist. Entsprechende verständliche Erläuterungen zu diesen zuvor genannten Voraussetzungen der Regressionsanalyse sind bei Bahrenberg, Giese, Nipper (1985) nachzulesen. Nachfolgend wird vereinfacht die Normalverteilung der Variablen als Voraussetzung definiert.

Bei der Prüfung eines ermittelten Regressionsmodells auf Signifikanz wird mit der Nullhypothese (H_0) keine lineare Abhängigkeit in der Grundgesamtheit zwischen der unabhängigen Variablen x und der abhängigen Variablen y postuliert (= $\beta = 0$), während die Alternativhypothese (H_A) eine solche lineare Abhängigkeit zwischen beiden Variablen in der Grundgesamtheit unterstellt (= $\beta \neq 0$). Die Hypothesen lauten in Kurzform:

$H_0 : \beta = 0$ $\qquad$ $H_A : \beta \neq 0$

Die Prüfgröße ist dabei mit (n - 2) Freiheitsgraden t-verteilt und errechnet sich über:

$$t_{emp} = \frac{b_{yx}}{s_b}$$

mit
b_{yx} = Regressionskoeffizient
s_b = Standardfehler von byx

FORMEL 8.5

Der Standardfehler von b_{yx} errechnet sich über die folgende Formel:

$$s_b = \frac{\sqrt{s_x^2 - b_{yx}^2 \cdot s_y^2}}{s_y \cdot \sqrt{n-2}}$$

mit
s_x^2 = Varianz der Variablen x
s_y^2 = Varianz der Variablen y
b_{yx} = Regressionskoeffizient
n = Anzahl Beobachtungswerte

FORMEL 8.6

In der Literatur sind weitere Hinweise und Ausführungen zur linearen Regression u.a. bei Bahrenberg, Giese, Nipper (1985), Norcliffe (1981), Schönwiese (2000) und Spiegel, Stephens (1999) zu finden. Auch hier noch einmal der Hinweis auf die besonders ausführliche Darstellung von Bahrenberg, Giese, Nipper (1985) zu den unterschiedlichen Konzepten von Korrelation und Regression mit ihren jeweiligen Voraussetzungen, um von einer Stichprobe auf die zugrunde liegende Grundgesamtheit schließen zu können.

Beispiel 8.1 ▶ Einfache Regressionsanalyse

PROBLEMSTELLUNG. Aus rettungsdienstlicher Sicht ist davon auszugehen, dass das absolute Einsatzaufkommen von der Bevölkerungszahl abhängig ist. Je größer die Anzahl der Einwohner in einem Rettungsdienstbereich ist, desto größer ist das rettungsdienstliche Einsatzaufkommen. Es wird somit ein einfacher linearer Zusammenhang unterstellt, wonach die unabhängige Variable x als Einwohnerzahl das Einsatzaufkommen als abhängige Variable y beeinflusst. Nachfolgend soll dieser Sachverhalt mithilfe eines einfachen Regressionsmodells untersucht werden. Grundlage hierzu bilden erneut die 46 Rettungsdienstbereiche der Länder Hessen und Sachsen. In Beispiel 7.4 ist aus TAB. 7.5 für diese 46 Rettungsdienstbereiche sowohl die Einwohnerzahl als auch das zugehörige Einsatzaufkommen zu entnehmen.

PRÜFUNG DER VORAUSSETZUNGEN. Zur Überprüfung der Linearität zwischen den Variablen »Einwohnerzahl« und »Einsatzaufkommen« zeigt das Streuungsdiagramm in ABB. 8.2, dass sich das Einsatzaufkommen in Abhängigkeit von der zugrunde liegenden Bevölkerung linear bis rund 300.000 Einwohner verhält. Ab 300.000 Einwohner allerdings wächst die Streuung mit zunehmender Bevölkerungszahl erkennbar an, wodurch die Linearität deutlich abnimmt. Da die vorliegende Regressionsanalyse auf einem Modell II fußt, wird sowohl für die abhängige Variable y als auch für die unabhängige Variable x vereinfacht eine Normalverteilung vorausgesetzt. Die zugehörigen Histogramme in den ABB. 8.4 und 8.5 lassen allerdings für beide Variablen keine

Normalverteilung vermuten. Erst eine Transformation mittels Logarithmierung überführt diese in eine Normalverteilung und lässt darüber hinaus in ABB. 8.5 eine eindeutige Linearität zwischen beiden Variablen erkennen. Grundlage des Regressionsansatzes bilden deshalb die mittels Logarithmierung transformierten und in TAB. 8.1 aufgeführten Variablen »Einwohnerzahl« und »Einsatzaufkommen«.

Nr.	Einwohner[1]	Einsatzaufkommen[1]					Nr.	Einwohner[1]	Einsatzaufkommen[2]				
	[x]	[y]	[x^2]	[x × y]	[$(x-x_m)\times(y-y_m)$]	[$(x-x_m)^2$]		[x]	[y]	[x^2]	[x × y]	[$(x-x_m)\times(y-y_m)$]	[$(x-x_m)^2$]
1	11,43	9,56	130,65	109,26	0,41	0,61	25	12,43	10,26	154,54	127,59	0,04	0,05
2	11,92	9,86	142,06	117,55	0,06	0,09	26	12,01	9,57	144,18	114,89	0,11	0,04
3	12,00	9,89	143,97	118,67	0,04	0,05	27	11,50	9,12	132,33	104,90	0,68	0,50
4	12,46	10,26	155,30	127,91	0,05	0,06	28	11,88	9,90	141,04	117,57	0,06	0,11
5	12,49	10,53	156,10	131,62	0,13	0,08	29	11,49	9,22	132,03	105,90	0,62	0,52
6	12,59	10,58	158,60	133,29	0,19	0,14	30	13,00	10,75	169,06	139,80	0,53	0,62
7	11,70	9,47	136,96	110,85	0,31	0,26	31	12,11	9,66	146,62	117,02	0,04	0,01
8	13,06	11,54	170,53	150,70	1,24	0,71	32	11,76	9,54	138,25	112,22	0,24	0,21
9	13,39	11,42	179,25	152,90	1,58	1,38	33	12,99	10,76	168,83	139,84	0,53	0,61
10	11,96	9,71	142,96	116,05	0,10	0,07	34	12,22	10,29	149,24	125,75	0,00	0,00
11	12,25	10,13	150,10	124,09	0,00	0,00	35	12,10	10,01	146,36	121,05	0,01	0,01
12	12,43	10,46	154,49	130,02	0,08	0,05	36	12,56	10,48	157,68	131,59	0,14	0,12
13	12,40	10,07	153,76	124,87	0,00	0,03	37	12,90	11,02	166,51	142,16	0,65	0,48
14	11,80	9,64	139,21	113,77	0,18	0,17	38	11,98	9,82	143,53	117,68	0,06	0,05
15	12,30	10,24	151,27	126,00	0,01	0,01	39	12,16	9,90	147,86	120,33	0,01	0,00
16	11,48	9,15	131,71	105,01	0,68	0,54	40	11,51	9,22	132,43	106,15	0,60	0,50
17	11,73	9,04	137,55	106,01	0,50	0,24	41	11,68	9,69	136,49	113,26	0,20	0,28
18	13,00	11,01	168,95	143,05	0,73	0,62	42	12,04	10,05	144,86	121,01	0,00	0,03
19	12,47	10,29	155,58	128,41	0,06	0,07	43	11,65	9,60	135,78	111,87	0,27	0,31
20	13,06	11,12	170,62	145,27	0,89	0,72	44	11,68	9,69	136,36	113,12	0,21	0,29
21	12,04	9,48	144,88	114,06	0,11	0,03	45	12,55	10,44	157,48	130,96	0,12	0,11
22	12,00	9,78	144,10	117,35	0,06	0,04	46	12,49	10,79	156,04	134,73	0,20	0,08
23	12,89	10,76	166,28	138,69	0,46	0,46	Summe von Nr. 1 bis Nr. 46						
24	12,27	9,85	150,45	120,77	- 0,01	0,00	Σ	**561,81**	**463,63**	**6.872,83**	**5.675,53**	**13,18**	**11,39**

1 = Transformation über den Logarithmus zur Basis e = 2,718281828459.
Mittelwert der Variablen x_m = 12,21.
Mittelwert der Variablen y_m = 10,08.
Varianz der Variablen x = 0,25
Varianz der Variablen y = 0,38.

TAB. 8.1 ▶ Transformierte Variablen Einwohner und Einsatzaufkommen nach den Rettungsdienstbereichen Hessen und Sachsen

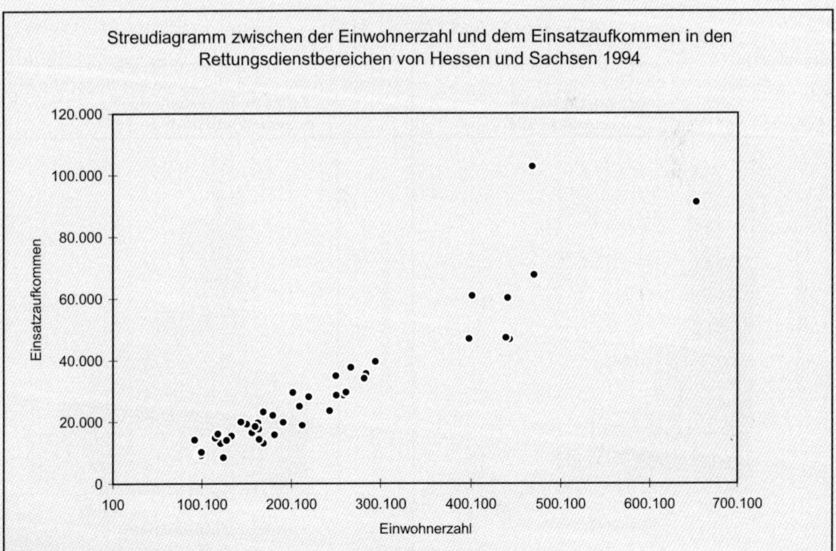

ABB. 8.2

ERMITTLUNG DER REGRESSIONSGERADEN. Die Berechnung des Regressionsmodells beginnt mit der Berechnung des Regressionskoeffizienten nach Formel (8.2) und ergibt folgenden Wert:

$$b_{yx} = \frac{13{,}18}{11{,}39} = 1{,}157$$

Die Ermittlung der Regressionskonstante geschieht nach Formel (8.3) mit dem Ergebnis:

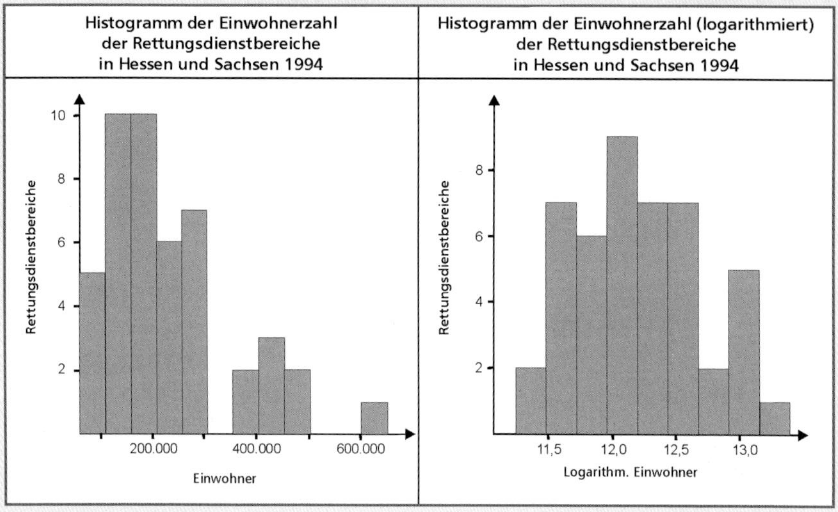

ABB.8.3

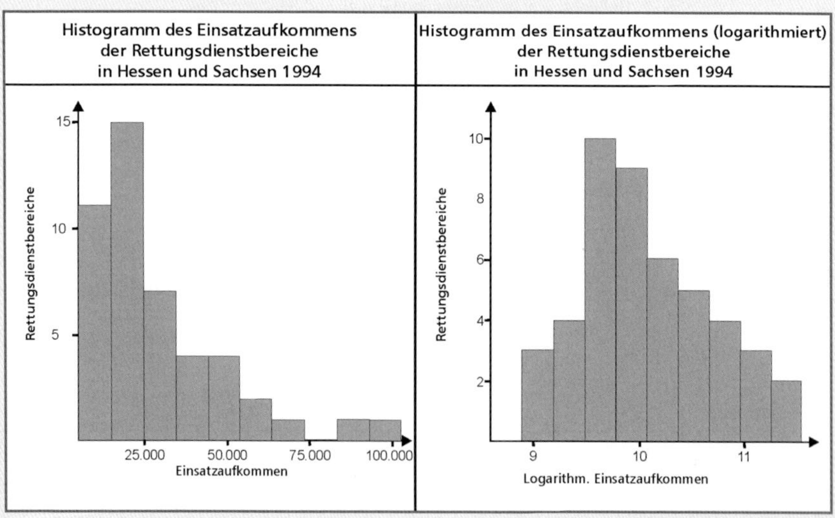

ABB. 8.4

$$a_{yx} = \frac{6.872,83 \cdot 463,63 - 561,81 \cdot 5.675,53}{46 \cdot 6.872,83 - 561,81^2} = -4,078$$

Das einfache lineare Regressionsmodell zwischen der Anzahl der Einwohner in den Rettungsdienstbereichen als unabhängige Variable und dem zugehörigen Einsatzaufkommen als abhängige Variable lautet somit auf der Basis logarithmierter Daten:

$$y_i = -4,078 + 1,157x_i$$

Als Bestimmtheitsmaß errechnet sich für das vorliegende Regressionsmodell als Wert:

$$B = \frac{1,157^2 \cdot 0,25}{0,38} = 0,8807$$

Das bedeutet, dass rund 88% der Gesamtvarianz der abhängigen Variablen »Einsatzaufkommen« durch die unabhängige Variable »Einwohnerzahl« erklärt wird. ABB. 8.5 zeigt abschließend das ermittelte Regressionsmodell.

PRÜFUNG DER HYPOTHESEN. Die Verallgemeinerung des berechneten Modells für die Anzahl der Einwohner als unabhängige Variable und das Einsatzaufkommen als abhängige Variable erfolgt über die Prüfung des ermittelten Regressionskoeffizienten nach folgenden Prüfhypothesen:

H_0: $1,157 = 0$ H_A: $1,157 \neq 0$

Als Signifikanzniveau werden 5% gewählt.

Der Standardfehler (S_b) von b_{yx} errechnet sich nach Formel (8.6) zu:

$$S_b = \frac{\sqrt{0,38 - 1,157^2 \cdot 0,25}}{0,25 \cdot \sqrt{46-2}} = 0,1284$$

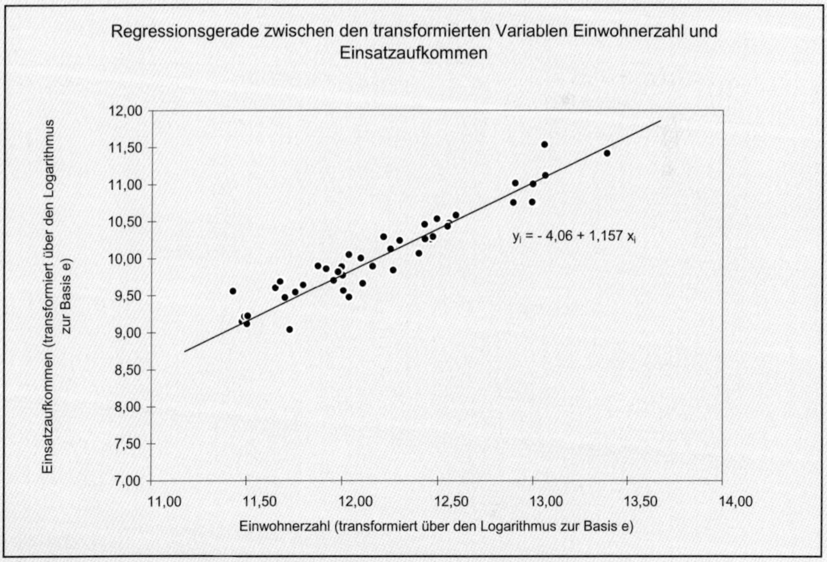

ABB. 8.5

Als empirischer t_{emp}-Wert errechnet sich:

$$t_{emp} = \frac{1{,}157}{0{,}1284} = 9{,}01$$

Der t_{krit}-Wert liegt bei n = 44 (= 46 - 2) für ein gewähltes Signifikanzniveau von 5% nach TAB. A.4 im Anhang bei ≈ 2,0, so dass der t_{emp}-Wert größer als der t_{krit}-Wert ist, womit die Nullhypothese (H_0) zugunsten der Alternativhypothese (H_A) abzulehnen ist. Anhand der vorliegenden Daten ist damit von einer signifikanten linearen Abhängigkeit zwischen dem »Einsatzaufkommen« als abhängige Variable und der »Einwohnerzahl« als unabhängige Variable auszugehen.

SCHLUSSFOLGERUNGEN. Mit dem vorliegenden Regressionsmodell soll die Abhängigkeit des rettungsdienstlichen Aufkommens von der zugrunde liegenden Einwohnerzahl statistisch aufgezeigt werden. Hierzu wurden die Einwohnerzahlen und das zugehörige rettungsdienstliche Einsatzaufkommen aus den 46 Rettungsdienstbereichen in Hessen und Sachsen untersucht.

Die Analyse der einzelnen Variablen mittels Histogrammen sowie die Überprüfung der linearen Abhängigkeit beider Variablen mithilfe des Streuungsdiagramms ergibt, dass beide Variablen einerseits keine Normalverteilung aufweisen und dass andererseits die unterstellte Linearität zwischen den beiden Variablen nicht erfüllt ist. Erst durch Transformation der beiden Variablen mittels Logarithmierung sind die Voraussetzungen für ein Regressionsmodell II als erfüllt anzusehen. Das ermittelte Regressionsmodell zeigt mit einem Bestimmtheitsmaß von 88% eine sehr gute signifikante Anpassung der Regressionsgeraden an, wonach sich statistisch signifikant das rettungsdienstliche Aufkommen in Abhängigkeit von der zugrunde liegenden Einwohnerzahl linear abbilden lässt.

9 Zeitreihenanalyse

In allen wissenschaftlichen Disziplinen, die mit empirischen Daten arbeiten, fallen Daten in Form von Zeitreihen an. Mit dem Begriff der Zeitreihe ist in der Regel eine Abfolge von zeitlich geordneten, metrisch skalierten Beobachtungswerten (x_t) zu verstehen. Zumeist liegen diskrete Beobachtungswerte vor, die äquidistant sind: Das bedeutet, dass gleiche zeitliche Abstände zwischen den Beobachtungswerten bestehen. Die Zeitreihen selbst können als Jahres-, Vierteljahres-, Monats-, Wochen-, Tages-, Stunden- oder Minutenreihen vorliegen. Nach dem traditionellen Komponentenmodell von Zeitreihen, auf das im Späteren noch eingegangen wird, setzt sich eine ökonomische Zeitreihe aus mehreren Bewegungskomponenten zusammen. Danach ist langfristig eine Zeitreihe durch die so genannte Trendkomponente in ihrem mehrjährigen Verlauf bestimmt, die ggf. durch eine zusätzliche zyklische Komponente, wie Konjunkturzyklen, bestimmt ist. Neben den langfristigen Komponenten wird eine Zeitreihe durch eine so genannte Saisonkomponente geprägt, die auf jahreszeitliche oder institutionelle Ursachen zurückzuführen ist. Abschließend wird eine Zeitreihe noch durch eine irreguläre oder zufällige Komponente in ihrem zeitlichen Verlauf beeinflusst, die ursächlich nicht auf die zuvor genannten Komponenten zurückzuführen ist.

Im Rahmen rettungsdienstlicher Fragestellungen lässt sich u.a. zeigen, dass das Einsatzaufkommen des Rettungsdienstes im langjährigen Verlauf durchaus trendbehaftet ist, während eine Saisonkomponente im Sinne jahreszeitlicher identischer Veränderungsmuster im Einsatzaufkommen in den meisten Fällen auszuschließen ist. Vielmehr lässt sich ein periodisches Verhalten im rettungsdienstlichen Aufkommen im Wochenverlauf feststellen, so dass anstelle der Saisonkomponente nachfolgend immer von einer periodischen Komponente gesprochen wird. Vor allem die Zufallskomponente spielt im Rettungsdienst eine besondere Rolle, wenn es darum geht, im Rahmen der Notfallrettung eine ausreichende Vorhaltung an Fahrzeugen zu ermitteln, um die zu erwartenden Notfälle zeitkritisch bedienen zu können. Zielsetzung der Zeitreihenanalyse ist u.a. die Ermittlung der verschiedenen Komponenten einer Zeitreihe, also die Bestimmung der Trendgeraden sowie die Ermittlung einer Funktion zur Darstellung der periodischen Komponente, um so abschließend die Zufallsschwankung aus einer Zeitreihe herauszufiltern. Mit der Bestimmung der Komponenten einer Zeitreihe und deren mathematischer Verknüpfung in einem Modell ist es auch möglich, Prognosen über den zukünftigen Verlauf einer Zeitreihe zu tätigen.

Neben dem Komponentenmodell einer Zeitreihe spielen in zunehmendem Maße die stochastischen Zeitreihenmodelle eine wichtige Rolle, wobei diese Modelle einen so genannten stochastischen Prozess unterstellen, der vereinfacht ausgedrückt als Folge von Zufallsschwankungen zu verstehen ist. Auf die Darstellung der stochastischen Zeitreihenmodelle wird im Folgenden nicht näher eingegangen, da – wie sich zeigen lässt – das Komponentenmodell für den Bereich Rettungsdienst durch seine zeitlich stark determinierten Vorgänge für Analysezwecke adäquat erscheint.

Bereits bei der Darstellung des Produkt-Moment-Korrelationskoeffizienten nach Pearson und der Regressionsanalyse wurde die große Bedeutung der Visualisierung der Daten betont, um vorhandene Strukturen im Datenmaterial entdecken zu können. Im Rahmen der Zeitreihenanalyse ist die Auswertung von Daten ohne vorherige grafische Umsetzung überhaupt nicht denkbar. Bei der Zeitreihenanalyse selbst ist zu unterscheiden zwischen univariaten Zeitreihen, also Werten aus nur einer Variablen, die auch als Vektor dargestellt werden können, sowie multivariaten Zeitreihen, die Werte aus zwei oder mehreren Variablen umfassen und in Form von Matrizen geschrieben werden können.

Bei den Daten, die »nur« eine Zeitreihe umfassen, ist weiterhin zu unterscheiden zwischen

- Zeitreihen, die originäre unbearbeitete Werte beinhalten,
- Zeitreihen, die bereits einen Aggregationswert aus Zeitabständen umfassen, oder
- Zeitreihen, die die zeitliche Veränderung einer Variablen wiedergeben.

Bei zeitreihenanalytischen Untersuchungen über das Einsatzaufkommen im Rettungsdienst wird in der Regel nicht die Originalzeitreihe zugrunde gelegt, sondern bereits auf Stunden, Schichten, Tage, Monate oder Jahre aggregierte Daten. Abb. 9.1 zeigt, dass je nach Aggregationsstufe sich hierbei typische Strukturmuster im zeitlichen Verlauf herausbilden. So führt z.B. eine Aggregation des Einsatzaufkommens auf Stundenintervalle dazu, dass sich ein täglicher periodischer Verlauf in den Aufkommenszahlen herausbildet, wäh-

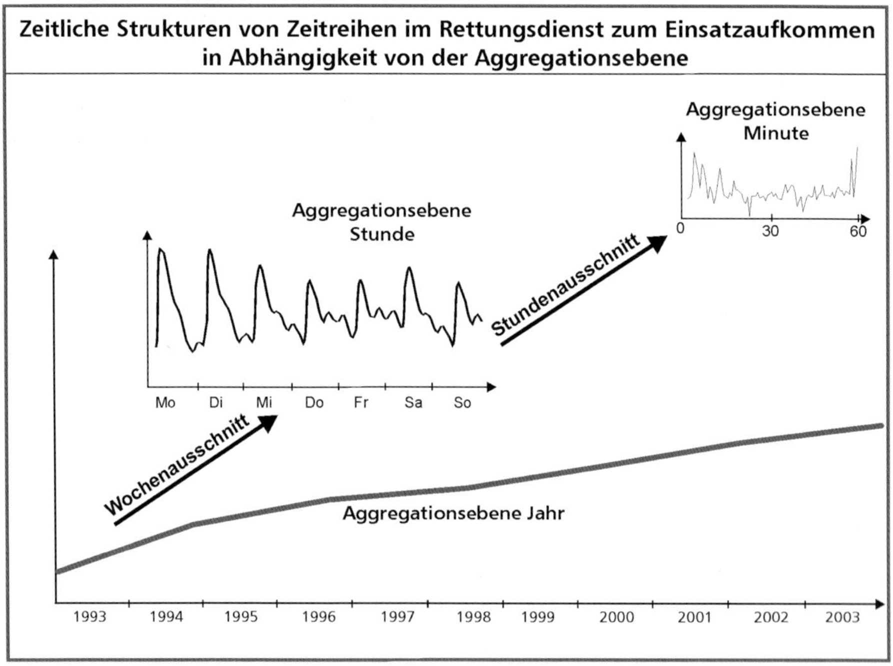

Abb. 9.1 ▶ Strukturen von Zeitreihen im Rettungsdienst in Abhängigkeit von der Aggregationsebene

rend beispielsweise eine Aggregation des Einsatzaufkommens auf Monats- oder Jahresbasis dazu führt, dass zeitliche lineare Trendentwicklungen erkennbar werden. Die durch die Aggregation herausgebildeten Informationen sind natürlich in der Originalzeitreihe enthalten, allerdings nicht über den Zeitpunkt des jeweiligen Einsatzes, sondern über den zeitlichen Abstand zwischen den Einsätzen, denn je kürzer die zeitlichen Abstände werden, desto stärker wächst das Einsatzaufkommen.

Durch die Betrachtung unterschiedlicher Aggregationsstufen im rettungsdienstlichen Einsatzaufkommen werden deshalb seltener Komponentenmodelle zu Analysezwecken verwendet, bei denen Trend und Periodik miteinander verknüpft sind. Statt dessen werden vielmehr geeignete Aggregationsstufen benutzt, um so kontrolliert die jeweilige Komponente Trend oder Periodik zielgerichtet hinsichtlich ihres zeitlichen Prozesses untersuchen zu können. Nachfolgend werden einige typische Zeitreihen aus dem Bereich Rettungsdienst vorgestellt (KAPITEL 9.1) sowie die Möglichkeit, Zeitreihen als Beobachtungsinstrument zu nutzen (KAPITEL 9.2). Daran schließen sich Ausführungen zum Komponentenmodell an (KAPITEL 9.3), die abschließend durch eine Darstellung von Prognosemodellen ergänzt werden (KAPITEL 9.4).

Zur Thematik der Zeitreihenanalyse gibt es eine Vielzahl an Literatur. Es sei auf die Lehrbücher von Chatfield (1984), Rinne, Specht (2002), Schlittgen, Streitberg (1984) sowie Stier (2001) verwiesen, die in unterschiedlicher Form mathematisch formalisiert ausgerichtet sind. Zur Fourieranalyse finden sich weitere Ausführungen neben den zuvor genannten Lehrbüchern bei Schönwiese (2000) und Hartung (1999). Eine besonders ausführliche Darstellung zur Fourieranalyse mit einem vollständig durchgerechneten Beispiel ist bei Billeter, Vlach (1981) zu finden. In allen zuvor aufgeführten Lehrbüchern zur Zeitreihenanalyse wird auch der Bereich der stochastischen Prozesse behandelt, wobei zusätzlich bei Bortz, Doehring (1995) eine ausführliche Beschreibung der Methodik ohne mathematische Ausführung vorhanden ist, die sich als Einstieg in diese Thematik besonders eignet. In allen Lehrbüchern zur Zeitreihenanalyse finden sich darüber hinaus auch Darstellungen zum Thema der Prognostik. Darüber hinaus findet man bei Stiens (1996) eine detaillierte Einführung in die Prognostik ohne mathematische Ausführungen, während in Ergänzung hierzu von Hansmann (1983) eine anwendungsorientierte Einführung in die mathematische Modellierung von Prognosemodellen vorliegt.

9.1 Beispiele von Zeitreihen

9.1.1 Kostenentwicklung im Rettungsdienst

ABB. 9.2 gibt die auf die Bundesbevölkerung hochgerechneten Ausgaben der Gesetzlichen Krankenversicherung (GKV) für den Zeitraum von 1993 bis 1999 wieder. Die Angaben zur GKV stammen aus den Berichten des Bundesministeriums für Gesundheit »Die Gesetzliche Krankenversicherung in der Bundesrepublik Deutschland« für die Jahre 1993 bis 1999. Die Ausgaben der GKV im Bereich Fahrdienst unterscheiden beim Rettungsdienst nach Flugrettung, Krankentransportwagen, Rettungswagen sowie Notarztwagen.

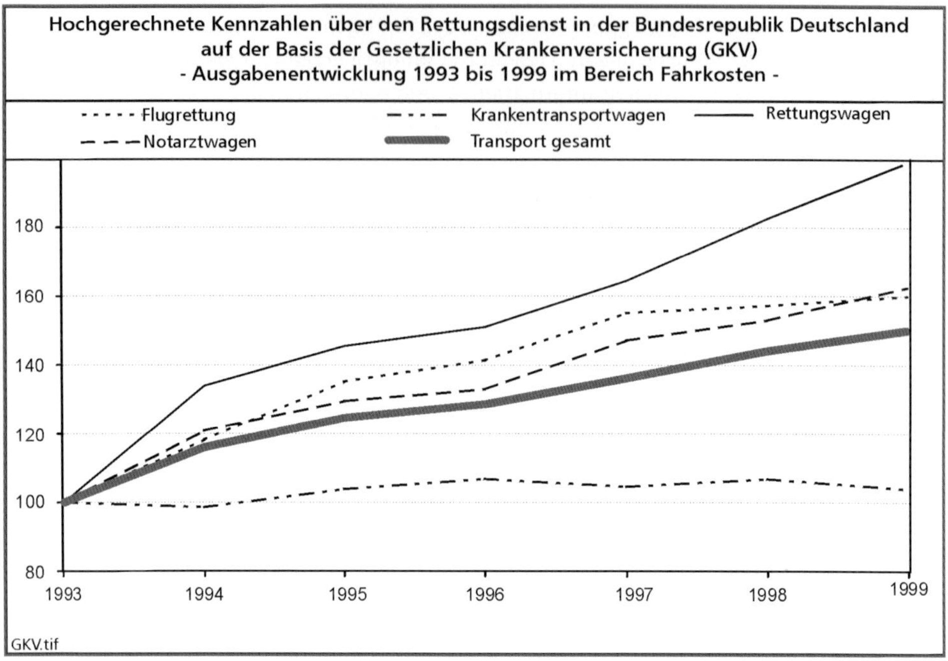

Abb. 9.2 ▶ Hochgerechnete Kennzahlen über den Rettungsdienst in der Bundesrepublik Deutschland

Die Ausgaben der GKV für den Rettungsdienst im Bereich Fahrdienst sind in Abb. 9.2 normiert auf 100% im Jahr 1993. Es zeigt sich in der zeitlichen Entwicklung, dass die Ausgaben insgesamt für den Bereich der Fahrtkosten kontinuierlich über einen Zeitraum von sechs Jahren angestiegen sind, wobei die einzelnen Transportarten unterschiedliche zeitliche Entwicklungen aufweisen. So sind im Bereich der Krankentransportwagen zwischen 1993 und 1999 fast keine Ausgabensteigerungen zu verzeichnen, während sich innerhalb von sechs Jahren die Ausgaben im Bereich des Rettungswagens praktisch fast verdoppelt haben und damit auch die höchsten Steigerungsraten im Bereich Fahrtkosten verzeichnen.

9.1.2 Entwicklungen im bundesweiten Einsatzaufkommen

Abb. 9.3 zeigt die Entwicklung des Einsatzaufkommens in der Bundesrepublik Deutschland zwischen 1994 und 2001 nach Angaben der Leistungsanalyse, getrennt nach den Einzelhochrechnungen pro so genannter Erfassungswelle (= Erfassungszeitraum von einer Woche ohne Wochenfeiertag). Innerhalb eines Zweijahreszeitraumes erfolgt in regelmäßigen Abständen die Erhebung von in der Summe vier Erfassungswellen pro Leistungsanalyse, die einzeln und gesamt zeitlich auf ein Jahr und räumlich auf das Gebiet der Bundesrepublik Deutschland hochgerechnet werden.

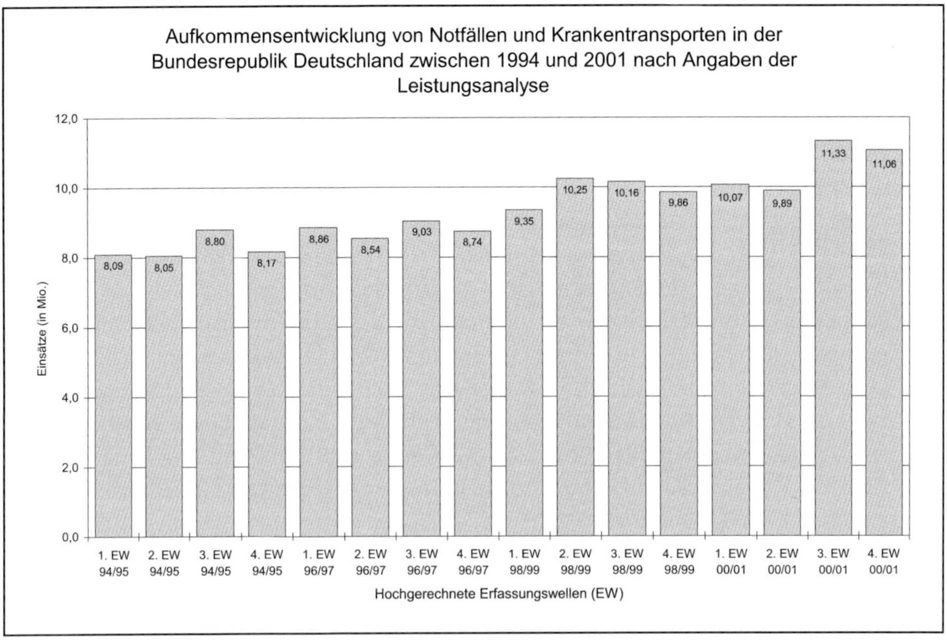

Abb. 9.3 ▶ Entwicklung des Einsatzaufkommens in der Bundesrepublik Deutschland zwischen 1994 und 2001 nach Angaben der Leistungsanalyse

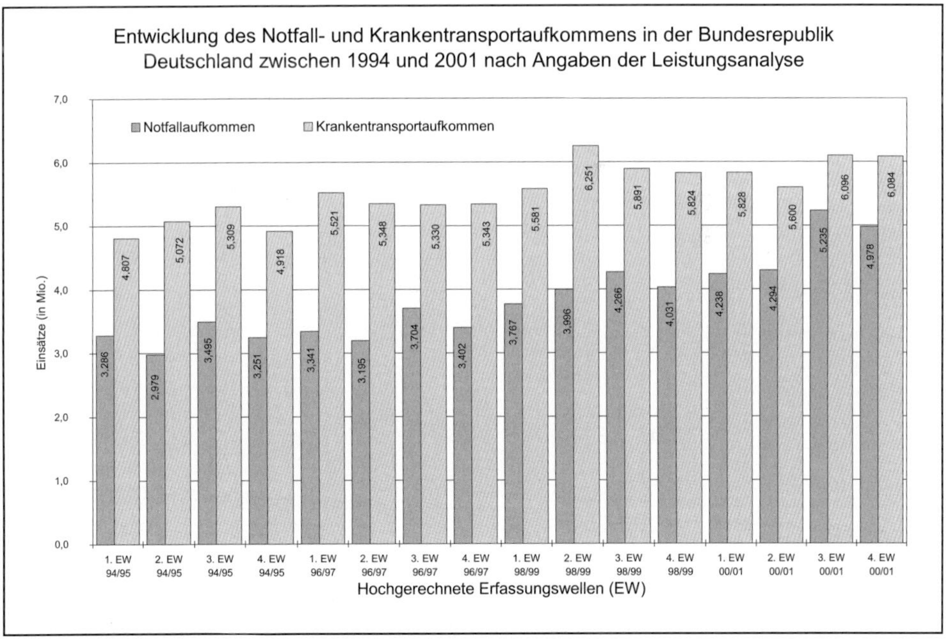

Abb. 9.4 ▶ Entwicklung des Notfall- und Krankentransportaufkommens in der Bundesrepublik Deutschland zwischen 1994 und 2001 nach Angaben der Leistungsanalyse

Es zeigt sich, dass das hochgerechnete jährliche Aufkommen kontinuierlich von rund acht Mio. Einsätzen im Erfassungszeitraum 1994 über knapp neun Mio. Einsätze im Erfassungszeitraum 1996/1997 auf rund zehn Mio. Erfassungszeitraum 1998/1999 gestiegen ist. Für den Erfassungszeitraum 2000/2001 zeigt sich, dass die beiden ersten Erfassungswellen vergleichbar zum Erfassungszeitraum 1998/1999 rund zehn Mio. Einsätze aufweisen, während die beiden sich anschließenden Erfassungswellen mit über elf Mio. Einsätzen ein deutlich höheres Einsatzaufkommen besitzen.

Abb. 9.4 gibt in Ergänzung zu Abb. 9.3 die Entwicklung des Notfall- und Krankentransportaufkommens in der Bundesrepublik Deutschland zwischen 1994 und 2001 nach Angaben der Leistungsanalyse wieder. Danach ist das Krankentransportaufkommen von rund fünf Mio. Einsätzen im Erfassungszeitraum 1994/1995 auf ungefähr sechs Mio. Einsätze in der dritten und vierten Erfassungswelle 2000/2001 angestiegen. Im Gegensatz dazu ist das Notfallaufkommen im Verhältnis deutlich stärker angestiegen, nämlich von etwas über drei Mio. Notfalleinsätze 1994/1995 auf zuletzt rund fünf Mio. Beim Vergleich zwischen Notfallaufkommen und Krankentransportaufkommen ist erkennbar, dass sich zwischen 1994/1995 und 2000/2001 die jeweiligen Aufkommenszahlen der Höhe nach anzugleichen scheinen.

In Abb. 9.5 ist abschließend die Entwicklung des Aufkommens an Notarztalarmierungen in der Bundesrepublik Deutschland zwischen 1994 und 2001 nach Angaben der Leistungsanalyse aufgeführt. Hier zeigt sich, dass das Aufkommen von rund 1,4 Mio. im Erfas-

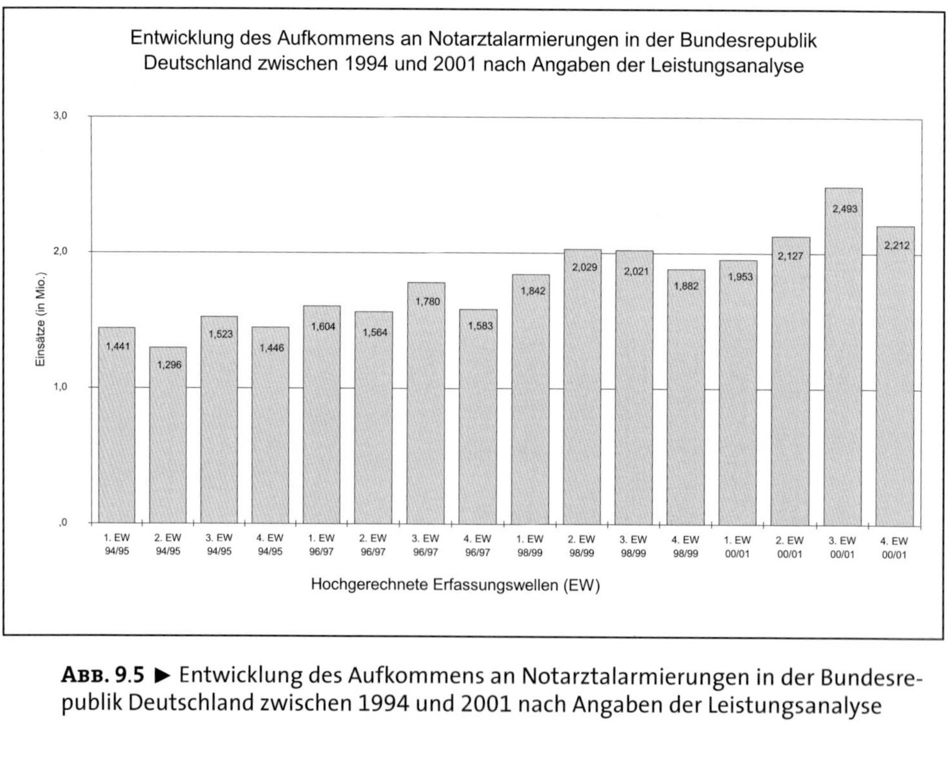

Abb. 9.5 ▶ Entwicklung des Aufkommens an Notarztalarmierungen in der Bundesrepublik Deutschland zwischen 1994 und 2001 nach Angaben der Leistungsanalyse

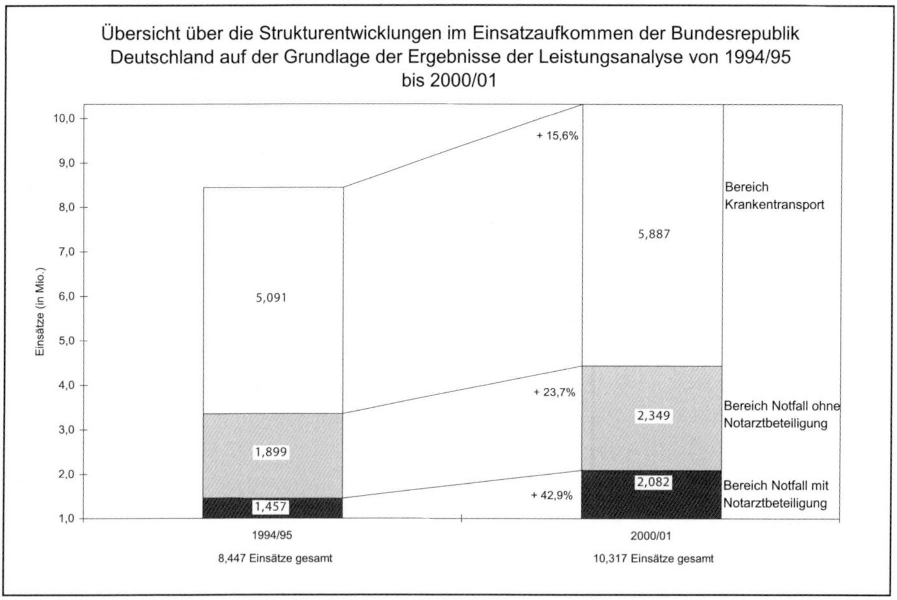

Abb. 9.6

sungszeitraum 1994/1995 kontinuierlich auf zuletzt über zwei Mio. Notarztalarmierungen im Zeitraum 2000/2001 angestiegen ist.

In Abb. 9.6 ist zusammenfassend die Strukturentwicklung im Einsatzaufkommen der Bundesrepublik Deutschland von 1994/1995 bis 2000/2001 auf der Grundlage der Ergebnisse der Leistungsanalyse dargestellt. Der Vergleich zwischen 1994/1995 und 2000/2001 erfolgt auf der Gesamthochrechnung, also dem Erfassungszeitraum aus jeweils vier Erfassungswellen. So ergibt sich für den Zeitraum 1994/1995 ein jährliches Aufkommen von 8,447 Mio. Einsätzen, wogegen 2000/2001 jährlich 10.317 Mio. Einsätze vorliegen. Prozentual betrachtet haben die Notarztalarmierungen zwischen 1994/1995 und 2000/2001 mit plus 42,9% den stärksten Anstieg zu verzeichnen, während mit plus 15,6% der Krankentransport die geringste prozentuale Steigerung besitzt. Absolut betrachtet entfällt allerdings auf den Bereich des Krankentransportes mit plus 800.000 Einsatzfahrten zwischen 1994/1995 und 2000/2001 die höchste Steigerung, während das Notfallaufkommen mit plus 450.000 Notfalleinsätzen die geringste absolute Steigerung aufweist.

9.1.3 Typische Meldepegel im Rettungsdienst

Das Meldeaufkommen in einer Leitstelle charakterisiert die eingehende Nachfrage nach rettungsdienstlichen Leistungen, wobei mehrere Hilfeersuchen zu ein und demselben Notfall eingehen können. Die Grundlage der dargestellten Einsatzpegel bildet das Meldeaufkommen, dem immer auch ein rettungsdienstlicher Einsatz folgt. Wie die nachfolgenden Ausführungen zeigen werden, besitzen das Krankentransport- und Notfallgeschehen ganz unterschiedliche Wochen- und Tagesganglien, die dadurch zu charakterisieren sind, dass das Krankentransportaufkommen sehr viel stärker einen zeitlich definierten Verlauf aufweist als das Notfallaufkommen (Behrendt, Schmiedel (2002b)).

Die aus TAB. 9.1 in ABB. 9.7 aufgeführten Werte zum Krankentransport zeigen, dass geringen Meldungen zu Krankentransporten pro Stundenintervall am frühen Morgen und am Abend ein sehr hohes Meldegeschehen am Vormittag gegenübersteht. Sowohl an einem mittleren Werktag als auch an einem mittleren Samstag wird das jeweilige Maximum an Meldungen zu Krankentransporten im Stundenintervall zwischen 09.00 und 10.00 Uhr mit 13,4 bzw. 10,1% erreicht. An einem mittleren Sonntag liegt das Maximum an Meldungen zu Krankentransporten bei 9,3% ebenfalls im Stundenintervall zwischen 10.00 und 11.00 Uhr. Dagegen liegt generell das stündliche Meldeaufkommen an Krankentransporten pro Stundenintervall zwischen 01.00 und 06.00 Uhr an einem mittleren Werktag unter 1% bzw. an einem mittleren Samstag oder an einem mittleren Sonn- oder Wochenfeiertag unter 2%.

Weiterhin gibt TAB. 9.1 ein typisches bundesweites mittleres stündliches Meldeaufkommen zu Notfällen für die jeweilige Tageskategorie wieder. Im Gegensatz zum Mel-

Stunden-intervall	Mittleres stündliches Krankentransportaufkommen, differenziert nach Tageskategorie			Mittleres stündliches Notfallaufkommen, differenziert nach Tageskategorie		
	Werktag	Samstag	Sonntag/ Wochenfeiertag	Werktag	Samstag	Sonntag/ Wochenfeiertag
00 bis 01	0,7%	1,6%	2,7%	2,3%	3,6%	4,2%
01 bis 02	0,6%	1,4%	1,7%	1,7%	3,2%	4,2%
02 bis 03	0,4%	1,1%	1,8%	1,7%	2,8%	3,5%
03 bis 04	0,3%	1,6%	1,1%	1,5%	2,1%	2,7%
04 bis 05	0,4%	0,8%	1,6%	1,4%	1,9%	2,3%
05 bis 06	0,7%	1,1%	1,1%	1,7%	1,7%	1,5%
06 bis 07	2,0%	2,5%	1,9%	2,5%	1,7%	2,0%
07 bis 08	5,6%	3,9%	2,1%	4,0%	2,5%	2,5%
08 bis 09	10,2%	6,5%	4,7%	5,2%	3,8%	3,9%
09 bis 10	13,4%	10,1%	6,9%	6,0%	5,0%	4,9%
10 bis 11	11,8%	7,7%	9,3%	6,3%	5,4%	5,8%
11 bis 12	9,6%	7,8%	7,2%	6,7%	5,5%	5,9%
12 bis 13	8,6%	6,7%	6,8%	5,8%	5,6%	5,5%
13 bis 14	7,0%	6,1%	6,9%	5,3%	5,2%	5,0%
14 bis 15	6,4%	5,5%	4,5%	5,5%	5,2%	5,6%
15 bis 16	5,1%	4,4%	4,3%	5,6%	5,3%	5,0%
16 bis 17	4,4%	4,8%	6,0%	5,4%	5,2%	5,1%
17 bis 18	3,5%	4,1%	5,6%	5,5%	4,9%	6,3%
18 bis 19	2,6%	4,2%	4,8%	5,4%	6,0%	5,5%
19 bis 20	2,0%	4,9%	5,4%	5,2%	5,2%	4,8%
20 bis 21	1,8%	3,5%	4,1%	4,7%	4,6%	4,7%
21 bis 22	1,4%	3,9%	3,1%	4,0%	5,0%	3,6%
22 bis 23	1,0%	2,9%	3,3%	3,5%	4,5%	3,4%
23 bis 24	0,9%	2,7%	3,0%	3,0%	4,5%	2,4%
Summe	100,0%	100,0%	100,0%	100,0%	100,0%	100,0%

TAB. 9.1 ▶ Mittleres stündliches Krankentransport- und Notfallaufkommen, differenziert nach Tageskategorien

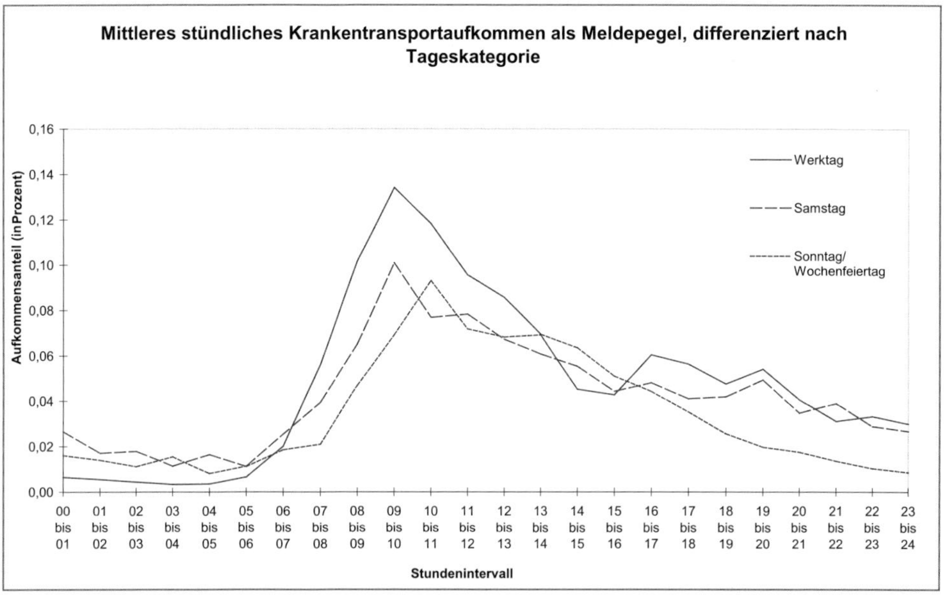

ABB. 9.7 ▶ Mittleres stündliches Krankentransportaufkommen als Meldepegel, differenziert nach Tageskategorien

deaufkommen an Krankentransporten zeigen die Pegel der Notfallmeldungen nach Tageskategorien einen wesentlich weniger differenzierten Tagesgang im stündlichen Aufkommen.

Die aus TAB. 9.1 in ABB. 9.8 aufgeführten Werte zum Notfallaufkommen zeigen, dass vergleichbar zum Meldegeschehen bei Krankentransporten nachts weniger Notfallmeldungen zu beobachten sind als tagsüber, was grundsätzlich einer 24-Stunden-Periodik entspricht. So liegt an einem mittleren Werktag zwischen 01.00 und 06.00 Uhr das Meldeaufkommen zu Notfällen unter 2% aller Notfallmeldungen pro Stundenintervall bzw. an einem mittleren Samstag und mittleren Sonntag zwischen 2 bis 5%. An einem mittleren Werktag steigt das Meldeaufkommen zu Notfällen ab 06.00 Uhr deutlich an und erreicht zwischen 11.00 und 12.00 Uhr sein Maximum. Nach diesem Maximum fallen die stündlichen Meldungen zu Notfällen auf etwa 5% zurück und verharren bis gegen ca. 21.00 Uhr auf diesem Niveau.

An einem mittleren Samstag und mittleren Sonntag steigt das Meldegeschehen zu Notfällen kontinuierlich zwischen 07.00 und 11.00 Uhr an und verharrt dann ebenfalls auf hohem Niveau bei grundsätzlich mehr als 5% aller Notfallmeldungen pro Stundenintervall bis 17.00 Uhr. Zwischen 17.00 und 19.00 Uhr werden an einem mittleren Samstag und mittleren Sonntag die jeweiligen Maxima an Meldungen zu Notfällen erreicht. Nach den Maxima gehen auch hier die Meldungen kontinuierlich zurück, wobei im Vergleich zum mittleren Sonntag der Rückgang an einem mittleren Samstag weniger stark ausgeprägt ist.

Das bedeutet, dass der Anteil an Notfallmeldungen an einem mittleren Samstag zwischen 21.00 und 00.00 Uhr deutlich über dem an einem mittleren Werktag bzw. einem mittleren Sonntag liegt.

Insgesamt ist festzuhalten, dass der tägliche Verlauf im Aufkommen von Notfallmeldungen in seinen zeitlichen Strukturen nicht so ausgeprägt ist wie das werktägliche Aufkommen an Meldungen zu Krankentransporten. Von seiner zeitlichen Verteilungsstruktur entspricht das Aufkommen an Notfallmeldungen pro Stundenintervall in etwa dem des Krankentransports an Sonn- und Wochenfeiertagen.

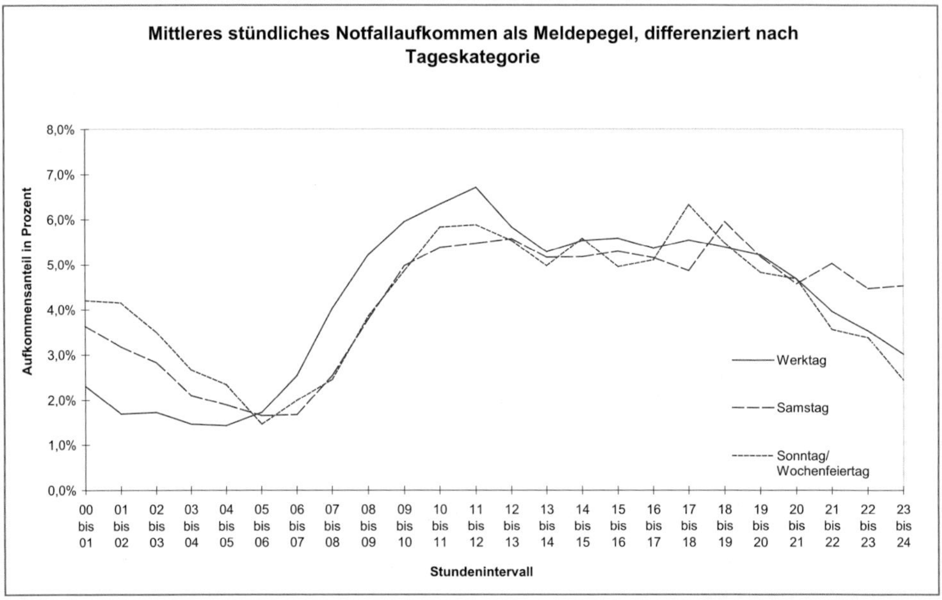

Abb. 9.8 ▶ Mittleres stündliches Notfallaufkommen als Meldepegel, differenziert nach Tageskategorie

9.1.4 Zufälligkeiten im Einsatzgeschehen

Während die bisherigen Beispiele ein zeitliches Verteilungsmuster im Jahres- oder Stundenverlauf besitzt, zeigt Abb. 9.9 minutenscharf das Stattfinden von Notfällen in einem Rettungsdienstbereich innerhalb eines Jahres an Freitagen zwischen 14.00 und 14.59 Uhr. Das zeitliche Verteilungsmuster lässt dabei keine Strukturen erkennen, was eine Zufälligkeit bezüglich des Zeitpunktes innerhalb eines Stundenintervalls vermuten lässt.

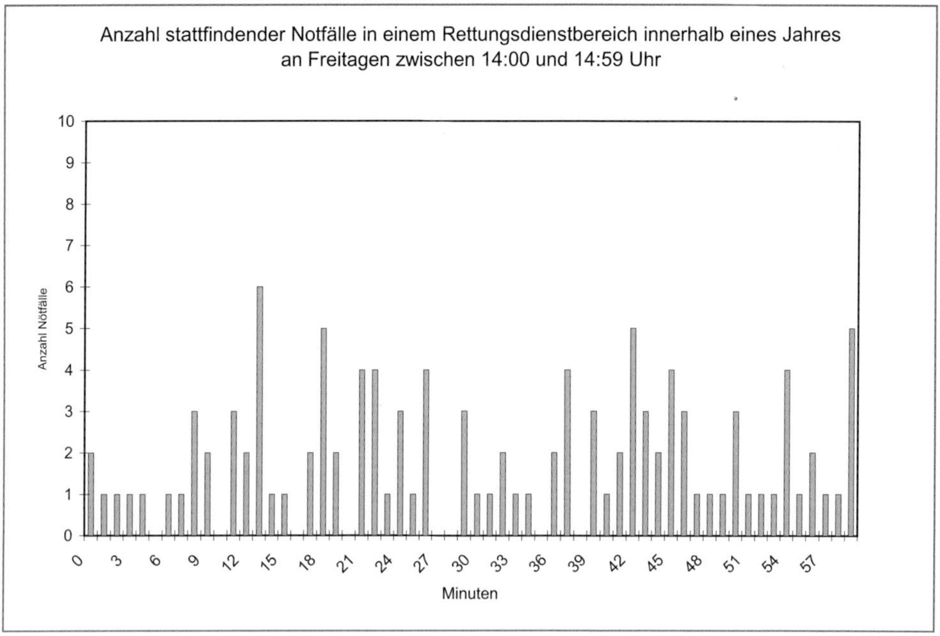

Abb. 9.9 ▶ Anzahl stattfindender Notfälle in einem Rettungsdienstbereich innerhalb eines Jahres an Feiertagen zwischen 14.00 und 14.59 Uhr

9.2 Zeitreihen als Beobachtungsinstrument

Aus der Industriestatistik sind so genannte Kontrollkarten zur statistischen Qualitätskontrolle bzw. Qualitätsregelung ein gängiges Instrumentarium, damit festgelegte Soll-Werte innerhalb einer Produktion möglichst gut eingehalten werden. Dabei gibt es bezüglich der Kontrollgrenzen eine Vielzahl unterschiedlicher Typen von Kontrollkarten. Das Prinzip der Kontrollkarten besteht darin, in regelmäßigem Abstand aus einer laufenden Produktion Stichproben zu entnehmen, die untersucht werden, ob der ermittelte Mittelwert der Stichprobe innerhalb der vorgeschriebenen Soll-Werte liegt. Beim Über- oder Unterschreiten der vorgeschriebenen Soll-Werte erfolgt ein entsprechendes Eingreifen in den Produktionsvorgang. Das Prinzip einer solchen Kontrollkarte lässt sich grundsätzlich z.B. auch auf den Rettungsdienst mit den spezifischen Qualitätsparametern bei der Erbringung der Dienstleistungen übertragen, wobei die Kontrollgrenzen abweichend von dem eigentlichen Prinzip der Kontrollkarten weniger aus schätzstatistischen Gesichtspunkten zu bestimmen sind, sondern vielmehr nach inhaltlichen Erwägungen bzw. gesetzlichen Vorgaben. Im Nachfolgenden wird deshalb auch immer anstelle des Begriffs der Kontrollkarte von Übersichten zur Datenüberwachung gesprochen. So lässt sich für den Rettungsdienst entsprechend Abb. 9.10 z.B. eine Übersicht zur Datenüberwachung für die Einhaltung der gesetzlichen Landesnorm zur Hilfsfrist mithilfe des p95-Wertes (A) bzw. der mittleren Ausrückzeit als Standardnorm (B) ebenso konstruieren wie Übersichten zur Datenüber-

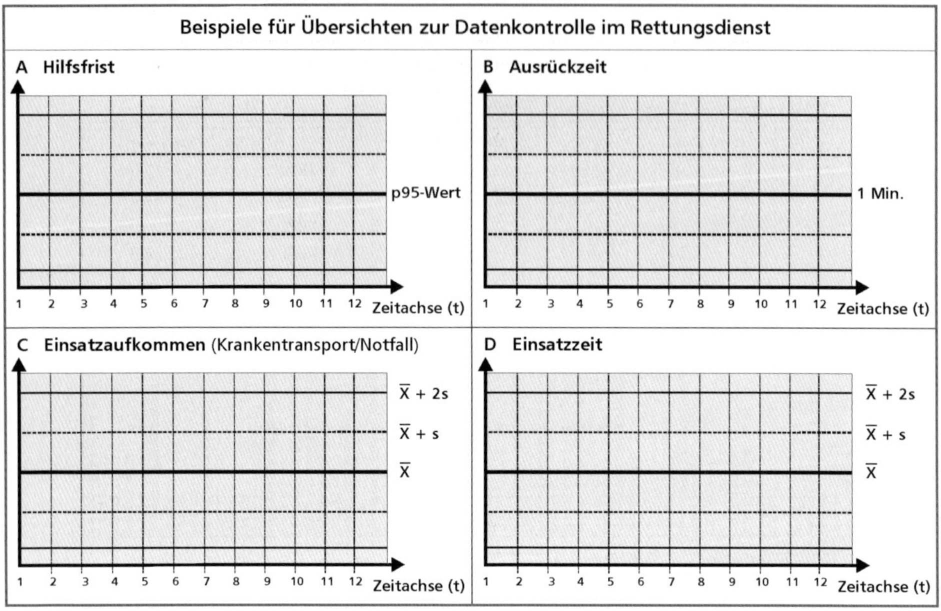

Abb. 9.10 ▶ Übersicht zur Qualitätssicherung mittels Zeitreihen

wachung für die Entwicklung des Einsatzaufkommens (C) oder der mittleren Einsatzzeit (D). Selbstverständlich sind die Übersichten zur Datenkontrolle auch im Bereich personalwirtschaftlicher Fragestellungen einsetzbar, wie das nachfolgende Beispiel zur Ausfallzeit darlegt. Die Zielsetzung bei allen Übersichten zur Datenüberwachung besteht darin, möglichst zeitnah Veränderungen in dem System zu erkennen, um darauf aufbauend ggf. zielgerichtete Maßnahmen einleiten zu können. Als Erfassungszeitraum dürften bei rettungsdienstlichen Fragestellungen in der Regel vier Wochen ausreichen, um einen hinreichenden Umfang an Daten zu erhalten.

Beispiel 9.1 ▶ Zeitreihen als Beobachtungsinstrument

In Tab. 9.2 ist der Krankenstand der Rettungswache A auf der Basis von Monatswerten für die Jahre 2001 und 2002 aufgeführt. Aus den Angaben der Jahre 2001 und 2002 errechnet sich ein mittlerer Krankenstand in Höhe von 11,42 Tagen mit einer Standardabweichung von 2,91 Tagen. Auf der Basis dieser Angaben sind in Abb. 9.11 die zugehörigen Warngrenzen eingezeichnet worden. Die erste Warngrenze entspricht dabei der einfachen Standardabweichung, die zweite Warngrenze die der zweifachen Standardabweichung.

Die anschließende Datenüberwachung erfolgt in der Art und Weise, dass in Abb. 9.11 monatlich der entsprechende Krankenstand an der Rettungswache A eingetragen wird. Der anschließende Verlauf des Krankenstandes über zehn Monate von Januar an zeigt, dass ab Mitte des Jahres die Anzahl der monatlichen Krankheitstage kontinuierlich bis an die untere Warngrenze abnimmt. Die Konsequenz hieraus könnte bei-

Krankenstand der Rettungswache A					
Datenlage zur Berechnung der Warngrenzen				Prüfdaten	
Krankheitstage 2001		Krankheitstage 2002		Krankheitstage 2003	
Januar	8,5	Januar	8,0	Januar	13,0
Februar	9,0	Februar	8,0	Februar	14,0
März	14,0	März	14,5	März	11,0
April	14,0	April	15,0	April	9,0
Mai	8,0	Mai	8,0	Mai	10,0
Juni	14,0	Juni	13,0	Juni	14,0
Juli	8,0	Juli	14,0	Juli	11,0
August	17,0	August	9,0	August	10,0
September	14,0	September	14,0	September	8,0
Oktober	9,0	Oktober	10,0	Oktober	7,0
November	9,0	November	9,0		
Dezember	14,0	Dezember	13,0		
arithmetisches Mittel:			**11,42 Tage**		
Standardabweichung:			**2,91 Tage**		

TAB. 9.2 ▶ Krankenstand der Rettungswache A

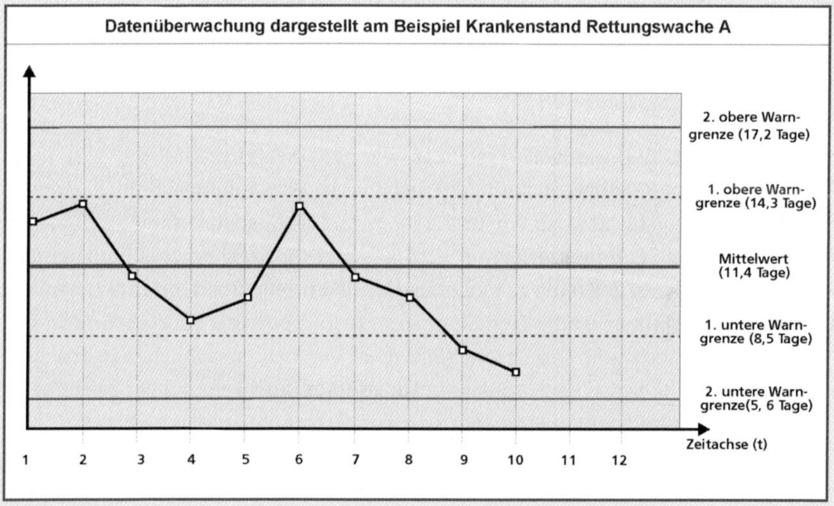

ABB. 9.11 ▶ Datenüberwachung dargestellt am Beispiel Krankenstand der Rettungswache A

spielsweise sein, dass an dieser Rettungswache zukünftig z.B. der Anteil an Aushilfskräften reduziert wird.

9.3 Komponentenmodell

Im Rahmen der Zeitreihenanalyse wird beim Komponentenmodell, wie eingangs erwähnt, von der Annahme ausgegangen, dass sich eine Zeitreihe in unabhängige Ursachengruppen zerlegen lässt. Der theoretische Modellansatz basiert dabei auf der Überlegung, dass sich die Beobachtungswerte einer Zeitreihe (Y_t) aus einer Trendkomponente (T_t), einer periodischen Komponente (P_t) sowie einer Rest- oder Zufallskomponente (Z_t) zusammensetzen. Hierbei können die einzelnen Komponenten additiv oder multiplikativ verknüpft sein. Formel (9.1) gibt das additive Modell wieder, während Formel (9.2) das multiplikative Komponentenmodell darstellt. Anzumerken bleibt, dass eine Logarithmierung des multiplikativen Ansatzes bei positiven Beobachtungswerten der Zeitreihe zu einer additiven Verknüpfung führt.

$$Y_t = T_t + P_t + Z_t$$

mit

Y_t = Beobachtungswerte der Zeitreihe
T_t = Trendkomponente
P_t = Periodische Komponente
Z_t = Zufallskomponente

FORMEL 9.1

$$Y_t = T_t \cdot P_t \cdot Z_t$$

mit

Y_t = Beobachtungswerte der Zeitreihe
T_t = Trendkomponente
P_t = Periodische Komponente
Z_t = Zufallskomponente

FORMEL 9.2

Mit der klassischen Zeitreihenzerlegung wird versucht, die drei Komponenten aus den Beobachtungswerten der Zeitreihe zu isolieren, um sie anschließend auf ihre Ursachen hin interpretieren zu können. Ist die Trendkomponente und/oder die periodische Komponente einer Zeitreihe bestimmt, so ist es möglich, diese von den tatsächlichen Beobachtungswerten der Zeitreihe abzuziehen, so dass bei adäquater Beschreibung der Zeitreihe durch die bestimmten Komponenten »nur« noch die Zufallskomponente übrig bleibt.

Im Rahmen rettungsdienstlicher Fragestellungen über die zeitliche Entwicklung des Einsatzaufkommens steht die Bestimmung einzelner Komponenten einer Zeitreihe im Vordergrund. Die Verknüpfung einzelner Komponenten zu einem Komponentenmodell ist eher als die Ausnahme anzusehen, da – wie die vorherigen Beispiele gezeigt haben – Trendentwicklungen im rettungsdienstlichen Aufkommen über einen Zeitraum von mehreren Jahren hinaus erfolgen, während die periodische Komponente im Tages- bzw. Wochenverlauf stattfindet. Sollte daher eine Zeitreihe über das rettungsdienstliche Aufkommen bezüglich einer Trendkomponente und einer periodischen Komponente mittels eines Komponentemodells hin untersucht werden, so müsste diese Zeitreihenanalyse über den Zeitraum von mehreren Jahren auf der Basis z.B. von Stundenintervallen erfolgen. Das Problem, das solche langen Zeitreihen mitbrächten, ist einfach dadurch zu umgehen, dass einerseits zur Analyse des Trends das rettungsdienstliche Aufkommen auf Monate oder Jahre aggregiert wird, während andererseits die Untersuchung der periodischen Komponente im rettungsdienstlichen Aufkommen zweckmäßigerweise auf der Aggregation von Stundenintervallen für eine festgelegte Wochenzahl oder für eine auf Tageskategorien normierte Woche erfolgt.

9.3.1 Trendkomponente

Im Rahmen der Untersuchung von Zeitreihen ist es häufig von Interesse, den in den Zeitreihendaten enthaltenen Trend mithilfe eines mathematischen Modells zu erfassen. Handelt es sich hierbei um einen zeitlich linearen Trend, so ist das folgende einfache Regressionsmodell I aus Kapitel 8 zu bestimmen:

$$y_i = a_{yx} + b_{yx} t_i + \varepsilon_i$$

mit

y_i = Trendwerte
a_{yx} = Trendkonstante
b_{yx} = Trendkoeffizient
t_i = Zeitwerte
ε_i = Residuen

FORMEL 9.3

Die Berechnung des Trendkoeffizienten erfolgt entsprechend den Ausführungen in Kapitel 8 zur Regressionsanalyse nach Formel (8.2), die der Trendkonstanten nach Formel (8.3). Die Bestimmung des Trends einer Zeitreihe ist im Rahmen rettungsdienstlicher Fragestellungen vor allen Dingen bei der Aufstellung von Bedarfsplänen von Interesse, wenn es z.B. bei der Ermittlung der Fahrzeugvorhaltung darum geht, langfristige Aufkommensentwicklungen zu berücksichtigen.

Bei der Zeitreihenanalyse ist die Feststellung von so genannten Strukturbrüchen in der Zeitreihe ein wesentliches Element, um bei der Modellanpassung keinen grundlegenden Fehler zu begehen. Das vorliegende Beispiel in ABB. 9.12 gibt die Zeitreihenentwicklung von Notfall- und Krankentransportaufkommen im Bundesgebiet nach Angaben der Leistungsanalyse zwischen 1985 und 2000/01 wieder. Danach zeigt sich, dass zwischen 1985 und 1990/91 das Einsatzaufkommen bundesweit bei rund sechs Mio. Einsätzen liegt, während von 1990/91 auf 1992/93 das Aufkommen abrupt auf über acht Mio. Einsätze ansteigt. Ursache für diesen Strukturbruch in der Zeitreihe ist die erstmalige Berücksichtigung der neuen Länder im Hochrechnungsverfahren, wodurch das Aufkommen von ehemals sechs Mio. Einsätzen in den alten Ländern auf über acht Mio. Einsätze im Gebiet der alten und neuen Länder ansteigt. Daraus ist u.a. zu schließen, dass der Höhe nach auf die neuen Länder rund zwei Mio. oder ein Drittel des Aufkommens der alten Länder entfallen. Ein solcher Strukturbruch ist im Rahmen der Entwicklung z.B. einer Trendanalyse zu berücksichtigen, um Fehlinterpretationen durch eine fehlerhafte Anpassung des Trendmodells an die Daten zu vermeiden. Eine Möglichkeit in dem vorliegenden Beispiel wäre, die Zeitreihe in zwei Abschnitte von 1985 bis 1990/91 und von 1992/93 bis 2000/01 zu unterteilen, um dann anschließend für jeden dieser Zeitabschnitte eine eigene Trendanalyse durchzuführen.

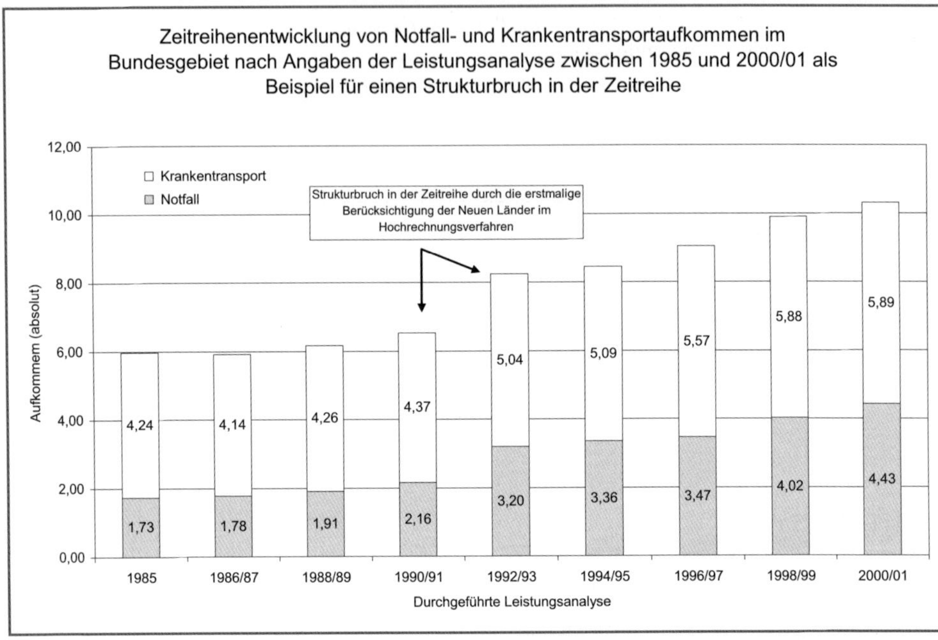

ABB. 9.12 ▶ Zeitreihenentwicklung von Notfall- und Krankentransportaufkommen im Bundesgebiet nach Angaben der Leistungsanalyse zwischen 1985 und 2000/01 als Beispiel für einen Strukturbruch in der Zeitreihe

Vor allem unter rettungsdienstlichen Aspekten bietet der zuvor beschriebene Strukturbruch weitere interessante Einblicke hinsichtlich des Notfallanteils am Gesamteinsatzaufkommen. So steigt der prozentuale Anteil des Notfallaufkommens zwischen 1985 und 1990/91 von 29% auf rund 33%. Durch die Einbeziehung der neuen Länder in das Hochrechnungsverfahren steigt der prozentuale Anteil des Notfallaufkommens in der Erhebung von 1992/93 deutlich auf 39% an und bleibt auch in der weiteren Entwicklung auf diesem Niveau erhalten. Unter der Annahme einer weitestgehenden Konstanz in der Entwicklung der alten Länder ist die Erhöhung des Notfallanteils im Wesentlichen auf einen deutlich höheren Notfallanteil in den neuen Ländern zurückzuführen. Weitere Untersuchungen belegen einen für die neuen Länder deutlich höheren Anteil des Notfallaufkommens sowie des Notarztaufkommens am Gesamteinsatzaufkommen im Rettungsdienst (Schmiedel (1998b)).

Beispiel 9.2 ▶ Bestimmung der Trendkomponente

TAB. 9.3 gibt in Ergänzung zu ABB. 9.13 das bundesweite jährliche Aufkommen an Notarztalarmierungen nach Angaben der Leistungsanalyse für den Zeitraum von 1994 bis 2001 auf der Basis von 16 hochgerechneten Erfassungswellen wieder. Die zeitliche Entwicklung zeigt, dass das Aufkommen an Notarztalarmierungen einen positiven linearen Trend besitzt, der nachfolgend mit dem einfachen linearen Regressionsmodell bestimmt werden soll. Die Berechnung des Trendkoeffizienten bzw. der

Trendkonstante erfolgt nach Formel (8.2) bzw. (8.3) und ergibt unter Berücksichtigung der Arbeitstabelle 9.4 folgende Werte:

$$b = \frac{21{,}7949}{340} = 0{,}0641$$

$$a = \frac{(1.496 \cdot 28{,}7955) - (136 \cdot 266{,}5566)}{(16 \cdot 1.496) - 136^2} = 1{,}2548$$

Zeitpunkt	Notarzt-alarmierungen				
[x]	[y]	$[x^2]$	[x × y]	$[(x-x_m)\times(y-y_m)]$	$[(x-x_m)^2]$
1	1,4405	1	1,4405	2,6941	56,25
2	1,2962	4	2,5924	3,2729	42,25
3	1,5232	9	4,5696	1,5209	30,25
4	1,4459	16	5,7836	1,5922	20,25
5	1,6040	25	8,0200	0,6850	12,25
6	1,5635	36	9,3810	0,5905	6,25
7	1,7796	49	12,4572	0,0302	2,25
8	1,5828	64	12,6624	0,1085	0,25
9	1,8416	81	16,5744	0,0209	0,25
10	2,0289	100	20,2890	0,3438	2,25
11	2,0213	121	22,2343	0,5540	6,25
12	1,8824	144	22,5888	0,2894	12,25
13	1,9529	169	25,3877	0,6893	20,25
14	2,1273	196	29,7822	1,8017	30,25
15	2,4929	225	37,3935	4,5057	42,25
16	2,2125	256	35,4000	3,0959	56,25
136	**28,7955**	**1.496**	**266,5566**	**21,7949**	**340,00**

Mittelwert der Variablen x_m = 8,5.
Mittelwert der Variablen y_m = 1,7997.
Varianz der Variablen x = 22,6667.
Varianz der Variablen y = 0,1078.

TAB. 9.3 ▶ Arbeitstabelle zur Ermittlung der Trendfunktion für das bundesweite Aufkommen an Notarztalarmierungen zwischen 1997 und 2001 nach Angaben der Leistungsanalyse

Jahr	Erfassungs-welle	Notarztalarmierungen (in Mio.)					
		Reales bundesweite Aufkommen[1] ...			Berechnetes Aufkommen ...		
		absolut	Zuwachs ...		absolut	Zuwachs ...	
			absolut	relativ		absolut	relativ
1994	1	1,4405	-	-	1,3189	-	-
	2	1,2962	- 0,1443	- 10,02%	1,3830	0,0641	+ 4,9%
1995	3	1,5232	+ 0,2270	+ 17,51%	1,4471	0,0641	+ 4,6%
	4	1,4459	- 0,0773	- 5,07%	1,5112	0,0641	+ 4,4%
1996	5	1,6040	+ 0,1581	+ 10,93%	1,5753	0,0641	+ 4,2%
	6	1,5635	- 0,0405	- 2,52%	1,6394	0,0641	+ 4,1%
1997	7	1,7796	+ 0,2161	+ 13,82%	1,7035	0,0641	+ 3,9%
	8	1,5828	- 0,1968	- 11,06%	1,7676	0,0641	+ 3,8%
1998	9	1,8416	+ 0,2588	+ 16,35%	1,8317	0,0641	+ 3,6%
	10	2,0289	+ 0,1873	+ 10,17%	1,8958	0,0641	+ 3,5%
1999	11	2,0213	- 0,0076	- 0,37%	1,9599	0,0641	+ 3,4%
	12	1,8824	- 0,1389	- 6,87%	2,0240	0,0641	+ 3,3%
2000	13	1,9529	+ 0,0705	+ 3,75%	2,0881	0,0641	+ 3,2%
	14	2,1273	+ 0,1744	+ 8,93%	2,1522	0,0641	+ 3,1%
2001	15	2,4929	+ 0,3656	+ 17,19%	2,2163	0,0641	+ 3,0%
	16	2,2125	- 0,2804	- 11,25%	2,2804	0,0641	+ 2,9%

1 = NachAngaben der Leistungsanalyse von 1994/95 bis 2000/01.

TAB. 9.4 ▶ Bundesweites Aufkommen an Notarztalarmierungen nach Angaben der Leistungsanalyse mit den zugehörigen linearen Trendaufkommen

ABB. 9.13 zeigt das hochgerechnete bundesweite Aufkommen an Notarztalarmierungen nach Angaben der Leistungsanalyse für den Zeitraum von 1994 bis 2001 einschließlich der Trendfunktion. Die zugehörigen Berechnungswerte sind ebenfalls in

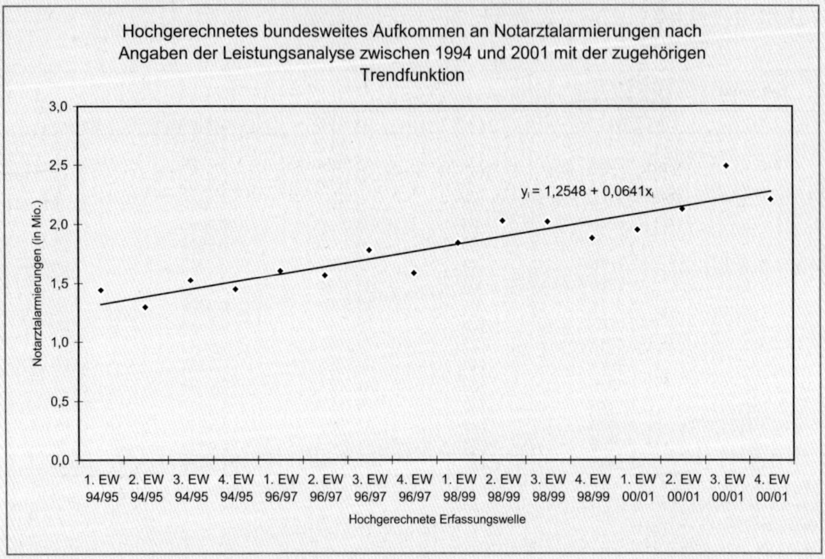

ABB. 9.13 ▶ Hochgerechnetes bundesweites Aufkommen an Notarztalarmierungen nach Angaben der Leistungsanalyse zwischen 1994 und 2001 mit der zugehörigen Trendfunktion

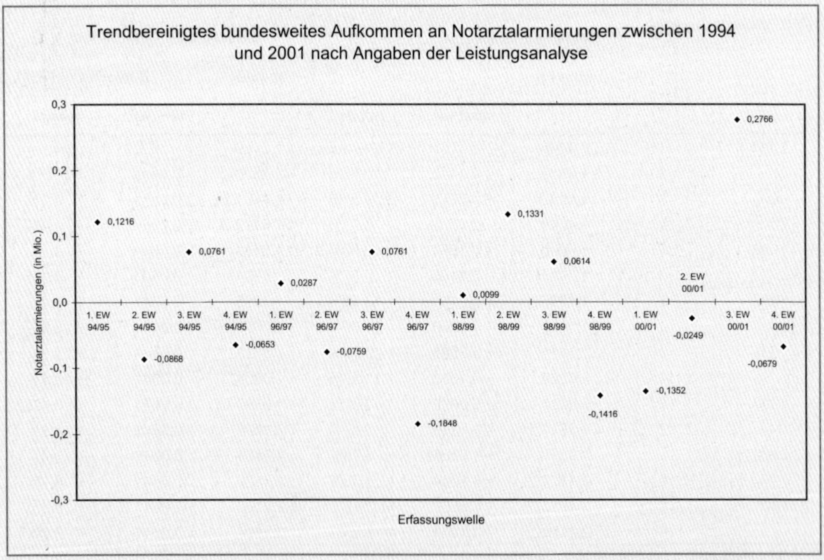

ABB. 9.14 ▶ Trendbereinigtes bundesweites Aufkommen an Notarztalarmierungen zwischen 1994 und 2001

TAB. 9.3 enthalten. Anhand der ermittelten Trendfunktionen zur Entwicklung des Aufkommens an Notarztalarmierungen ist es einerseits möglich, das vorliegende Aufkommen um den ermittelten Trend zu bereinigen oder andererseits zukünftige Werte zu prognostizieren.
ABB. 9.14 gibt das trendbereinigte bundesweite Aufkommen an Notarztalarmierungen für den Zeitraum von 1994 bis 2001 wieder, wonach sich zeigt, dass das bereinigte Aufkommen in seiner zeitlichen Entwicklung keine Strukturentwicklungen mehr aufweist. Die ermittelte Trendfunktion bildet somit die lineare Aufkommensentwicklung für die bundesweiten Notarztalarmierungen adäquat ab, da die Residuen als Restkomponente in ihrer zeitlichen Entwicklung strukturlos sind.

9.3.2 Periodische Komponente

Wie die Eingangsbeispiele zeigten, ist die periodische Komponente im Rettungsdienst, bezogen auf die zeitliche Entwicklung des Einsatzaufkommens, insbesondere durch einen ausgeprägten Tages- und Wochenverlauf bestimmt. Mithilfe so genannter trigonometrischer Funktionen ist es möglich, einen solchen Tages- und Wochenverlauf als Entwicklungsmuster einer diskreten Zeitreihe durch eine Kombination von Sinus- und Kosinusschwingungen näherungsweise darzustellen. Die Ermittlung einer solchen Funktion wird als harmonische Analyse oder Fourieranalyse bezeichnet, die zugehörige trigonometrische Funktion als Fourierreihe. Die nachfolgenden Ausführungen zur Fourieranalyse lehnen sich an Billeter, Vlach (1981) an.

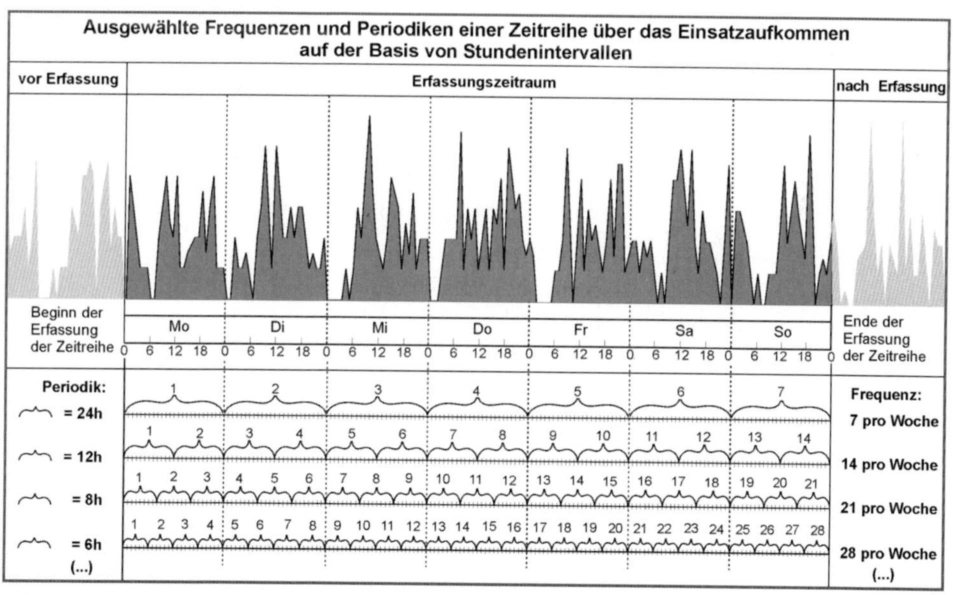

ABB. 9.15 ▶ Ausgewählte Frequenzen und Periodiken einer Zeitreihe über das Einsatzaufkommen auf der Basis von Stundenintervallen

Im Rahmen der Zeitreihenanalyse wird häufig als Nachteil der Fourieranalyse angeführt, dass die unterstellten Periodizitäten in ihrer zeitlichen Entwicklung nicht notwendigerweise konstant sind. Dieser Einwand trifft z.B. bei ökonomischen Fragestellungen vielfach zu, stellt aber im Rahmen von Zeitreihenanalysen über das rettungsdienstliche Einsatzaufkommen keinen Nachteil dar, da – ganz im Gegenteil wie die vorherigen Beispiele gezeigt haben –, das rettungsdienstliche Einsatzaufkommen starken periodischen Wochen- und Tagesverläufen unterworfen ist. Die Fourieranalyse ist damit als ein Instrument der Zeitreihenanalyse besonders geeignet, wenn es darum geht, eine periodische Komponente im rettungsdienstlichen Einsatzaufkommen über die Zeitachse hinweg abzubilden.

Die Frequenz nach Formel (9.4) gibt an, wie häufig eine bestimmte Periodizität innerhalb einer bestimmten Zeitreihe vorkommt. So liegt die Frequenz einer 24-Stunden-Periodizität (= T 24) innerhalb eines Zeitraums von einer Woche (n = 168) bei 7 (= 168/24). ABB. 9.15 verdeutlicht nochmals die Begriffe von Periodizität und Frequenz anhand einer Zeitreihe über eine Woche bezüglich des Einsatzaufkommens pro Stundenintervall.

$$\lambda = \frac{n}{T}$$

mit

λ	=	Frequenz
n	=	Anzahl Beobachtungswerte
T	=	Periodizität

FORMEL 9.4

Das nachfolgende Modell einer harmonischen Analyse unterstellt eine diskrete Zeitreihe, deren Periodizitäten immer ein ganzzahliges Vielfaches der betrachteten Zeitreihe darstellen. Das bedeutet, dass die Anzahl der Werte der Zeitreihe geteilt durch die Periodizität immer eine ganze Zahl ergibt. Darüber hinaus setzt die Fourieranalyse immer voraus, dass die untersuchte Zeitreihe trendbereinigt ist. Das Modell einer Fourieranalyse lautet allgemein:

$$y_t = \bar{y} + \sum_{j=1}^{p} \left(A(T_j) \cos \frac{2\pi}{T_j} t + B(T_j) \sin \frac{2\pi}{T_j} t \right) + \varepsilon_t$$

mit

y_t	=	Beobachtungswerte der Zeitreihe (trendbereinigt)
$\bar{y}$	=	arithmetisches Mittel der Zeitreihe
t	=	Beobachtungszahl innerhalb der Zeitreihe
$A(T_j)$, $B(T_j)$	=	Fourierkoeffizienten einer Periodizität j
T_j	=	Periodizität bei ganzzahliger Frequenz
ε_t	=	Werte der Restkomponente

FORMEL 9.5

Hierbei gilt für die Anzahl der einzubeziehenden Periodizitäten p, dass die Anzahl auf p_{max} beschränkt ist, wobei p_{max} die Periodizität mit der maximalen Frequenz der Größe $\frac{N}{2}$ darstellt. Bei Einbeziehung aller Frequenzen bis p_{max} in das Modell (9.5) wird die zugrunde liegende Zeitreihe exakt wiedergegeben. Ein solches vollständiges Modell lautet für ungradzahlige Zeitreihen mit $n = 2 \cdot p_{max} + 1$:

$$y_t = \bar{y} + \sum_{j=1}^{p_{max}} \left(A(T_j) \cos \frac{2\pi}{T_j} t + B(T_j) \sin \frac{2\pi}{T_j} t \right)$$

FORMEL 9.6

und bei gradzahliger Zeitreihe mit $n = 2 \cdot p_{max}$:

$$y_t = \bar{y} + \sum_{j=1}^{p_{max}-1} \left(A(T_j) \cos \frac{2\pi}{T_j} t + B(T_j) \sin \frac{2\pi}{T_j} t \right) + \frac{A(T_{p_{max}})}{2} \cos \frac{2\pi}{T_{p_{max}}} t$$

FORMEL 9.7

Wenn es darum geht, im Rahmen einer Fourieranalyse nicht die Zeitreihe als solches vollständig wiederzugeben, sondern ausgewählte inhaltlich begründete oder statistisch signifikante Periodizitäten zu ermitteln, so sind die nachfolgend dargestellten Arbeitsschritte zu durchlaufen.

Vor der Durchführung einer Fourieranalyse ist zu unterscheiden, ob aufgrund inhaltlicher Überlegungen nur ausgewählte Periodizitäten untersucht werden sollen, oder ob grundsätzlich zuerst alle denkbaren Periodizitäten einer Zeitreihe zu analysieren sind. Wie die vorherigen Beispiele über Zeitreihen im Rettungsdienst bereits gezeigt haben, ist im Rahmen rettungsdienstlicher Fragestellung beim stündlichen Einsatzaufkommen davon auszugehen, dass inhaltlich begründete Periodizitäten vorliegen. Hierzu zählen insbesondere Periodizitäten im Tages- und Wochenverlauf. Liegt dagegen eine Zeitreihe vor, in der keine Informationen über die periodischen Komponente vorhanden sind, so ist es hier mithilfe der so genannten Spektralanalyse möglich, Periodizitäten aufzudecken. Eine detaillierte Einführung mit einem vollständig durchgerechneten Beispiel findet sich hierzu ebenfalls bei Billeter, Vlach (1981).

Auf der Basis festgelegter Periodizitäten, die im Rahmen einer Fourieranalyse untersucht werden, ist in einem weiteren Schritt zu bestimmen, nach welchen Kriterien anschließend Periodizitäten zur Abbildung der periodischen Komponente in ein Komponentenmodell einzubeziehen sind. Ein möglicher Ansatz, der nachfolgend erläutert wird, ist hier die Ermittlung von signifikanten Periodizitäten innerhalb der betrachteten Zeitreihe.

Das Kernstück der Fourieranalyse bildet das so genannte Periodogramm, das im nachfolgenden Beispiel 9.3 »Fourieranalyse« in TAB. 9.7 aufgeführt ist. Mithilfe des Periodogramms ist es für vorab festgelegte Periodizitäten durch Berechnung der Parameter A(T) und B(T) als so genannte Fourierkoeffizienten möglich zu entscheiden, welche dieser Periodizitäten in der betrachteten Zeitreihe statistisch von Bedeutung sind, da in solchen Fällen die Fourierkoeffizienten hohe Werte annehmen. Alle weiteren Berechnungsgrößen des Periodogramms sind aus den Fourierkoeffizienten ebenso zu ermitteln wie darauf aufbauend die statistischen Testverfahren, um auf diese Weise signifikante Periodizitäten zu bestimmen.

Liegt ein Periodogramm für eine betrachtete Zeitreihe vor, so ist es häufig in einem weiteren Arbeitsschritt von Interesse, signifikante Periodizitäten aus der Zeitreihe zu eliminieren, damit die bereits trendbereinigte Zeitreihe auch um die zugehörige periodische Komponente bereinigt werden kann.

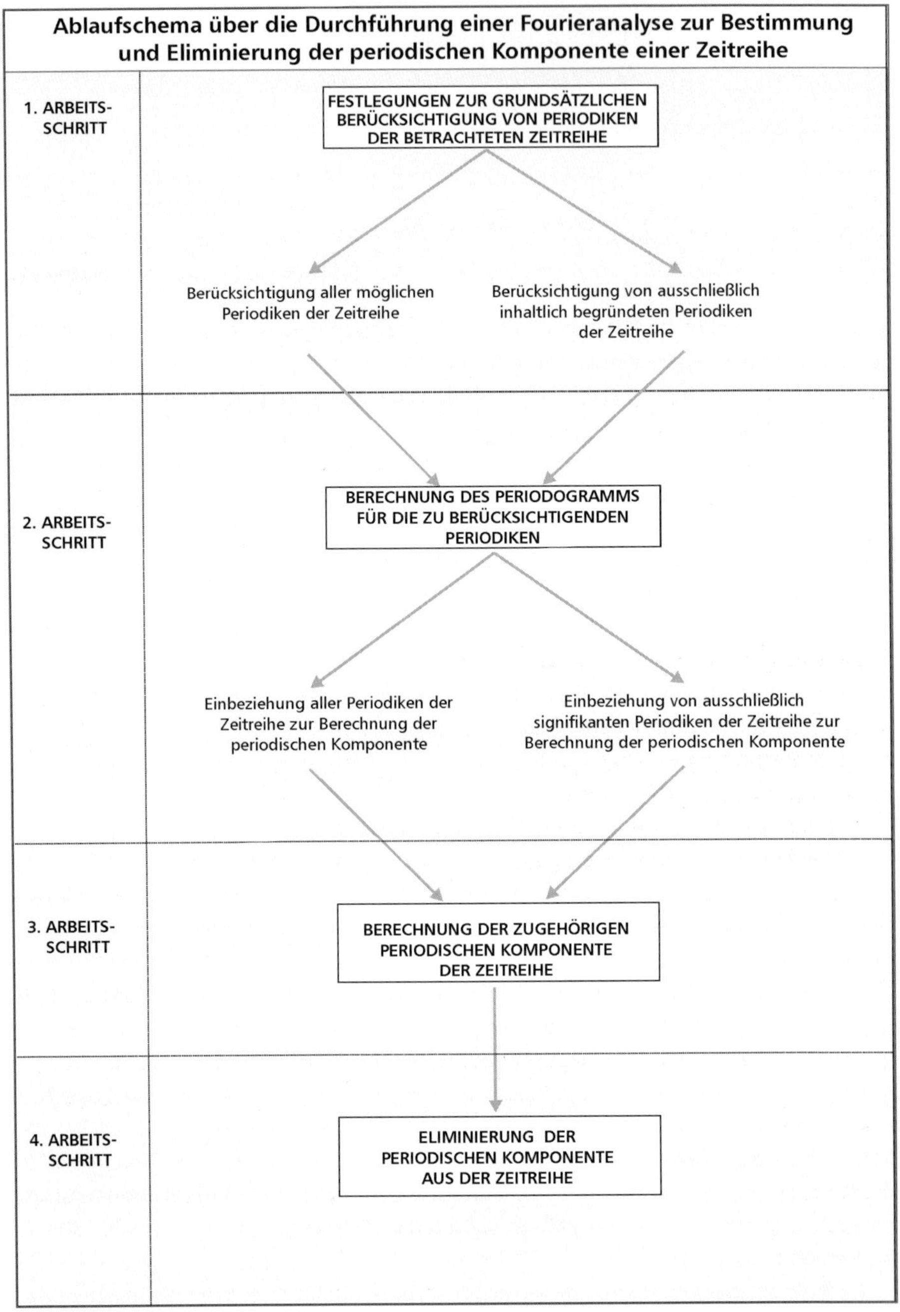

ABB. 9.16 ▶ Durchführung einer Fourieranalyse zur Bestimmung und Eliminierung der periodischen Komponente einer Zeitreihe

Die einzelnen Berechnungsschritte innerhalb einer Fourieranalyse sind in ABB. 9.16 aufgeführt und unterscheiden im Wesentlichen die drei Abschnitte:

- Berechnung des Periodogramms,
- Ermittlung signifikanter Periodizitäten und
- Eliminierung periodischer Komponenten aus der Zeitreihe.

Die Bedeutung der Fourieranalyse für den Rettungsdienst ist unter zweierlei Gesichtspunkten von Interesse. So konnten Schmiedel, Moecke, Behrendt (2002) eine Zunahme des periodischen Anteils im bundesweiten Notfallaufkommen nachweisen, was unter dem Gesichtspunkt der Zufälligkeit von Notfallereignissen eigentlich nicht zu erwarten ist. Die Ergebnisse einer Fourieranalyse sind damit folglich auch als ein Qualitätsparameter zu verstehen. Andererseits wurde in der gleichen Untersuchung skizziert, dass mithilfe der Fourieranalyse das gesamte Einsatzaufkommen für eine Fahrzeugbemessung in einen periodischen und einen zufälligen Anteil aufgeteilt werden kann, wodurch die Leitstellenentscheidung in Notfall- und Krankentransport als ein nicht einheitliches Einteilungskriterium für eine Bemessung der Fahrzeugvorhaltung entfallen würde. Die Ausführungen zeigen, dass die Möglichkeiten der Fourieranalyse zur Qualitätsoptimierung im Rettungsdienst von hoher Bedeutung sind.

Berechnung des Periodogramms

Die Parameter A(T) und B(T) werden aus der betrachteten Zeitreihe für zuvor festgelegte Periodizitäten nach dem Verfahren der kleinsten Abweichungsquadrate ermittelt. Die zwei Parameter sind wie folgt definiert:

$$A(T_j) = \frac{2}{n} \sum_{t=1}^{n} y_t \cos \frac{2\pi}{T_j} t$$

mit

$A(T_j)$	=	Fourierkoeffizient
T_j	=	Periodizität bei ganzzahliger Frequenz
n	=	Anzahl Beobachtungswerte
y_t	=	Beobachtungswerte der Zeitreihe (trendbereinigt)
t	=	Beobachtungszahl innerhalb der Zeitreihe

FORMEL 9.8

$$B(T_j) = \frac{2}{n} \sum_{t=1}^{n} y_t \sin \frac{2\pi}{T_j} t$$

mit

$B(T_j)$	=	Fourierkoeffizient
T_j	=	Periodizität bei ganzzahliger Frequenz
n	=	Anzahl Beobachtungswerte
y_t	=	Beobachtungswerte der Zeitreihe (trendbereinigt)
t	=	Beobachtungszahl innerhalb der Zeitreihe

FORMEL 9.9

Nach der Berechnung der Fourierkoeffizienten für ausgewählte Periodizitäten ist es mithilfe des so genannten Amplitudenquadrates $R(T)^2$ möglich abzuschätzen, inwieweit die einbezogenen Periodizitäten in der Zeitreihe von Bedeutung sind oder nicht. So zeigen hohe Werte des Amplitudenquadrates einer Periodizität an, dass diese einen großen Erklärungsanteil an der zeitlichen Struktur der Zeitreihe besitzen. Die Berechnung des Amplitudenquadrates erfolgt nach der Formel:

$$R(T_j)^2 = A(T_j)^2 + B(T_j)^2$$

mit
$R(T_j)^2$ = Amplitudenquadrat
$A(T_j)^2$, $B(T_j)^2$ = Fourierkoeffizienten

FORMEL 9.10

Feststellung signifikanter Periodizitäten

Die Höhe des Amplitudenquadrates zeigt zwar an, ob eine Periodizität in der Zeitreihe relevant ist oder nicht, lässt allerdings noch nicht den Schluss zu, ob es sich hierbei um eine signifikante Periodizität für ein gewähltes Signifikanzniveau handelt. Für die Beantwortung einer solchen Fragestellung sind u.a. von Schuster und Walker entsprechende Tests entwickelt worden. Um einen der beiden Tests anzuwenden, ist zuerst das so genannte mittlere erwartete Amplitudenquadrat R_m^2 zu ermitteln, das mit nachfolgender Formel zu berechnen ist:

$$R_m^2 = \frac{4 \cdot s^2}{n}$$

mit
R_m^2 = mittleres erwartetes Amplitudenquadrat
s^2 = Varianz der Zeitreihe
n = Anzahl Beobachtungswerte

FORMEL 9.11

Die Varianz in Formel (9.11) bezieht sich auf die der Fourieranalyse zugrunde liegenden Zeitreihe. Die Varianz errechnet sich somit über die bereits bekannte Formel:

$$s^2 = \frac{1}{n-1}\sum_{t=1}^{n}(y_t - \bar{y})^2$$

mit
s^2 = Varianz der Zeitreihe
$\bar{y}$ = arithmetisches Mittel der Zeitreihe
y_t = Beobachtungswerte der Zeitreihe (trendbereinigt)
n = Anzahl Beobachtungswerte

FORMEL 9.12

Sowohl für den Test von Schuster als auch von Walker wird der Wert k benötigt, der nichts anderes als die Division eines ausgewählten Amplitudenquadrates durch das mittlere erwartete Amplitudenquadrat ist. Die Berechnung lautet daher:

$$k_j = \frac{R(T_j)^2}{R_m^2}$$

mit
k_j = Proportionsfaktor vonan $R(T_j)^2$
$R(T_j)^2$ = Amplitudenquadrat der Periodizität j
R_m^2 = mittleres erwartetes Amplitudenquadrat

Formel 9.13

Die Wahrscheinlichkeit nach dem Test von Schuster, dass ein zufällig ausgewähltes Amplitudenquadrat einer betrachteten Zeitreihe größer ist als das Vielfache des durchschnittlichen Amplitudenquadrates lautet:

$$P_S = e^{-k}$$

mit
P_S = Wahrscheinlichkeit nach Schuster, dass $R(T_j)$ größer als das k-fache von R_m^2 ist
e = 2,718...= Basis des natürlichen Logarithmus
k = Proportionsfaktor von R_m^2 an $R(T_j)^2$

Formel 9.14

Auch der Test von Walker geht von der gleichen Wahrscheinlichkeit aus, führt aber die Anzahl der Merkmalswerte der Zeitreihe als zusätzlichen Parameter ein, so dass sich die zugehörige Wahrscheinlichkeit wie folgt errechnet:

$$P_W = 1 - \left(1 - e^{-k}\right)^{\frac{n}{2}}$$

mit
P_W = Wahrscheinlichkeit nach Walker, dass $R(T_j)$ größer als das k-fache von R_m^2 ist
e = 2,718...= Basis des natürlichen Logarithmus
k = Proportionsfaktor von R_m^2 an $R(T_j)^2$

Formel 9.15

Berechnung des Erklärungsanteils von Periodizitäten

Nach der Feststellung signifikanter Periodizitäten innerhalb der betrachteten Zeitreihe ist es abschließend von Interesse, wie hoch deren Erklärungsanteil an der zeitlichen Struktur der Zeitreihe ist. Die Berechnung der so genannten Energie einer Periodizität innerhalb einer Zeitreihe erfolgt nach der Formel:

$$E_j = \frac{R(T_j)^2}{2 \cdot s^2}$$

mit
E_j = Energie der Periodizität j
$R(T_j)^2$ = Amplitudenquadrat der Periodizität j
s^2 = Varianz der Zeitreihe

Formel 9.16

Die so genannte Totalenergie ergibt sich durch die Addition der Energien der einzelnen Periodizitäten einer Zeitreihe entsprechend der Formel:

$$E = E_1 + E_2 + \ldots + E_j$$

mit

E = Total-Energie der Zeitreihe

E_j = Energie der Periodizität j

FORMEL 9.17

Eliminierung von Periodizitäten aus einer Zeitreihe

Ebenso wie der Trend aus einer Zeitreihe zu eliminieren ist, besteht auch die Möglichkeit, signifikante Periodizitäten aus einer Zeitreihe auszuschalten. Zuerst erfolgt hierzu die Berechnung der periodischen Komponente nach folgender Formel:

$$y_{pt} = \left(A(T_1)\cos\frac{2\pi}{T_1}t + B(T_1)\sin\frac{2\pi}{T_1}t\right) + \left(A(T_2)\cos\frac{2\pi}{T_2}t + B(T_2)\sin\frac{2\pi}{T_2}t\right) + \ldots + \left(A(T_j)\cos\frac{2\pi}{T_j}t + B(T_j)\sin\frac{2\pi}{T_j}t\right)$$

mit

y_{pt} = berechneter Periodenwert

$A(T_j)$, $B(T_j)$ = Fourierkoeffizienten

T_j = Periodizität bei ganzzahliger Frequenz

t = Beobachtungswert der Zeitreihe

FORMEL 9.18

In einem zweiten Schritt werden die für die berechneten Zeitreihen signifikanten Periodizitäten von der ursprünglichen Zeitreihe abgezogen. Es ergibt sich somit folgender Berechnungsschritt:

$$\varepsilon_t = y_t - y_{pt}$$

mit

ε_t = Wert der Restkomponente

y_t = Beobachtungswert der Zeitreihe

y_{pt} = berechneter Periodenwert

FORMEL 9.19

Beispiel 9.3 ▶ Fourieranalyse

AUSGANGSLAGE. TAB. 9.5 enthält das normierte wöchentliche Notfallaufkommen für den Rettungswachenversorgungsbereich 3 (= RWVB 3) eines städtisch geprägten Rettungsdienstes auf der Basis von Stundenintervallen, womit der nachfolgenden Fourieranalyse insgesamt 168 Stundenintervalle als diskrete Zeitreihe zugrunde liegen. Die zeitliche Entwicklung des normierten wöchentlichen Aufkommens gibt ABB. 9.17 wieder. Das Notfallaufkommen zeigt hier erwartungsgemäß einen ausgeprägten Tagesverlauf von Montag bis Sonntag, so dass bei dieser Zeitreihe begründet von einer 24-Stunden-Periodizität auszugehen ist. Die Frequenz einer 24-Stunden-Periodizi-

Stunden-intervall	Normiertes Notfallaufkommen im Rettungswachenversorgungsbereich 3							Gesamt
	Montag	Dienstag	Mittwoch	Donnerstag	Freitag	Samstag	Sonntag/Wf	
00 - 01 Uhr	0,3707	0,3857	0,2686	0,3197	0,2986	0,5429	0,4955	3,4083
01 - 02 Uhr	0,2508	0,1995	0,2558	0,2686	0,2850	0,4207	0,5607	4,7833
02 - 03 Uhr	0,1962	0,2793	0,1535	0,2430	0,1357	0,4343	0,3521	5,1616
03 - 04 Uhr	0,2071	0,1064	0,1790	0,2941	0,2036	0,2714	0,3390	5,7231
04 - 05 Uhr	0,2508	0,1197	0,2302	0,1790	0,2579	0,2850	0,2608	5,9451
05 - 06 Uhr	0,1744	0,2793	0,2174	0,2814	0,1629	0,2443	0,2738	5,2719
06 - 07 Uhr	0,3489	0,4389	0,2686	0,2941	0,2714	0,2579	0,3912	4,9169
07 - 08 Uhr	0,6251	0,5627	0,4093	0,6107	0,5429	0,2869	0,3707	4,6283
08 - 09 Uhr	0,9576	0,7418	0,7290	0,7872	0,6515	0,5346	0,3816	4,9777
09 - 10 Uhr	0,9044	0,8441	0,6522	0,7057	0,8686	0,5216	0,6650	4,7257
10 - 11 Uhr	0,8645	0,9080	0,7290	0,9093	0,8279	0,8085	0,6759	5,1390
11 - 12 Uhr	0,9709	0,8697	0,8952	0,8143	0,8822	0,7824	0,7304	5,3646
12 - 13 Uhr	0,8379	0,6778	0,8952	0,5700	0,8958	0,7302	0,6650	5,2813
13 - 14 Uhr	0,8645	0,7801	0,7034	0,6243	0,8279	0,5607	0,5560	4,9375
14 - 15 Uhr	0,6384	0,7418	0,6395	0,6922	0,6650	0,7172	0,5342	4,2082
15 - 16 Uhr	0,7980	0,5499	0,6139	0,8008	0,6107	0,8085	0,7959	3,5663
16 - 17 Uhr	0,7847	0,6906	0,6395	0,5700	0,7329	0,7302	0,5778	3,3458
17 - 18 Uhr	0,7714	0,7929	0,6267	0,6786	0,7329	0,8606	0,6759	2,6817
18 - 19 Uhr	0,6384	0,7162	0,8313	0,8822	0,8143	0,7954	0,6868	2,2411
19 - 20 Uhr	0,8512	0,9208	0,7673	0,5565	0,5157	0,8085	0,8613	1,7941
20 - 21 Uhr	0,6118	0,6778	0,7418	0,8415	0,5972	0,7042	0,7632	1,6006
21 - 22 Uhr	0,4788	0,5883	0,6267	0,4750	0,6922	0,7694	0,5778	1,5834
22 - 23 Uhr	0,3458	0,6267	0,4476	0,4886	0,4479	0,7954	0,4143	1,6335
23 - 24 Uhr	0,3990	0,3453	0,3325	0,4343	0,4615	0,7954	0,5778	2,2710
Insgesamt	**14,1512**	**13,6076**	**13,1600**	**13,0563**	**14,2236**	**14,6828**	**12,3085**	**95,1900**

TAB. 9.5 ▶ Normiertes stündliches Notfallaufkommen im Rettungswachenversorgungsbereich 3

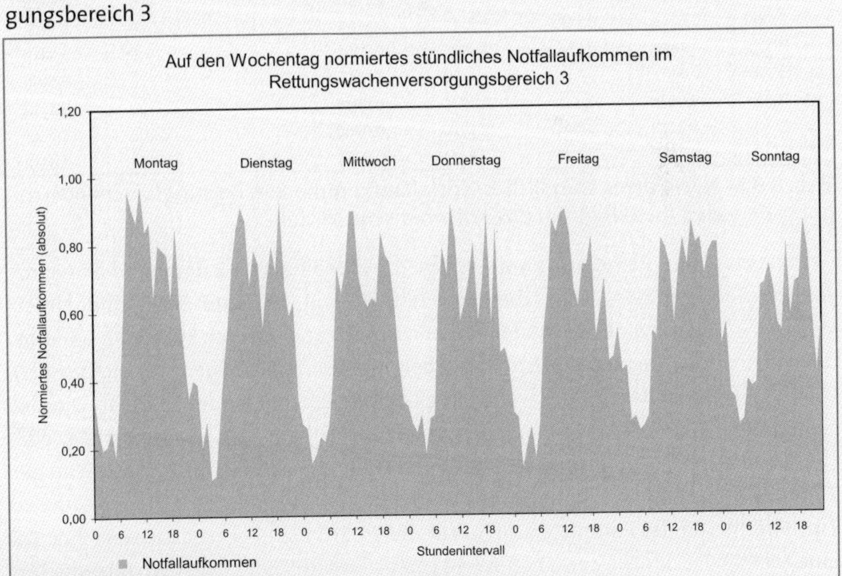

ABB. 9.17 ▶ Normiertes stündliches Notfallaufkommen im Rettungswachenversorgungsbereich 3

tät nimmt bei einem Untersuchungszeitraum von einer Woche auf der Basis von 168 Stundenintervallen folgenden Wert an:

$$\lambda = \frac{168}{24} = 7$$

Die nachfolgende Fourieranalyse erfolgt mittelwertsbereinigt, d.h., der sich aus TAB. 9.5 ergebende arithmetisches Mittel in Höhe von 0,5666 ist von einer jeweiligen Stundenwerten abgezogen. Die bereinigten Werte sind in TAB. 9.6 aufgeführt.

Stunden-intervall	Normiertes Notfallaufkommen im Rettungsachenversorgungsbereich 3 (bereinigt um den Mittelwert)						
	Montag	Dienstag	Mittwoch	Donnerstag	Freitag	Samstag	Sonntag/Wf
00 - 01 Uhr	- 0,1959	- 0,1809	- 0,2980	- 0,2469	- 0,2680	- 0,0237	- 0,0711
01 - 02 Uhr	- 0,3158	- 0,3671	- 0,3108	- 0,2980	- 0,2816	- 0,1459	- 0,0059
02 - 03 Uhr	- 0,3704	- 0,2873	- 0,4131	- 0,3236	- 0,4309	- 0,1323	- 0,2145
03 - 04 Uhr	- 0,3595	- 0,4602	- 0,3876	- 0,2725	- 0,3630	- 0,2952	- 0,2276
04 - 05 Uhr	- 0,3158	- 0,4469	- 0,3364	- 0,3876	- 0,3087	- 0,2816	- 0,3058
05 - 06 Uhr	- 0,3922	- 0,2873	- 0,3492	- 0,2852	- 0,4037	- 0,3223	- 0,2928
06 - 07 Uhr	- 0,2177	- 0,1277	- 0,2980	- 0,2725	- 0,2952	- 0,3087	- 0,1754
07 - 08 Uhr	0,0585	- 0,0039	- 0,1573	0,0441	- 0,0237	- 0,2797	- 0,1959
08 - 09 Uhr	0,3910	0,1752	0,1624	0,2206	0,0849	- 0,0320	- 0,1850
09 - 10 Uhr	0,3378	0,2775	0,0856	0,1391	0,3020	- 0,0450	0,0984
10 - 11 Uhr	0,2979	0,3414	0,1624	0,3427	0,2613	0,2419	0,1093
11 - 12 Uhr	0,4043	0,3031	0,3286	0,2477	0,3156	0,2158	0,1638
12 - 13 Uhr	0,2713	0,1112	0,3286	0,0034	0,3292	0,1636	0,0984
13 - 14 Uhr	0,2979	0,2135	0,1368	0,0577	0,2613	- 0,0059	- 0,0106
14 - 15 Uhr	0,0718	0,1752	0,0729	0,1256	0,0984	0,1506	- 0,0324
15 - 16 Uhr	0,2314	- 0,0167	0,0473	0,2342	0,0441	0,2419	0,2293
16 - 17 Uhr	0,2181	0,1240	0,0729	0,0034	0,1663	0,1636	0,0112
17 - 18 Uhr	0,2048	0,2263	0,0601	0,1120	0,1663	0,2940	0,1093
18 - 19 Uhr	0,0718	0,1496	0,2647	0,3156	0,2477	0,2288	0,1202
19 - 20 Uhr	0,2846	0,3542	0,2007	- 0,0101	- 0,0509	0,2419	0,2947
20 - 21 Uhr	0,0452	0,1112	0,1752	0,2749	0,0306	0,1376	0,1966
21 - 22 Uhr	- 0,0878	0,0217	0,0601	- 0,0916	0,1256	0,2028	0,0112
22 - 23 Uhr	- 0,2208	0,0601	- 0,1190	- 0,0780	- 0,1187	0,2288	- 0,1523
23 - 24 Uhr	- 0,1676	- 0,2213	- 0,2341	- 0,1323	- 0,1051	0,2288	0,0112

TAB. 9.6 ▶ Normiertes stündliches Notfallaufkommen im Rettungswachenversorgungsbereich 3 (bereinigt um das arithmetische Mittel)

ERSTELLUNG DES PERIODOGRAMMS. TAB. 9.7 enthält als Periodogramm alle ganzzahligen Periodizitäten, die sich bei einer Zeitreihe mit insgesamt 168 Stundenintervallen (n = 168) von einer 3-Stunden-Periodizität (Frequenz gleich 56) bis zur 56-Stunden-Periodizität (Frequenz gleich 3) ergeben mit den zugehörigen Parametern A(T), B(T), R(T) und k sowie dem Erklärungsanteil der Periodizität an der Zeitreihe. Die einzelnen Berechnungsschritte werden nachfolgend anhand der 24-Stunden-Periodik (T = 24) erläutert, die mit rund 62% der Energie den größten Erklärungsanteil an der Zeitreihe besitzt.

Zur Berechnung des Parameters $A(T_{24})$ für die 24-Stunden-Periodizität stellt TAB. 9.8 eine Hilfstabelle dar. Die einzelnen Werte von t 1 bis t 168 errechnen sich über die Formel (9.8) und ergeben in ihrer Summation einen Wert von -12,9872. Die beispielhafte Berechnung für t 1 sieht dabei wie folgt aus:

Periodik	n	A(T)	B(T)	R(T)	k	Erklärender Anteil
T 3	168	0,008511	0,000940	0,008562	0,0581	0,07%
T 4	168	0,014982	0,007573	0,016787	0,2233	0,27%
T 6	168	- 0,004569	- 0,001132	0,004707	0,0176	0,02%
T 7	168	- 0,018734	- 0,009838	0,021160	0,3548	0,42%
T 8	168	- 0,030028	0,044916	0,054029	2,3131	2,75%
T 12	168	0,071485	- 0,099684	0,122666	11,9230	14,19%
T 14	168	- 0,010813	- 0,017152	0,020276	0,3257	0,39%
T 21	168	0,011371	- 0,036627	0,038351	1,1655	1,39%
T 24	168	- 0,154610	- 0,204311	0,256217	52,0176	61,93%
T 28	168	0,013894	0,034979	0,037637	1,1224	1,34%
T 42	168	- 0,010435	0,015387	0,018592	0,2739	0,33%
T 56	168	- 0,012016	0,009605	0,015383	0,1875	0,22%
Insgesamt						**83,31%**

TAB. 9.7 ▶ Periodogramm über das normierte stündliche Notfallaufkommen im Rettungswachenversorgungsbereich 3 (bereinigt um das arithmetische Mittel)

$$t1 = -0{,}1959 \cdot \cos\frac{2\pi}{24}1 = -0{,}1892$$

Nach Formel (9.8) ergibt sich als Wert für den Fourierkoeffizienten $A(T_{24})$ folgender Wert:

$$A(T_{24}) = \frac{2}{168} \cdot -12{,}9872 = -0{,}15461$$

TAB. 9.9 enthält die Vergleichswerte für den Fourierkoeffizienten $B(T_{24})$ nach Formel (9.9). Die Beispielberechnung für t 1 lautet hier:

$$t1 = -0{,}1959 \cdot \sin\frac{2\pi}{24}1 = -0{,}0507$$

Für den Fourierkoeffizienten $B(T_{24})$ ergibt sich folgender Wert:

$$B(T_{24}) = \frac{2}{168} \cdot -17{,}1621 = -0{,}204311$$

Für die 24-Stunden-Periodik errechnet sich anhand der beiden Fourierkoeffizienten $A(T_{24})$ und $B(T_{24})$ folgender Amplitudenwert nach Formel (9.10):

$$R(T_{24})^2 = -0{,}15461^2 + -0{,}204311^2 = 0{,}065647 \Rightarrow R(T_{24}) = \sqrt{0{,}065647} = 0{,}256217$$

Das zugehörige mittlere Amplitudenquadrat nimmt bei einer Varianz der Zeitreihe von 0,053 nach Formel (9.11) folgenden Wert an:

$$R_m^2 = \frac{4 \cdot 0{,}053}{168} = \frac{0{,}212}{168} = 0{,}00126$$

FESTSTELLUNG SIGNIFIKANTER PERIODIZITÄTEN. Der Proportionalitätsfaktor nach Formel (9.13) zwischen dem Amplitudenquadrat der 24-Stunden-Periodik und dem mittleren Amplitudenquadrat der Zeitreihe ergibt als k_{24} den nachstehenden Wert:

$$k_{24} = \frac{0{,}256217^2}{0{,}001262} = 52{,}017$$

Hilfstabelle zur Berechnung von A(T) für eine 24-Stunden-Periodizität (T = 24)											
t 1 -0,1892	**t 2** -0,2735	**t 3** -0,2619	**t 4** -0,1798	**t 5** -0,0817	**t 6** 0,0000	**t 7** 0,0563	**t 8** -0,0293	**t 9** -0,2765	**t 10** -0,2925	**t 11** -0,2877	**t 12** -0,4043
t 13 -0,2621	**t 14** -0,2580	**t 15** -0,0508	**t 16** -0,1157	**t 17** -0,0564	**t 18** 0,0000	**t 19** 0,0186	**t 20** 0,1423	**t 21** 0,0320	**t 22** -0,0760	**t 23** -0,2133	**t 24** -0,1676
t 25 -0,1747	**t 26** -0,3179	**t 27** -0,2032	**t 28** -0,2301	**t 29** -0,1157	**t 30** 0,0000	**t 31** 0,0331	**t 32** 0,0020	**t 33** -0,1239	**t 34** -0,2403	**t 35** -0,3298	**t 36** -0,3031
t 37 -0,1074	**t 38** -0,1849	**t 39** -0,1239	**t 40** 0,0083	**t 41** -0,0321	**t 42** 0,0000	**t 43** 0,0387	**t 44** 0,1771	**t 45** 0,0786	**t 46** 0,0188	**t 47** 0,0581	**t 48** -0,2213
t 49 -0,2878	**t 50** -0,2692	**t 51** -0,2921	**t 52** -0,1938	**t 53** -0,0871	**t 54** 0,0000	**t 55** 0,0771	**t 56** 0,0786	**t 57** -0,1148	**t 58** -0,0741	**t 59** -0,1569	**t 60** -0,3286
t 61 -0,3174	**t 62** -0,1185	**t 63** -0,0515	**t 64** -0,0237	**t 65** -0,0189	**t 66** 0,0000	**t 67** 0,0685	**t 68** 0,1003	**t 69** 0,1239	**t 70** 0,0520	**t 71** -0,1149	**t 72** -0,2341
t 73 -0,2385	**t 74** -0,2581	**t 75** -0,2288	**t 76** -0,1363	**t 77** -0,1003	**t 78** 0,0000	**t 79** 0,0705	**t 80** -0,0220	**t 81** -0,1560	**t 82** -0,1205	**t 83** -0,3310	**t 84** -0,2477
t 85 -0,0033	**t 86** -0,0500	**t 87** -0,0888	**t 88** -0,1171	**t 89** -0,0009	**t 90** 0,0000	**t 91** 0,0817	**t 92** -0,0050	**t 93** 0,1944	**t 94** -0,0793	**t 95** -0,0753	**t 96** -0,1323
t 97 -0,2589	**t 98** -0,2439	**t 99** -0,3047	**t100** -0,1815	**t101** -0,0799	**t102** 0,0000	**t103** 0,0764	**t104** 0,0118	**t105** -0,0600	**t106** -0,2615	**t107** -0,2524	**t108** -0,3156
t109 -0,3180	**t110** -0,2263	**t111** -0,0696	**t112** -0,0221	**t113** -0,0430	**t114** 0,0000	**t115** 0,0641	**t116** -0,0254	**t117** 0,0216	**t118** 0,1088	**t119** -0,1147	**t120** -0,1051
t121 -0,0229	**t122** -0,1264	**t123** -0,0936	**t124** -0,1476	**t125** -0,0729	**t126** 0,0000	**t127** 0,0799	**t128** 0,1398	**t129** 0,0226	**t130** 0,0390	**t131** -0,2337	**t132** -0,2158
t133 -0,1580	**t134** 0,0051	**t135** -0,1065	**t136** -0,1210	**t137** -0,0423	**t138** 0,0000	**t139** 0,0592	**t140** 0,1209	**t141** 0,0973	**t142** 0,1756	**t143** 0,2210	**t144** 0,2288
t145 -0,0687	**t146** -0,0051	**t147** -0,1517	**t148** -0,1138	**t149** -0,0791	**t150** 0,0000	**t151** 0,0454	**t152** 0,0979	**t153** 0,1308	**t154** -0,0852	**t155** -0,1056	**t156** -0,1638
t157 -0,0950	**t158** 0,0092	**t159** 0,0229	**t160** -0,1147	**t161** -0,0029	**t162** 0,0000	**t163** 0,0311	**t164** 0,1473	**t165** 0,1390	**t166** 0,0097	**t167** -0,1471	**t168** 0,0112
Summe t 1 bis t168:			**-12,9872**								

TAB. 9.8 ▶ Hilfstabelle zur Berechnung von A(T) für eine 24-Stunden-Periodizität für das normierte stündliche Notfallaufkommen im Rettungswachenversorgungsbereich 3 (bereinigt um das arithmetische Mittel)

Damit errechnet sich für den Test nach Schuster folgende Wahrscheinlichkeit mithilfe von Formel (9.14) für die berechnete 24-Stunden-Periodizität:

$$P_{S\,24} = 2{,}71828^{-52{,}017} = 0{,}0$$

Mithilfe des Tests von Walker ergibt sich nach Formel (9.15) folgende Wahrscheinlichkeit für die berechnete 24-Stunden-Periodizität:

$$P_{W\,24} = 1-\left(1-2{,}71828^{-52{,}017}\right)^{\frac{168}{2}} = 0{,}0$$

Sowohl der Test von Schuster als auch der Test von Walker ergeben eine Wahrscheinlichkeit von 0, so dass bei einer Signifikanzschwelle von 5% die 24-Stunden-Periodik der betrachteten Zeitreihe nach beiden Testergebnissen als signifikant einzustufen ist. Man beachte hier, dass die Signifikanzschwelle unterschritten wird, also eine nicht signifikante Beziehung vorliegt, wenn der Test z.B. im vorliegenden Fall 6% ergeben hätte.

ERKLÄRUNGSANTEILE AUSGEWÄHLTER PERIODIZITÄTEN. Die Energie der 24-Stunden-Periodik errechnet sich nach Formel (9.16) zu folgendem Wert:

$$E_{24} = \frac{0{,}256217^2}{2 \cdot 0{,}053} = \frac{0{,}065647}{0{,}106} = 0{,}6193 \Rightarrow 61{,}93\,\%$$

Des Weiteren ist noch bei einem Signifikanzniveau von 5% bei der betrachteten Zeitreihe neben der 24-Stunden-Periodik die 12-Stunden-Periodik signifikant, so dass sich

Hilfstabelle zur Berechnung von B(T) für eine 24-Stunden-Periodizität (T = 24)											
t 1	**t 2**	**t 3**	**t 4**	**t 5**	**t 6**	**t 7**	**t 8**	**t 9**	**t 10**	**t 11**	**t 12**
-0,0507	-0,1579	-0,2619	-0,3113	-0,3050	-0,3922	-0,2103	0,0507	0,2765	0,1689	0,0771	0,0000
t 13	**t 14**	**t 15**	**t 16**	**t 17**	**t 18**	**t 19**	**t 20**	**t 21**	**t 22**	**t 23**	**t 24**
-0,0702	-0,1490	-0,0508	-0,2004	-0,2107	-0,2048	-0,0694	-0,2465	-0,0320	0,0439	0,0571	0,0000
t 25	**t 26**	**t 27**	**t 28**	**t 29**	**t 30**	**t 31**	**t 32**	**t 33**	**t 34**	**t 35**	**t 36**
-0,0468	-0,1836	-0,2032	-0,3985	-0,4317	-0,2873	-0,1233	-0,0034	0,1239	0,1388	0,0884	0,0000
t 37	**t 38**	**t 39**	**t 40**	**t 41**	**t 42**	**t 43**	**t 44**	**t 45**	**t 46**	**t 47**	**t 48**
-0,0288	-0,1068	-0,1239	0,0145	-0,1198	-0,2263	-0,1445	-0,3067	-0,0786	-0,0109	-0,0156	0,0000
t 49	**t 50**	**t 51**	**t 52**	**t 53**	**t 54**	**t 55**	**t 56**	**t 57**	**t 58**	**t 59**	**t 60**
-0,0771	-0,1554	-0,2921	-0,3357	-0,3249	-0,3492	-0,2878	-0,1362	0,1148	0,0428	0,0420	0,0000
t 61	**t 62**	**t 63**	**t 64**	**t 65**	**t 66**	**t 67**	**t 68**	**t 69**	**t 70**	**t 71**	**t 72**
-0,0850	-0,0684	-0,0515	-0,0410	-0,0704	-0,0601	-0,2557	-0,1738	-0,1239	-0,0301	0,0308	0,0000
t 73	**t 74**	**t 75**	**t 76**	**t 77**	**t 78**	**t 79**	**t 80**	**t 81**	**t 82**	**t 83**	**t 84**
-0,0639	-0,1490	-0,2288	-0,2360	-0,3744	-0,2852	-0,2632	0,0382	0,1560	0,0696	0,0887	0,0000
t 85	**t 86**	**t 87**	**t 88**	**t 89**	**t 90**	**t 91**	**t 92**	**t 93**	**t 94**	**t 95**	**t 96**
-0,0009	-0,0288	-0,0888	-0,2028	-0,0033	-0,1120	-0,3048	0,0087	-0,1944	0,0458	0,0202	0,0000
t 97	**t 98**	**t 99**	**t100**	**t101**	**t102**	**t103**	**t104**	**t105**	**t106**	**t107**	**t108**
-0,0694	-0,1408	-0,3047	-0,3144	-0,2982	-0,4037	-0,2851	-0,0205	0,0600	0,1510	0,0676	0,0000
t109	**t110**	**t111**	**t112**	**t113**	**t114**	**t115**	**t116**	**t117**	**t118**	**t119**	**t120**
-0,0852	-0,1307	-0,0696	-0,0382	-0,1606	-0,1663	-0,2393	0,0441	-0,0216	-0,0628	0,0307	0,0000
t121	**t122**	**t123**	**t124**	**t125**	**t126**	**t127**	**t128**	**t129**	**t130**	**t131**	**t132**
-0,0061	-0,0729	-0,0936	-0,2557	-0,2720	-0,3223	-0,2982	-0,2422	-0,0226	-0,0225	0,0626	0,0000
t133	**t134**	**t135**	**t136**	**t137**	**t138**	**t139**	**t140**	**t141**	**t142**	**t143**	**t144**
-0,0423	0,0030	-0,1065	-0,2095	-0,1580	-0,2940	-0,2210	-0,2095	-0,0973	-0,1014	-0,0592	0,0000
t145	**t146**	**t147**	**t148**	**t149**	**t150**	**t151**	**t152**	**t153**	**t154**	**t155**	**t156**
-0,0184	-0,0029	-0,1517	-0,1971	-0,2954	-0,2928	-0,1694	-0,1697	-0,1308	0,0492	0,0283	0,0000
t157	**t158**	**t159**	**t160**	**t161**	**t162**	**t163**	**t164**	**t165**	**t166**	**t167**	**t168**
-0,0255	0,0053	0,0229	-0,1986	-0,0108	-0,1093	-0,1161	-0,2552	-0,1390	-0,0056	0,0394	0,0000
Summe t 1 bis t168:			**-17,1621**								

TAB. 9.9 ▶ Hilfstabelle zur Berechnung von B(T) für eine 24-Stunden-Periodizität für das normierte stündliche Notfallaufkommen im Rettungswachenversorgungsbereich 3 (bereinigt um das arithmetische Mittel)

als Totalenergie für alle bei einem gewählten Signifikanzniveau von 5% signifikanten Periodiken nach Formel (9.17) folgender Wert ergibt:

$$E = 14{,}19\,\% + 61{,}93\,\% = 76{,}12\,\%$$

BERECHNUNG DER PERIODISCHEN KOMPONENTE. Nachdem für ein gewähltes Signifikanzniveau von 5% die signifikanten Periodizitäten der Zeitreihe mit ihrem zugehörigen Erklärungsanteil berechnet worden sind, werden die zugehörigen Zeitreihenwerte für die 12- und 24-Stunden-Periodizität ermittelt. In TAB. 9.10 sind die Berechnungswerte zur 12-Stunden-Periodizität (T = 12) aufgeführt. So ergeben sich bei einer 12-Stunden-Periodizität insgesamt zwölf verschiedene Werte, die sich innerhalb der Zeitreihe insgesamt 14-mal wiederholen. Die beispielhafte Berechnung von t 1 ist nachfolgend entsprechend Formel (9.18) für die 12-Stunden-Periodizität auf der Grundlage gemäß TAB. 9.7 von $A(T_{12}) = 0{,}071485$ und $B(T_{12}) = 0{,}099684$ aufgeführt:

$$y_{T12\ t1} = \left(0{,}071485 \cdot \cos\frac{2\pi}{12} \cdot 1 + (-0{,}099684) \cdot \sin\frac{2\pi}{12} \cdot 1\right) = 0{,}061908 - 0{,}049842 = 0{,}0121$$

In TAB. 9.11 sind die Berechnungswerte für die 24-Stunden-Periodizität (T = 24) aufgeführt, wobei sich 24 verschiedene Werte berechnen, die sich in ihrer zeitlichen Abfolge 7-mal innerhalb der Zeitreihe wiederholen. Die Berechnung von t 1 ergibt nach Formel (9.18) für die 24-Stunden-Periodizität gemäß TAB. 9.7 für $A(T_{24}) = -\,0{,}15461$ und $B(T_{24}) = -\,0{,}204311$ folgenden Wert:

$$y_{T24\ t1} = \left(-0{,}15461 \cdot \cos\frac{2\pi}{24} \cdot 1 + (-0{,}204311) \cdot \sin\frac{2\pi}{24} \cdot 1\right) = -0{,}149342 - 0{,}05288 = -0{,}2022$$

Berechnungswerte zur 12-Stunden-Periodizität (T = 12)											
t 1	t 2	t 3	t 4	t 5	t 6	t 7	t 8	t 9	t 10	t 11	t 12
0,0121	-0,0506	-0,0997	-0,1221	-0,1118	-0,0715	-0,0121	0,0506	0,0997	0,1221	0,1118	0,0715

TAB. 9.10 ▶ Berechnungstabelle zur 12-Stunden-Periodizität (T = 12) aus dem normierten stündlichen Notfallaufkommen des Rettungswachenversorgungsbereiches 3 (bereinigt um das arithmetische Mittel)

Berechnungswerte zur 24-Stunden-Periodizität (T = 24)											
t 1	t 2	t 3	t 4	t 5	t 6	t 7	t 8	t 9	t 10	t 11	t 12
-0,2022	-0,2361	-0,2538	-0,2542	-0,2374	-0,2043	-0,1573	-0,0996	-0,0351	0,0317	0,0965	0,1546
t 13	t 14	t 15	t 16	t 17	t 18	t 19	t 20	t 21	t 22	t 23	t 24
0,2022	0,2361	0,2538	0,2542	0,2374	0,2043	0,1573	0,0996	0,0351	-0,0317	-0,0965	-0,1546

TAB. 9.11 ▶ Berechnungstabelle zur 24-Stunden-Periodizität (T = 24) aus dem normierten stündlichen Notfallaufkommen des Rettungswachenversorgungsbereiches 3 (bereinigt um das arithmetische Mittel)

Tab 9.12 enthält abschließend die Berechnungswerte nach der Addition der 12-Stunden-Periodik mit der 24-Stunden-Periodik. Auch hier ist beispielhaft die Berechnung für den Wert von t 1 aufgeführt:

$$y_{T12+T24\,t1} = 0{,}0121 + (-0{,}2022) = -0{,}1901$$

Berechnungswerte zur 12- und 24-Stunden-Periodizität											
t 1	t 2	t 3	t 4	t 5	t 6	t 7	t 8	t 9	t 10	t 11	t 12
-0,1901	-0,2866	-0,3535	-0,3763	-0,3491	-0,2758	-0,1694	-0,0490	0,0645	0,1538	0,2082	0,2261
t 13	t 14	t 15	t 16	t 17	t 18	t 19	t 20	t 21	t 22	t 23	t 24
0,2143	0,1855	0,1541	0,1322	0,1256	0,1328	0,1453	0,1502	0,1348	0,0903	0,0153	-0,0831

TAB. 9.12 ▶ Berechnungstabelle zur 12- und 24-Stunden-Periodizität (T = 12 und T = 24) aus dem normierten stündlichen Notfallaufkommen des Rettungswachenversorgungsbereiches 3 (bereinigt um das arithmetische Mittel)

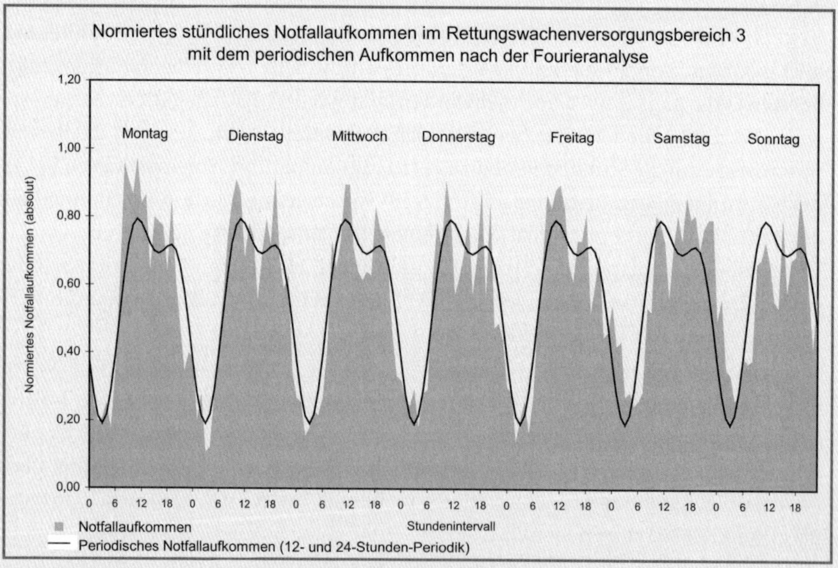

ABB. 9.18

Stunden-intervall	Restkomponente des normierten Notfallauskommens ohne 12- und 24- Stunden-Periodik						
	Montag	Dienstag	Mittwoch	Donnerstag	Freitag	Samstag	Sonntag/Wf
00 - 01 Uhr	- 0,0058	0,0092	- 0,1079	- 0,0568	- 0,0779	0,1664	0,1190
01 - 02 Uhr	- 0,0292	- 0,0805	- 0,0242	- 0,0114	0,0050	0,1407	0,2807
02 - 03 Uhr	- 0,0169	0,0662	- 0,0596	0,0299	- 0,0774	0,2212	0,1390
03 - 04 Uhr	0,0168	- 0,0839	- 0,0113	0,1038	0,0133	0,0811	0,1487
04 - 05 Uhr	0,0333	- 0,0978	0,0127	- 0,0385	0,0404	0,0675	0,0433
05 - 06 Uhr	- 0,1164	- 0,0115	- 0,0734	- 0,0094	- 0,1279	- 0,0465	- 0,0170
06 - 07 Uhr	- 0,0483	0,0417	- 0,1286	- 0,1031	- 0,1258	- 0,1393	- 0,0060
07 - 08 Uhr	0,1075	0,0451	- 0,1083	0,0931	0,0253	- 0,2307	- 0,1469
08 - 09 Uhr	0,3265	0,1107	0,0979	0,1561	0,0204	- 0,0965	- 0,2495
09 - 10 Uhr	0,1840	0,1237	- 0,0682	- 0,0147	0,1482	- 0,1988	- 0,0554
10 - 11 Uhr	0,0897	0,1332	- 0,0458	0,1345	0,0531	0,0337	- 0,0989
11 - 12 Uhr	0,1782	0,0770	0,1025	0,0216	0,0895	- 0,0103	- 0,0623
12 - 13 Uhr	0,0570	- 0,1031	0,1143	- 0,2109	0,1149	- 0,0507	- 0,1159
13 - 14 Uhr	0,1124	0,0280	- 0,0487	- 0,1278	0,0758	- 0,1914	- 0,1961
14 - 15 Uhr	- 0,0823	0,0211	- 0,0812	- 0,0285	- 0,0557	- 0,0035	- 0,1865
15 - 16 Uhr	0,0992	- 0,1489	- 0,0849	0,1020	- 0,0881	0,1097	0,0971
16 - 17 Uhr	0,0925	- 0,0016	- 0,0527	- 0,1222	0,0407	0,0380	- 0,1144
17 - 18 Uhr	0,0720	0,0935	- 0,0727	- 0,0208	0,0335	0,1612	- 0,0235
18 - 19 Uhr	- 0,0735	0,0043	0,1194	0,1703	0,1024	0,0835	- 0,0251
19 - 20 Uhr	0,1344	0,2040	0,0505	- 0,1603	- 0,2011	0,0917	0,1445
20 - 21 Uhr	- 0,0896	- 0,0236	0,0404	0,1401	- 0,1042	0,0028	0,0618
21 - 22 Uhr	- 0,1781	- 0,0686	- 0,0302	- 0,1819	0,0353	0,1125	- 0,0791
22 - 23 Uhr	- 0,2361	0,0448	- 0,1343	- 0,0933	- 0,1340	0,2135	- 0,1676
23 - 24 Uhr	- 0,0845	- 0,1382	- 0,1510	- 0,0492	- 0,0220	0,3119	0,0943

Tab. 9.13 ▶ Restkomponente des normierten stündlichen Notfallaufkommens im Rettungswachenversorgungsbereich 3 nach Abzug der 12- und 24-Periodizität (bereinigt um das arithmetische Mittel)

Eliminierung der periodischen Komponente aus der Zeitreihe. Die Restkomponente als Differenz zwischen den Originalwerten der trendbereinigten Zweitreihe abzüglich des periodischen Anteils aus den beiden signifikanten 12- und 24-Stunden-Periodizitäten ist in Tab. 9.13 aufgeführt. Die beispielhafte Berechnung für t 1 ergibt folgenden Wert:

$y_{Rest\,T\,1} = -\,0{,}1959 - (-0{,}1901) = 0{,}0058$

Abb. 9.18 gibt die berechneten Werte der 12- und 24-Stunden-Periodizität im Vergleich mit dem realen Aufkommen der Zeitreihe zuzüglich des arithmetischen Mittels wieder. Hierbei zeigt sich die gute Übereinstimmung der berechneten Periodizitäten mit der eigentlichen Zeitreihe. Die Restkomponente der Zeitreihe ist abschließend in Abb. 9.19 aufgeführt.

Schlussfolgerungen. Im Rahmen der vorliegenden Fourieranalyse wurde beispielhaft das normierte wöchentliche Notfallaufkommen im Versorgungsbereich einer Rettungswache auf periodische Bestandteile innerhalb der Zeitreihe untersucht. Mithilfe des Periodogramms konnten zwei Periodiken, die 12- und 24-Stunden-Periodizitäten, ermittelt werden, die einen hohen Erklärungsanteil für den zeitlichen Verlauf der betrachteten Zeitreihe besitzen. Alle weiteren untersuchten Periodizi-

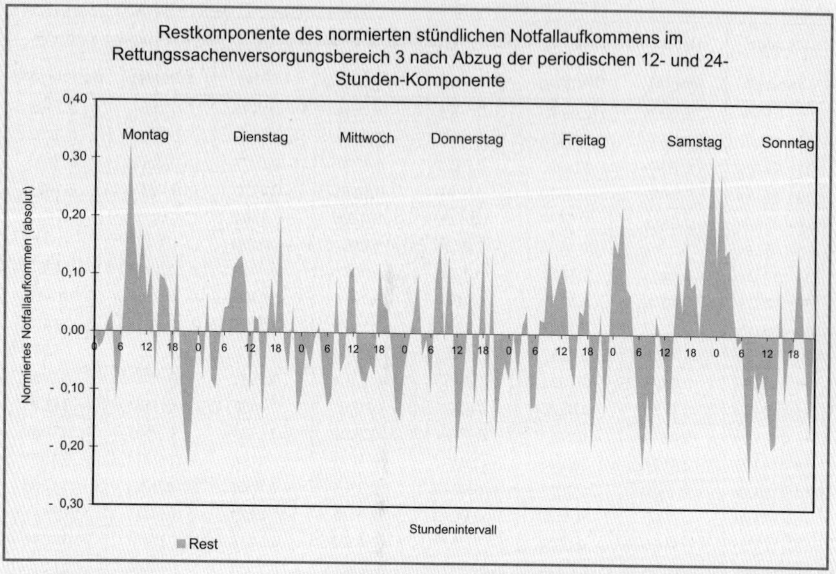

Abb. 9.19 ▶ Restkomponente des normierten stündlichen Notfallaufkommens im Rettungswachenversorgungsbereich 3 nach Abzug der periodischen 12- und 24-Stunden.Komponente (bereinigt um das arithmetische Mittel)

täten für die Zeitreihe sind nach dem Periodogramm dagegen von geringer Bedeutung. Mithilfe der Testverfahren von Schuster und Walker lässt sich zeigen, dass die 12- und 24-Stunden-Periodizität auf einem gewählten Signifikanzniveau von 5% signifikant sind, wobei nach der Addition beider Periodizitäten die zugehörige Totalenergie bei rund 76% liegt. Abschließend wurde die betrachtete Zeitreihe um die 12- und 24-Stunden-Periodizität bereinigt. In einem weiteren Abschnitt ist nun zu prüfen, ob die sich daraus ergebende Restkomponente tatsächlich keine weiteren periodischen Anteile mehr enthält.

9.3.3 Restkomponente

Liegt eine Zeitreihe bereinigt um die Trendkomponente und/oder periodische Komponente vor, so ist davon auszugehen, dass die als Restkomponente bezeichneten Werte nur noch zufällige Schwankungen aufweisen. Es ist daher zu prüfen, ob die Restkomponente tatsächlich eine Zufallsvariable darstellt, oder ob die Zeitreihenwerte noch systematische Bestandteile eines Trends und/oder Zyklus aufweist, die in einem weiteren Schritt ggf. noch zu eliminieren sind. Die Prüfung der Restkomponente auf Zufälligkeit ist mithilfe der so genannten Autokorrelation möglich. Dabei zeigen Autokorrelationskoeffizienten, die nur unwesentlich von 0 abweichen, dass die einzelnen Werte der Zeitreihe voneinander unabhängig sind und somit eine Zufallskomponente darstellen. Errechnen sich dagegen Autokorrelationskoeffizienten, die signifikant von 0 abweichen, ist dies ein Zeichen dafür, dass die Restkomponente nicht zufällig ist und systematische Veränderungen über die Zeitachse hinweg enthält.

Bei einer Autokorrelation wird die Zeitreihe der Restkomponente mit sich selbst verglichen, wobei die Vergleichsreihe schrittweise verschoben wird. Nach jeder Verschiebung um einen Zeitreihenwert erfolgt die Berechnung des Autokorrelationskoeffizienten. Die Verschiebung einer Zeitreihe um einen Beobachtungswert wird dabei als »lag« bezeichnet. Die nachfolgende Übersicht verdeutlicht die skizzierte Vorgehensweise:

Zeitreihe A	**Zeitreihe A**	**Zeitreihe A**	**Zeitreihe A**
lag 0 (k = 0)		lag 1 (k = 1)	
Wert 1	Wert 1	Wert 1	Wert 2
Wert 2	Wert 2	Wert 2	Wert 3
Wert 3	Wert 3	Wert 3	Wert 4
Wert 4	Wert 4	Wert 4	Wert 5
Wert 5	Wert 5	–	–

Da sich die Zeitreihe bei Berechnung der Autokorrelationskoeffizienten jeweils um die Anzahl der Verschiebungsschritte verkürzt, sollte die Zeitverschiebung nicht größer sein als nach folgender Formel:

$$k \leq \frac{n}{4}$$

mit
k = Zeitverschiebung (= lag) um k Intervalle
n = Anzahl Beobachtungswerte

Formel 9.20

Der Autokorrelationskoeffizient errechnet sich über die Formel:

$$r_k = \frac{\sum_{t=1}^{n-k} (x_t - \bar{x}) \cdot (x_{t+k} - \bar{x})}{\sum_{t=1}^{n} (x_t - \bar{x})^2}$$

mit
k = Zeitverschiebung (= lag) um k Intervalle
r_k = Autokorrelationskoeffizient zum lag k
$\bar{x}$ = Mittelwert der Variablen x
x_i = Beobachtungswert der Variablen x

Formel 9.21

Die Schätzung des Autokorrelationskoeffizienten ist letztlich nichts anderes als die Berechnung des Produkt-Moment-Korrelationskoeffizienten nach Pearson, angewandt auf die Variable x_t und x_{t+k}. Hierbei wird ersichtlich, dass bei lag = 0 der Korrelationskoeffizient 1 beträgt, da die Zeitreihe mit sich selbst korreliert wird. Die Überprüfung des Autokorrelationskoeffizienten auf eine signifikante Abweichung von 0 mithilfe der t-Verteilung bei (n-2) Freiheitsgraden ist über folgende Formel möglich:

$$t = r_k \cdot \sqrt{\frac{n-2}{1-r_k^2}}$$

mit

r_k = Autokorrelationskoeffizient zum lag k

n = Anzahl Beobachtungswerte

FORMEL 9.22

Beispiel 9.4 ▶ Autokorrelationskoeffizient

PROBLEMSTELLUNG. Im vorherigen Beispiel 9.3 wurde das trendbereinigte wöchentliche Notfallaufkommen aus dem Versorgungsbereich der Rettungswache 3 hinsichtlich der periodischen Komponente untersucht und um die signifikanten 12- und 24-Stunden-Periodiken bereinigt. Die als Restkomponente ausgewiesenen Werte werden nachfolgend mithilfe des Autokorrelationskoeffizienten auf nicht zufällige Strukturen überprüft.

BEISPIELHAFTE BERECHNUNG DES AUTOKORRELATIONSKOEFFIZIENTEN ZUM LAG 1. Die beispielhafte Berechnung eines Autokorrelationskoeffizienten zum lag 1 für die Restkomponente zeigt die nachfolgende Arbeitstabelle 9.14, wonach sich als Berechnungsgröße über die Formel (9.20) für den Zähler ein Wert von 0,8069 und den Nenner ein Wert von 2,1265 ergibt. Es errechnet sich für den Autokorrelationskoeffizienten der Zeitreihe zum lag 1 folgender Wert:

$$r_1 = \frac{0{,}8069}{2{,}1265} = 0{,}3794$$

Die Prüfung, ob der festgestellte Autokorrelationskoeffizient in Höhe von 0,3794 bei einem gewählten Signifikanzniveau von 5% signifikant ist, erfolgt anhand nachfolgender Berechnung:

$$t_{emp} = 0{,}3794 \cdot \sqrt{\frac{167-2}{1-0{,}3794}} = \sqrt{\frac{165}{0{,}6206}} = 16{,}3$$

Nach TAB. A.4 im Anhang ergibt sich für 165 Freiheitsgrade (= 167 - 2) bei einem Signifikanzniveau von 5% ein kritischer t_{krit}-Wert von ≈1,97. Da der t_{emp}-Wert größer als der t_{krit}-Wert ist, ist der zugehörige Autokorrelationskoeffizient signifikant.

INTERPRETATION DER ERGEBNISSE. ABB. 9.20 zeigt in Teil A zuerst die Autokorrelationskoeffizienten der nicht um die periodische Komponente bereinigte Zeitreihe bis zum lag = 42, wobei die Anzahl der zu berechnenden Autokorrelationskoeffizienten über die Formel (9.21) erfolgte. Die Autokorrelationskoeffizienten dieser ausschließlich trendbereinigten Zeitreihe zeigen erwartungsgemäß auch ein Verteilungsmuster, das auf klare periodische Schwankungen verweist, was sich durch die Feststellung signifikanter periodischer Komponenten im Rahmen der Fourieranalyse bereits bestätigt.

In Teil B sind dagegen die Autokorrelationskoeffizienten der Zeitreihe aufgeführt, die um die 12- und 24-Stunden-Periodik bereinigt worden ist. Gegenüber der ursprünglichen Zeitreihe weisen diese Autokorrelationskoeffizienten geringere Werte auf, und das zugehörige Muster ist nicht mehr so stark in seiner Struktur ausgeprägt wie in der ursprünglichen Zeitreihe. Dennoch lässt Teil B in ABB. 9.20 vermuten, dass noch systematische Komponenten in der Zeitreihe vorhanden sind, was auch dadurch zu begründen ist, dass im

Rahmen der Fourieranalyse nur die signifikanten Periodizitäten eliminiert worden sind; dadurch sind selbstverständlich noch die nicht-signifikanten periodischen Schwankungen vollständig in der Zeitreihe enthalten.

Abschließend sind in Teil C der ABB. 9.20 die Autokorrelationskoeffizienten der Zeitreihe dargestellt, die um die 8-, 12-, 21-, 24- und 28-Stunden-Periodik bereinigt wor-

Nr.	Notfall-aufk.	Nr.	Notfall-aufk.	Berchnungs-schritte		Nr.	Notfall-aufk.	Nr.	Notfall-aufk.	Berchnungs-schritte		Nr.	Notfall-aufk.	Nr.	Notfall-aufk.	Berchnungs-schritte	
	[1]		[2]	[3]	[4]		[1]		[2]	[3]	[4]		[1]		[2]	[3]	[4]
1	- 0,006	2	- 0,029	0,000	0,000	58	- 0,068	59	- 0,046	0,003	0,005	115	0,102	116	- 0,201	- 0,021	0,010
2	- 0,029	3	- 0,017	0,000	0,001	59	- 0,046	60	0,102	- 0,005	0,002	116	- 0,201	117	- 0,104	0,021	0,040
3	- 0,017	4	0,017	0,000	0,000	60	0,102	61	0,114	0,012	0,011	117	- 0,104	118	0,035	- 0,004	0,011
4	0,017	5	0,033	0,001	0,000	61	0,114	62	- 0,049	- 0,006	0,013	118	0,035	119	- 0,134	- 0,005	0,001
5	0,033	6	- 0,116	- 0,004	0,001	62	- 0,049	63	- 0,081	0,004	0,002	119	- 0,134	120	- 0,022	0,003	0,018
6	- 0,116	7	- 0,048	0,006	0,014	63	- 0,081	64	- 0,085	0,007	0,007	120	- 0,022	121	0,166	- 0,004	0,000
7	- 0,048	8	0,108	- 0,005	0,002	64	- 0,085	65	- 0,053	0,004	0,007	121	0,166	122	0,141	0,023	0,028
8	0,108	9	0,326	0,035	0,012	65	- 0,053	66	- 0,073	0,004	0,003	122	0,141	123	0,221	0,031	0,020
9	0,326	10	0,184	0,060	0,107	66	- 0,073	67	0,119	- 0,009	0,005	123	0,221	124	0,081	0,018	0,049
10	0,184	11	0,090	0,016	0,034	67	0,119	68	0,050	0,006	0,014	124	0,081	125	0,068	0,005	0,007
11	0,090	12	0,178	0,016	0,008	68	0,050	69	0,040	0,002	0,003	125	0,068	126	- 0,047	- 0,003	0,005
12	0,178	13	0,057	0,010	0,032	69	0,040	70	- 0,030	- 0,001	0,002	126	- 0,047	127	- 0,139	0,006	0,002
13	0,057	14	0,112	0,006	0,003	70	- 0,030	71	- 0,134	0,004	0,001	127	- 0,139	128	- 0,231	0,032	0,019
14	0,112	15	- 0,082	- 0,009	0,013	71	- 0,134	72	- 0,151	0,020	0,018	128	- 0,231	129	- 0,097	0,022	0,053
15	- 0,082	16	0,099	- 0,008	0,007	72	- 0,151	73	- 0,057	0,009	0,023	129	- 0,097	130	- 0,199	0,019	0,009
16	0,099	17	0,092	0,009	0,010	73	- 0,057	74	- 0,011	0,001	0,003	130	- 0,199	131	0,034	- 0,007	0,040
17	0,092	18	0,072	0,007	0,009	74	- 0,011	75	0,030	0,000	0,000	131	0,034	132	- 0,010	0,000	0,001
18	0,072	19	- 0,073	- 0,005	0,005	75	0,030	76	0,104	0,003	0,001	132	- 0,010	133	- 0,051	0,001	0,000
19	- 0,073	20	0,134	- 0,010	0,005	76	0,104	77	- 0,038	- 0,004	0,011	133	- 0,051	134	- 0,191	0,010	0,003
20	0,134	21	- 0,090	- 0,012	0,018	77	- 0,038	78	- 0,009	0,000	0,001	134	- 0,191	135	- 0,004	0,001	0,037
21	- 0,090	22	- 0,178	0,016	0,008	78	- 0,009	79	- 0,103	0,001	0,000	135	- 0,004	136	0,110	0,000	0,000
22	- 0,178	23	- 0,236	0,042	0,032	79	- 0,103	80	0,093	- 0,010	0,011	136	0,110	137	0,038	0,004	0,012
23	- 0,236	24	- 0,084	0,020	0,056	80	0,093	81	0,156	0,015	0,009	137	0,038	138	0,161	0,006	0,001
24	- 0,084	25	0,009	- 0,001	0,007	81	0,156	82	- 0,015	- 0,002	0,024	138	0,161	139	0,084	0,013	0,026
25	0,009	26	- 0,080	- 0,001	0,000	82	- 0,015	83	0,134	- 0,002	0,000	139	0,084	140	0,092	0,008	0,007
26	- 0,080	27	0,066	- 0,005	0,006	83	0,134	84	0,022	0,003	0,018	140	0,092	141	0,003	0,000	0,008
27	0,066	28	- 0,084	- 0,006	0,004	84	0,022	85	- 0,211	- 0,005	0,000	141	0,003	142	0,112	0,000	0,000
28	- 0,084	29	- 0,098	0,008	0,007	85	- 0,211	86	- 0,128	0,027	0,044	142	0,112	143	0,214	0,024	0,013
29	- 0,098	30	- 0,012	0,001	0,010	86	- 0,128	87	- 0,029	0,004	0,016	143	0,214	144	0,312	0,067	0,046
30	- 0,012	31	0,042	0,000	0,000	87	- 0,029	88	0,102	- 0,003	0,001	144	0,312	145	0,119	0,037	0,097
31	0,042	32	0,045	0,002	0,002	88	0,102	89	- 0,122	- 0,012	0,010	145	0,119	146	0,281	0,033	0,014
32	0,045	33	0,111	0,005	0,002	89	- 0,122	90	- 0,021	0,003	0,015	146	0,281	147	0,139	0,039	0,079
33	0,111	34	0,124	0,014	0,012	90	- 0,021	91	0,170	- 0,004	0,000	147	0,139	148	0,149	0,021	0,019
34	0,124	35	0,133	0,016	0,015	91	0,170	92	- 0,160	- 0,027	0,029	148	0,149	149	0,043	0,006	0,022
35	0,133	36	0,077	0,010	0,018	92	- 0,160	93	0,140	- 0,022	0,026	149	0,043	150	- 0,017	- 0,001	0,002
36	0,077	37	- 0,103	- 0,008	0,006	93	0,140	94	- 0,182	- 0,025	0,020	150	- 0,017	151	- 0,006	0,000	0,000
37	- 0,103	38	0,028	- 0,003	0,011	94	- 0,182	95	- 0,093	0,017	0,033	151	- 0,006	152	- 0,147	0,001	0,000
38	0,028	39	0,021	0,001	0,001	95	- 0,093	96	- 0,049	0,005	0,009	152	- 0,147	153	- 0,250	0,037	0,022
39	0,021	40	- 0,149	- 0,003	0,000	96	- 0,049	97	- 0,078	0,004	0,002	153	- 0,250	154	- 0,055	0,014	0,062
40	- 0,149	41	- 0,002	0,000	0,022	97	- 0,078	98	0,005	0,000	0,006	154	- 0,055	155	- 0,099	0,005	0,003
41	- 0,002	42	0,093	0,000	0,000	98	0,005	99	- 0,077	0,000	0,000	155	- 0,099	156	- 0,062	0,006	0,010
42	0,093	43	0,004	0,000	0,009	99	- 0,077	100	0,013	- 0,001	0,006	156	- 0,062	157	- 0,116	0,007	0,004
43	0,004	44	0,204	0,001	0,000	100	0,013	101	0,040	0,001	0,000	157	- 0,116	158	- 0,196	0,023	0,013
44	0,204	45	- 0,024	- 0,005	0,042	101	0,040	102	- 0,128	- 0,005	0,002	158	- 0,196	159	- 0,187	0,037	0,038
45	- 0,024	46	- 0,069	0,002	0,001	102	- 0,128	103	- 0,126	0,016	0,016	159	- 0,187	160	0,097	- 0,018	0,035
46	- 0,069	47	0,045	- 0,003	0,005	103	- 0,126	104	0,025	- 0,003	0,016	160	0,097	161	- 0,114	- 0,011	0,009
47	0,045	48	- 0,138	- 0,006	0,002	104	0,025	105	0,020	0,001	0,001	161	- 0,114	162	- 0,024	0,003	0,013
48	- 0,138	49	- 0,108	0,015	0,019	105	0,020	106	0,148	0,003	0,000	162	- 0,024	163	- 0,025	0,001	0,001
49	- 0,108	50	- 0,024	0,003	0,012	106	0,148	107	0,053	0,008	0,022	163	- 0,025	164	0,144	- 0,004	0,001
50	- 0,024	51	- 0,060	0,001	0,001	107	0,053	108	0,089	0,005	0,003	164	0,144	165	0,062	0,009	0,021
51	- 0,060	52	- 0,011	0,001	0,004	108	0,089	109	0,115	0,010	0,008	165	0,062	166	- 0,079	- 0,005	0,004
52	- 0,011	53	0,013	0,000	0,000	109	0,115	110	0,076	0,009	0,013	166	- 0,079	167	- 0,168	0,013	0,006
53	0,013	54	- 0,073	- 0,001	0,000	110	0,076	111	- 0,056	- 0,004	0,006	167	- 0,168	168	0,094	- 0,016	0,028
54	- 0,073	55	- 0,129	0,009	0,005	111	- 0,056	112	- 0,088	0,005	0,003	168	0,094	-	-	-	0,009
55	- 0,129	56	- 0,108	0,014	0,017	112	- 0,088	113	0,041	- 0,004	0,008						
56	- 0,108	57	0,098	- 0,011	0,012	113	0,041	114	0,033	0,001	0,002	**Summenwerte**					
57	0,098	58	- 0,068	- 0,007	0,010	114	0,033	115	0,102	0,003	0,001	Σ	**- 0,0943**	Σ	**0,0058**	**0,8069**	**2,1265**

[1] $[x_t]$ [2] $[x_{t+k}]$ [3] $[(x_t - x_m) \times (x_{t+k} - x_m)]$ [4] $[(x_t - x_m)^2]$

TAB. 9.14 ▶ Restkomponente des normierten wöchentlichen Notfallaufkommens nach Abzug der 12- und 24-Periodizität

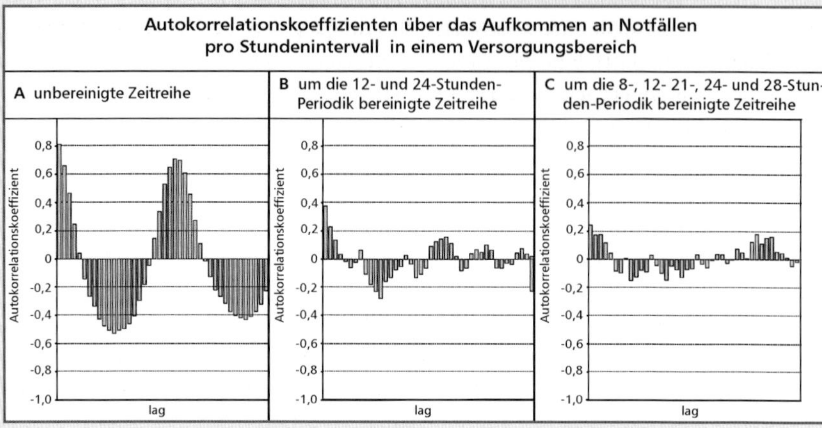

Abb. 9.20 ▶ Autokorrelationskoeffizienten über das wöchentliche Aufkommen an Notfällen pro Stundenintervall in einem Versorgungsbereich

den sind. Hier zeigt sich gegenüber Teil B in der Abb. 9.20, dass die Autokorrelationskoeffizienten noch einmal deutlich in ihrem Wert zurückgegangen und zusätzlich weit weniger systematisch in ihrem zeitlichen Verlauf sind.

Als Fazit lässt sich zur Überprüfung der Restkomponente festhalten, dass die Bereinigung der Zeitreihe um die signifikante 12- und 24-Stunden-Periodik zu einem sehr deutlichen Rückgang bei den Autokorrelationskoeffizienten geführt hat, was die hohe Bedeutung der beiden statistisch signifikanten Periodiken bestätigt. Trotzdem enthält die um die 12- und 24-Stunden-Periodik bereinigte Zeitreihe noch nicht-zufällige Komponenten, was sich in den Autokorrelationskoeffizienten widerspiegelt. Erst die zusätzliche Bereinigung der Zeitreihe um auch die nicht signifikanten Periodizitäten führt zu einer als nahezu zufällig einzustufenden Restkomponente.

9.4 Prognosemodelle

Ziel einer Zeitreihenanalyse ist neben der Beschreibung der Daten aus der Vergangenheit und der damit verbundenen Entwicklung von Modellen, wie z.B. der Bestimmung des Komponentenmodells zur möglichst exakten Wiedergabe der Zeitreihe, die Fortschreibung der Zeitreihe als Prognose. Diese ist damit das Resultat einer Analyse der Vergangenheitsdaten, mit deren Hilfe unter der wichtigen Annahme der Festschreibung der für die Entwicklung der Zeitreihe notwendigen Rahmenbedingungen zukünftige Ereignisse prognostizierbar werden. Die nachfolgenden Ausführungen lehnen sich mit Ausnahme des einfachen linearen Regressionsmodells an Hansmann (1983) an.

Im Rahmen der Zeitreihenanalyse hat sich im Teilbereich der Prognoseverfahren eine nahezu unüberschaubare Vielfalt von Methoden und Modellen entwickelt, die sich aber dennoch relativ einfach klassifizieren lassen. Grundsätzlich ist zwischen qualitativen und quantitativen Prognosemodellen zu unterscheiden. Bei einem qualitativen Prognoseverfahren steht die inhaltliche Argumentation für eine Prognose im Vordergrund, während die statistisch-mathematischen Instrumente von nachrangiger Bedeutung sind. Die bekanntesten qualitativen Prognoseverfahren sind:

- Expertenbefragung,
- Delphimethode,
- Szenariotechnik.

Die quantitativen Prognoseverfahren »berechnen« dagegen mit univariaten oder multivariaten Verfahren ein Prognosemodell. Während ein univariates Prognosemodell ausschließlich eine Zeitreihe als Variable in die Untersuchung einbezieht, wird mithilfe multivariater Verfahren versucht, eine Variable zu prognostizieren, indem diese mit anderen Variablen inhaltlich begründet verknüpft wird. Bei den Prognosen selbst ist zwischen kurz-, mittel- und langfristigen Prognosemodellen zu unterscheiden, wobei für die zeitliche Abgrenzung zwischen kurz-, mittel- und langfristiger Prognose keine Definition in der Literatur vorherrscht. Nachfolgend werden drei in der Praxis gängige Prognoseverfahren vorgestellt, wobei in der einfachen linearen Regression alle Zeitwerte mit dem gleichen Gewicht in die Prognose einfließen, während bei dem Verfahren der exponentiellen Glättung zur Bestimmung des Prognosewertes die Gewichtung zwischen den einzelnen Zeitwerten variiert. Bei der Darstellung des Verfahrens der exponentiellen Glättung wird zwischen dem konstanten Modell der exponentiellen Glättung und dem Trendmodell der exponentiellen Glättung unterschieden.

9.4.1 Einfaches lineares Regressionsmodell

Ein Prognoseverfahren, mit dessen Hilfe in der Regel längerfristige Prognosen erstellt werden, ist das bereits im Rahmen der Besprechung des Komponentenmodells vorgestellte Verfahren zur Bestimmung der Trendkomponente mithilfe des einfachen Regressionsmodells I. Das Modell lautet wie folgt:

$$x_{t+1} = a + bx_t$$

mit

x_{t+1} = Schätzwert

x_t = Beobachtungswerte der Zeitreihe

a = Regressionskonstante

b = Regressionskoeffizient

Formel 9.23

In Beispiel 9.2 erfolgte die Bestimmung der Trendkomponente für das bundesweite Aufkommen an Notarztalarmierungen nach Angaben der Leistungsanalyse für den Zeitraum von 1994 bis 2001 auf Basis von 16 hochgerechneten Erfassungswellen. Mithilfe des hierbei gewonnenen einfachen Regressionsmodells ist es nun möglich, z.B. eine Prognose für die erste Erfassungswelle im Zeitraum 2002/2003 zu erstellen. Die zugehörige Gleichung lautet:

Zeitliche Strukturen von Zeitreihen im Rettungsdienst zum Einsatzaufkommen in Abhängigkeit von der Aggregationsebene

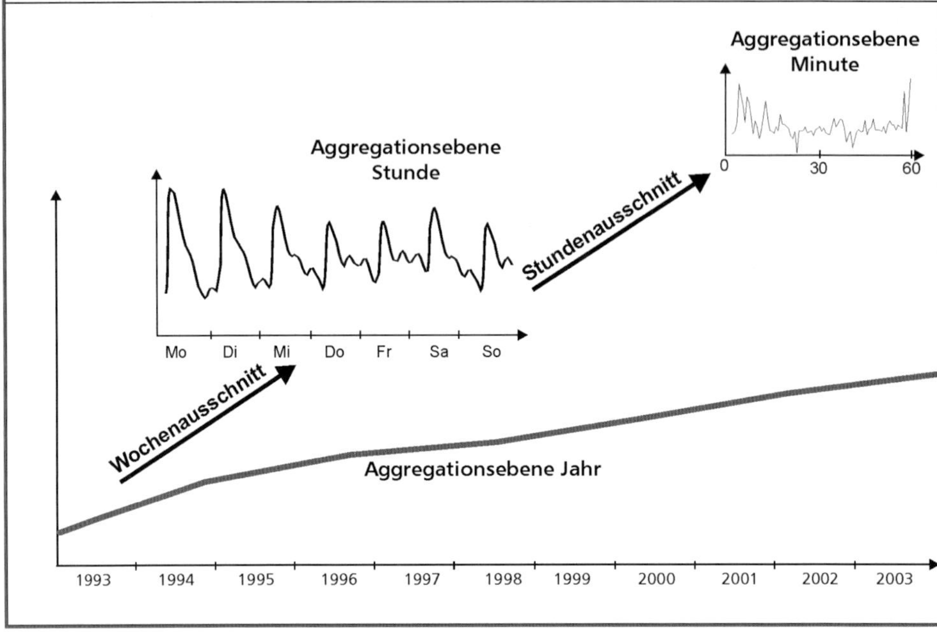

Abb. 9.21 ▶ Hochgerechnetes bundesweites Aufkommen an Notarztalarmierungen nach Angaben der Leistungsanalyse zwischen 1994 und 2001 mit der Trendfunktionals Prognose für die 1. und 2. EW 2002/2003

$$x_{1.EW02/03} = 1{,}2548 + 0{,}0641 \cdot 17 = 2{,}3445$$

Das heißt, für die erste Erfassungswelle im Zeitraum 2002/2003 errechnet sich als Prognosewert ein bundesweites jährliches Aufkommen in Höhe von 2,3445 Mio. Notarztalarmierungen. Dieses Modell ist letztlich nichts anderes als die lineare Fortschreibung, die aus den Vergangenheitsdaten gewonnen wurde. Die zugehörige Trendgerade mit dem Prognosezeitraum ist in Abb. 9.21 dargestellt.

9.4.2 Konstantes Modell der exponentiellen Glättung

Ein Verfahren, um kurzfristige Prognosen zu erstellen, ist die in der betrieblichen Praxis weit verbreitete Methode der exponentiellen Glättung. Das Verfahren der exponentiellen Glättung sieht vor, dass die Zeitreihenwerte, die dem Prognosezeitraum am nächsten liegen, mit einem höheren Gewicht in die Prognose eingehen als weiter zurückliegende Zeitpunkte. Gegenüber dem zuvor besprochenen einfachen Regressionsansatz hat das Verfahren der exponentiellen Glättung den Vorteil, dass alle Zeitreihenwerte mit dem gleichen Gewicht in das Modell einfließen. In der betrieblichen Praxis ist es zumeist wichtiger, dass die jüngsten Entwicklungen stärker berücksichtigt werden als länger zurückliegende Ereignisse. Im Rahmen der exponentiellen Glättung gibt es eine Vielzahl von Modellen, die entsprechend der jeweiligen Fragestellung auszuwählen sind. Es wird hier auf die zitierte Literatur verwiesen.

Die Grundformel für das konstante Modell der exponentiellen Glättung lautet:

$$\dot{x}_{t+1} = \alpha\, x_t + (1-\alpha)\, \dot{x}_t$$

mit

$\dot{x}_t$ = Schätzwert

x_t = Beobachtungswerte

α = Glättungsparameter

FORMEL 9.24

Der Glättungsparameter α legt die Gewichte der einzelnen Zeitreihenwerte fest. Ein großer α– Wert gewichtet den letzten Zeitreihenwert gegenüber den vorangegangenen Zeitwerten stärker. So ergibt sich bei $\alpha = 1$, dass der Prognosewert gleich dem letzten Zeitreihenwert entspricht, womit die übrigen Vergangenheitswerte der Zeitreihe praktisch »vergessen« werden. Ein hohes α ist somit nur bei erwarteten grundlegenden Änderungen der Zeitreihe sinnvoll, während ein geringer Wert für α die Vergangenheitsdaten höher als den letzten Zeitreihenwert gewichtet. Ein Wert von $\alpha = 0$ bedeutet, dass der letzte Zeitreihenwert überhaupt nicht berücksichtigt wird. Es ist somit sinnvoll, immer dann ein kleines α zu wählen, wenn der letzte Zeitreihenwert als eine Art »Ausrutscher« anzusehen ist. Den günstigsten Wert für die Glättungskonstante α ist über eine so genannte Fehleranalyse zu ermitteln. Dabei geht der erste Beobachtungswert der Zeitreihe als Ereigniswert in die Berechnung ein, falls kein anderer Schätzwert, wie z.B. der Mittelwert der Zeitreihe vorgesehen ist. Die Fehler der Analyse als Summation der Abweichung zwischen den realen Werten der Zeitreihe mit den geschätzten Werten ist sinnvoll in 10%-Schritten von $\alpha = 0{,}1$ zu $\alpha = 0{,}9$ vorzunehmen. Als »bestes« Modell ist das auszuwählen, das den geringsten Summenwert in der Abweichung zwischen den realen Zeitwerten und den Schätzwerten aufweist.

Beispiel 9.5 ▶ Konstantes Modell der exponentiellen Glättung

Als Anwendungsbeispiel für das konstante Modell der exponentiellen Glättung soll das trendbereinigte Aufkommen an Notarztalarmierungen im Bundesgebiet nach Angaben der Leistungsanalyse zwischen 1994 und 2001 dienen, auf dessen Grundlage mithilfe des konstanten Modells der exponentiellen Glättung eine Schätzung für die erste Erfassungswelle 2002/2003 (1. EW 02/03) vorgenommen werden soll.

TAB. 9.15 sowie ABB. 9.22 enthalten das trendbereinigte bundesweite Notarztaufkommen sowie die Schätzungen mittels des konstanten Modells der exponentiellen Glättung. Als Schätzwert für die erste Erfassungswelle 1994/1995 wird der reale Hochrechnungswert zugrunde gelegt. Eine Fehleranalyse in 0,1-Schritten von $\alpha = 0{,}1$ bis $\alpha = 0{,}9$ hat als bestes Anpassungsmodell einen Wert für α von 0,2 ergeben. Die nachfolgenden Schätzfehler lauten:

α	0,1	0,2	0,3	0,4	0,5	0,6	0,7	0,8	0,9
Fehlersumme	1,766	1,686	1,757	1,862	1,956	2,050	2,164	2,270	2,370

Zeitraum	Trendbereinigtes bundesweites Notarztaufkommen (in Mio.)		
	Realwert	Schätzwert[1]	Prognosefehler (absolut)
1. EW 94/95	0,1216	-	-
2. EW 94/95	- 0,0868	0,1216	0,2084
3. EW 94/95	0,0761	0,0799	0,0038
4. EW 94/95	- 0,0653	0,0792	0,1445
1. EW 96/97	0,0287	0,0503	0,0216
2. EW 96/97	- 0,0759	0,0460	0,1219
3. EW 96/97	0,0761	0,0216	0,0545
4. EW 96/97	- 0,1848	0,0325	0,2173
1. EW 98/99	0,0099	- 0,0110	0,0209
2. EW 98/99	0,1331	- 0,0068	0,1399
3. EW 98/99	0,0614	0,0212	0,0402
4. EW 98/99	- 0,1416	0,0292	0,1708
1. EW 00/01	- 0,1352	- 0,0049	0,1303
2. EW 00/01	- 0,0249	- 0,0310	0,0061
3. EW 00/01	0,2766	- 0,0298	0,3064
4. EW 00/01	- 0,0679	0,0315	0,0994
1. EW 02/03	**-**	**0,0116**	**-**
Σ	-	-	**1,6858**

EW = hochgerechnete Erfassungswelle der Leistungsanalyse
1 = α gleich 0,2

Tab. 9.15 ▶ Prognose des trendbereinigten bundesweiten Notarztaufkommens mittels des konstanten Modells der exponentiellen Glättung

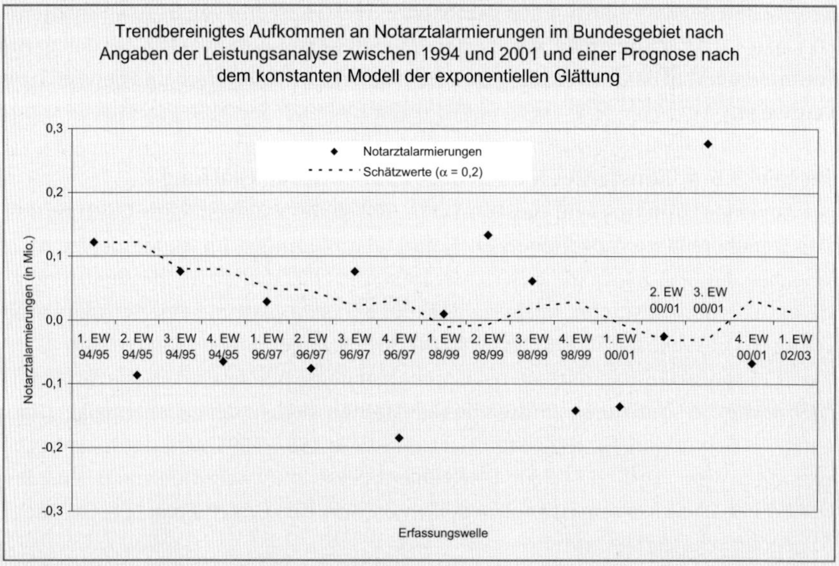

Abb. 9.22 ▶ Trendbereinigtes Aufkommen an Notarztalarmierungen im Bundesgebiet nach Angaben der Leistungsanalyse zwischen 1994 und 2001 und einer Prognose nach dem konstanten Modell der exponentiellen Glättung

Die einzelnen Berechnungsschritte für das Modell α = 0,2 sind beispielhaft bis zur dritten Erfassungswelle 1994/1995 nachfolgend aufgeführt:

$$\dot{x}_{1.EW\,94/95} = 0{,}1216$$

$$\dot{x}_{2.EW\,94/95} = 0{,}2 \cdot 0{,}1216 + (1 - 0{,}2) \cdot 0{,}1216 = 0{,}1216$$

$$\dot{x}_{3.EW\,94/95} = 0{,}2 \cdot (-0{,}0868) + (1 - 0{,}2) \cdot 0{,}1216 = 0{,}0799$$

Als Prognosewert für die erste Erfassungswelle im Zeitraum 2002/2003 ergibt sich mithilfe des konstanten Modells der exponentiellen Glättung ein Wert von 0,0116 (= 11.600 Notarztalarmierungen). Die entsprechenden Prognosefehler sind ebenfalls in der TAB. 9.16 aufgeführt, die in der Summe bei α = 0,2 den bereits errechneten Wert von 1,6858 ergeben.

9.4.3 Trendmodell der exponentiellen Glättung

Das Trendmodell der exponentiellen Glättung ist immer dann dem konstanten Modell der exponentiellen Glättung vorzuziehen, wenn die Zeitreihe einen Trend oder einen Saisonzyklus aufweist. Beim Trendmodell der exponentiellen Glättung wird die Zeitreihe durch einen linearen Prozess dargestellt, der entsprechend dem konstanten Modell der exponentiellen Glättung durch eine Stör-Zufallsvariable überlagert wird. Das Trendmodell der exponentiellen Glättung wird durch die beiden Parameter L (Level-Parameter) und T (Trend-Parameter) beschrieben, womit sich folgendes Modell ergibt:

$$\dot{x}_{t+1} = L_t + T_t$$

mit

$\dot{x}_{t+1}$ = Schätzwert

L = Level-Parameter

T = Trend-Parameter

FORMEL 9.25

Die beiden Parameter L und T lassen sich über die so genannten Glättungsoperatoren S^1 und S^2 nach folgender Formel bestimmen:

$$L_t = 2 \cdot S_t^1 - S_t^2$$

mit

L_t = Level-Parameter

S_t^1, S_t^2 = Glättungsoperatoren

FORMEL 9.26

$$T_t = \frac{\alpha}{1 - \alpha} \cdot \left(S_t^1 - S_t^2\right)$$

mit

T_t = Trend-Parameter

α = Glättungsparameter

S_t^1, S_t^2 = Glättungsoperatoren

FORMEL 9.27

Der Glättungsoperator S^1 errechnet sich über die Formel:

$$S_t^1 = a\,x_t + (1-\alpha)\cdot S_{t-1}^1$$

mit

S_t^1 = Glättungsoperator

α = Glättungsparameter

x_t = Beobachtungswerte der Zeitreihe

Formel 9.28

Ausgehend von dem errechneten Glättungsoperator S^1 ist mit der nachfolgenden Formel der Glättungsoperator S^2 wie folgt zu ermitteln:

$$S_t^2 = a\,S_t^1 + (1-\alpha)\cdot S_{t-1}^2$$

mit

S_t^1, S_t^2 = Glättungsoperatoren

α = Glättungsparameter

Formel 9.29

Abschließend bleibt festzuhalten, dass die in den Kapiteln 9.4.1 bis 9.4.3 vorgestellten Prognoseverfahren nur einen Bruchteil der Methoden darstellen, die es im Rahmen der quantitativen Prognostik gibt. Trotzdem reichen die vorgestellten Methoden zur Berechnung des linearen Trends sowie der Schätzung mittels des konstanten Modells der exponentiellen Glättung und der Schätzung mittels des Trendmodells der exponentiellen Glättung aus, um z.B. die Fragestellungen im Rahmen der rettungsdienstlichen Bedarfsplanung zu beantworten, wenn es darum geht, für die Ermittlung der Fahrzeugvorhaltung das zukünftige Einsatzaufkommen zu prognostizieren. Grundsätzlich gilt auch hier wie bei allen statistischen Methoden und ihrer Anwendung, dass die Modelle, mit deren Hilfe die Struktur einer Zeitreihe abgebildet wird, möglichst einfach und transparent sein sollten. Die hier vorgestellten Prognosemodelle reichen für eine Vielzahl von Fragestellungen der kurz- wie langfristigen Prognosen aus, um statistisch fundierte Ergebnisse erzielen zu können.

Beispiel 9.6 ▶ Trendmodell der exponentiellen Glättung

Das Trendmodell der exponentiellen Glättung wird nachfolgend anhand der Daten über das bundesweite Aufkommen an Notarztalarmierungen zwischen 1994 und 2001 nach Angaben der Leistungsanalyse dargestellt. Wie sich bereits bei der Bestimmung der Trendkomponente unter Einbeziehung dieser Daten gezeigt hat, lässt sich das bundesweite Aufkommen an Notarztalarmierungen im Zeitraum zwischen 1994 und 2001 mittels einer linearen Regressionsgleichung sehr gut abbilden. Der für das Trendmodell der exponentiellen Glättung unterstellte lineare Trend ist somit in der betrachteten Zeitreihe enthalten.

Eine Fehleranalyse der Berechnungswerte mithilfe des Trendmodells der exponentiellen Glättung zeigt, dass die geringste Fehlersumme zwischen der Abweichung der realen Zeitwerte mit den berechneten Schätzwerten der Zeitreihe vorliegt, wenn als Glättungsparameter $\alpha = 0{,}5$ gewählt wird. Die Schätzfehler lauten im Einzelnen:

α	0,1	0,2	0,3	0,4	0,5	0,6	0,7	0,8	0,9
Fehlersumme	9,758	4,481	3,022	2,679	2,592	2,710	2,977	3,216	3,432

Die Bestimmung der Anfangswerte für die Glättungsoperatoren erfolgt über die Gleichungen:

$x_2 - x_1 = T_0 ; x_1 - T_0 = L_0$

Die nachfolgenden Berechnungen zeigen beispielhaft die Berechnung der Glättungsoperatoren sowie der Level- und Trend-Parameter bis zum Berechnungswert der dritten Erfassungswelle 1994/1995.

$$T_0 = 1{,}2962 - 1{,}4405 = -0{,}443 \quad L_0 = 1{,}4405 - (-0{,}443) = 1{,}5848$$

$$S_0^1 = 0{,}5848 - \frac{1-0{,}5}{0{,}5} \cdot (-0{,}1443) = 1{,}7291; \; S_1^1 = 0{,}5 \cdot 1{,}4405 + (1-0{,}5) \cdot 1{,}7291 = 1{,}5848$$

$$S_0^2 = 2 \cdot 1{,}7291 - 1{,}5848 = 1{,}8734; \; S_1^2 = 0{,}5 \cdot 1{,}5848 + (1-0{,}5) \cdot 1{,}8734 = 1{,}7291$$

$$S^1_{2.\,\mathrm{EW}\;94/95} = 0{,}5 \cdot 1{,}2962 + (1-0{,}5) \cdot 1{,}5848 = 1{,}4405$$

$$S^2_{2.\,\mathrm{EW}\;94/95} = 0{,}5 \cdot 1{,}4405 + (1-0{,}5) \cdot 1{,}7291 = 1{,}5848$$

$$L_{2.\,\mathrm{EW}\;94/95} = 2 \cdot 1{,}4405 - 1{,}5848 = 1{,}2962$$

$$T_{2.\,\mathrm{EW}\;94/95} = \frac{0{,}5}{1-0{,}5} \cdot (1{,}4405 - 1{,}5848) = -0{,}1443$$

$$\dot{x}_{3.\,\mathrm{EW}\;94/95} = 1{,}2962 + (-0{,}1443) = 1{,}1519$$

Zeitraum	Bundesweites Notarztaufkommen			Level-Parameter [L]	Trend-Parameter [T]	Glättungsoperatoren	
	Realwert	Schätzwert[1]	Schätzfehler (absolut)			S^1	S^2
1. EW 94/95	1,4405	-	-	1,4405	- 0,1443	1,5848	1,7291
2. EW 94/95	1,2962	1,2962	0,0000	1,2962	- 0,1443	1,4405	1,5848
3. EW 94/95	1,5232	1,1519	0,3713	1,4304	- 0,0515	1,4819	1,5333
4. EW 94/95	1,4459	1,3789	0,0670	1,4292	- 0,0347	1,4639	1,4986
1. EW 96/97	1,6040	1,3944	0,2096	1,5516	0,0177	1,5339	1,5163
2. EW 96/97	1,5635	1,5693	0,0058	1,5649	0,0162	1,5487	1,5325
3. EW 96/97	1,7796	1,5812	0,1984	1,7300	0,0658	1,6642	1,5983
4. EW 96/97	1,5828	1,7958	0,2130	1,6361	0,0126	1,6235	1,6109
1. EW 98/99	1,8416	1,6486	0,1930	1,7934	0,0608	1,7325	1,6717
2. EW 98/99	2,0289	1,8542	0,1747	1,9852	0,1045	1,8807	1,7762
3. EW 98/99	2,0213	2,0897	0,0684	2,0384	0,0874	1,9510	1,8636
4. EW 98/99	1,8824	2,1258	0,2434	1,9432	0,0265	1,9167	1,8902
1. EW 00/01	1,9529	1,9698	0,0169	1,9571	0,0223	1,9348	1,9125
2. EW 00/01	2,1273	1,9794	0,1479	2,0903	0,0593	2,0311	1,9718
3. EW 00/01	2,4929	2,1496	0,3433	2,4071	0,1451	2,2620	2,1169
4. EW 00/01	2,2125	2,5522	0,3397	2,2974	0,0602	2,2372	2,1771
1. EW 02/03	-	**2,3576**	-	-	-	-	-
Σ	-	-	**2,5923**	-	-	-	-

EW = hochgerechnete Erfassungswelle der Leistungsanalyse

1 = α gleich 0,5

TAB. 9.16 ▶ Prognose des bundesweiten Notarztaufkommens mittels des konstanten Trendmodells der exponentiellen Glättung

Für das Trendmodell der exponentiellen Glättung mit α = 0,5 sind sowohl die Schätzwerte als auch Schätzfehler in TAB. 9.16 aufgeführt. ABB. 9.23 zeigt zusätzlich die Schätzwerte zusammen mit den realen Zeitwerten.

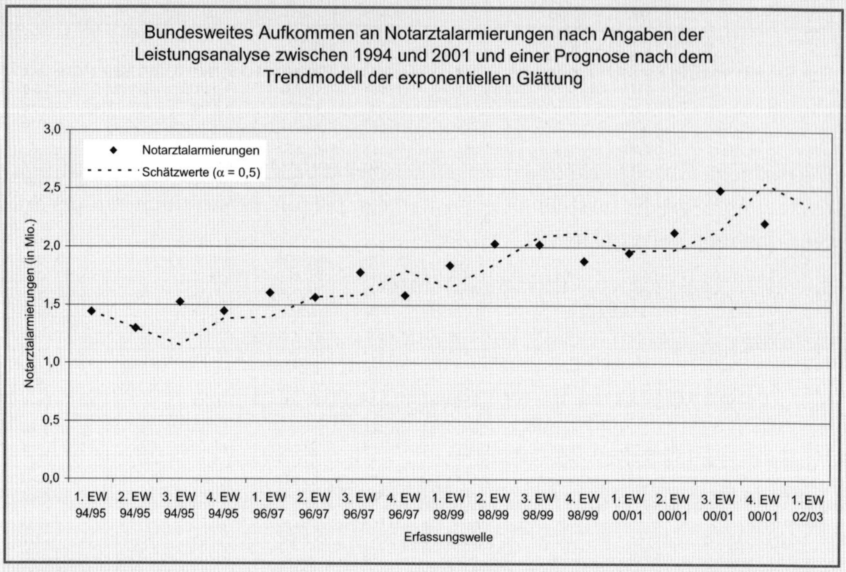

ABB. 9.23 ▶

Als Prognose für die erste Erfassungswelle 2002/2003 (= 1. EW 02/03) ergibt sich ein Wert von bundesweit 2,3576 Mio. Notarztalarmierungen. Ein Vergleich der Ergebnisse zwischen der linearen Trendfortschreibung mit den Ergebnissen des Trendmodells der exponentiellen Glättung zeigt, dass die lineare Trendberechnung einen Wert von bundesweit 2,3445 Mio. Notarztalarmierungen aufweist, während das Trendmodell der exponentiellen Glättung bei 2,3576 Mio. Notarztalarmierungen leicht mit rund 13.000 Notarztalarmierungen über diesem linear prognostizierten Bundeswert liegt. Ein Vergleich mit den Schätzungen aus dem konstanten Modell der exponentiellen Glättung anhand des trendbereinigten Aufkommens an Notarztalarmierungen zeigt als Schätzwert für die erste Erfassunsgwelle 02/03 einen Wert von 0,0116 (= 11.600 Notarztalarmierungen), so dass sich in Kombination mit dem Ergebnis des Trendmodells der Regressionsanalyse (= 2,3445 Mio. Notarztalarmierungen) ein Gesamtaufkommen von 2,3561 Mio. Notarztalarmierungen ergibt. Damit weicht dieser Wert gegenüber dem Trendmodell der exponentiellen Glättung lediglich um 0,0015 Mio. Notarztalarmierungen (= 1.500 Notarztalarmierungen) ab. Die Prognosemodelle liefern damit für das bundesweite Aufkommen an Notarztalarmierungen für die erste Erfassungswelle 02/03 vergleichbare und damit in sich geschlossene Schätzwerte.

Tabellenanhang

z	,00	,01	,02	,03	,04	,05	,06	.07	,08	,09
,0	0,5000	0,4960	0,4920	0,4880	0,4840	0,4801	0,4761	0,4721	0,4681	0,4641
,1	0,4602	0,4562	0,4522	0,4483	0,4443	0,4404	0,4364	0,4325	0,4286	0,4247
,2	0,4207	0,4168	0,4129	0,4090	0,4052	0,4013	0,3974	0,3936	0,3897	0,3859
,3	0,3821	0,3783	0,3745	0,3707	0,3669	0,3632	0,3594	0,3557	0,3520	0,3483
,4	0,3446	0,3409	0,3372	0,3336	0,3300	0,3264	0,3228	0,3192	0,3156	0,3121
,5	0,3085	0,3050	0,3015	0,2981	0,2946	0,2912	0,2877	0,2843	0,2810	0,2776
,6	0,2743	0,2709	0,2676	0,2643	0,2611	0,2578	0,2546	0,2514	0,2483	0,2451
,7	0,2420	0,2389	0,2358	0,2327	0,2296	0,2266	0,2236	0,2206	0,2177	0,2148
,8	0,2119	0,2090	0,2061	0,2033	0,2005	0,1977	0,1949	0,1922	0,1894	0,1867
,9	0,1841	0,1814	0,1788	0,1762	0,1736	0,1711	0,1685	0,1660	0,1635	0,1611
1,0	0,1587	0,1562	0,1539	0,1515	0,1492	0,1469	0,1446	0,1423	0,1401	0,1379
1,1	0,1357	0,1335	0,1314	0,1292	0,1271	0,1251	0,1230	0,1210	0,1190	0,1170
1,2	0,1151	0,1131	0,1112	0,1093	0,1075	0,1056	0,1038	0,1020	0,1003	0,0985
1,3	0,0968	0,0951	0,0934	0,0918	0,0901	0,0885	0,0869	0,0853	0,0838	0,0823
1,4	0,0808	0,0793	0,0778	0,0764	0,0749	0,0735	0,0721	0,0708	0,0694	0,0681
1,5	0,0668	0,0655	0,0643	0,0630	0,0618	0,0606	0,0594	0,0582	0,0571	0,0559
1,6	0,0548	0,0537	0,0526	0,0516	0,0505	0,0495	0,0485	0,0475	0,0465	0,0455
1,7	0,0446	0,0436	0,0427	0,0418	0,0409	0,0401	0,0392	0,0384	0,0375	0,0367
1,8	0,0359	0,0351	0,0344	0,0336	0,0329	0,0322	0,0314	0,0307	0,0301	0,0294
1,9	0,0287	0,0281	0,0274	0,0268	0,0262	0,0256	0,0250	0,0244	0,0239	0,0233
2,0	0,0228	0,0222	0,0217	0,0212	0,0207	0,0202	0,0197	0,0192	0,0188	0,0183
2,1	0,0179	0,0174	0,0170	0,0166	0,0162	0,0158	0,0154	0,0150	0,0146	0,0143
2,2	0,0139	0,0136	0,0132	0,0129	0,0125	0,0122	0,0119	0,0116	0,0113	0,0110
2,3	0,0107	0,0104	0,0102	0,0099	0,0096	0,0094	0,0091	0,0089	0,0087	0,0084
2,4	0,0082	0,0080	0,0078	0,0075	0,0073	0,0071	0,0069	0,0068	0,0066	0,0064
2,5	0,0062	0,0060	0,0059	0,0057	0,0055	0,0054	0,0052	0,0051	0,0049	0,0048
2,6	0,0047	0,0045	0,0044	0,0043	0,0041	0,0040	0,0039	0,0038	0,0037	0,0036
2,7	0,0035	0,0034	0,0033	0,0032	0,0031	0,0030	0,0029	0,0028	0,0027	0,0026
2,8	0,0026	0,0025	0,0024	0,0023	0,0023	0,0022	0,0021	0,0021	0,0020	0,0019
2,9	0,0019	0,0018	0,0018	0,0017	0,0016	0,0016	0,0015	0,0015	0,0014	0,0014
3,0	0,0013	0,0013	0,0013	0,0012	0,0012	0,0011	0,0011	0,0011	0,0010	0,0010

Tab. A.1 ► Zu z-Werten gehörende Überschreitungswahrscheinlichkeit (W) unter der Standardnormverteilung

Hinweis

Die ausgewiesenen Überschreitungswahrscheinlichkeiten entsprechen einseitigen Fragestellungen. Bei zweiseitigen Fragestellungen ist die Überschreitungswahrscheinlichkeiten (W) zu halbieren. So beträgt der z-Wert bei 5% und einseitiger Fragestellung ≈ 1,64; bei entsprechender zweiseitiger Fragestellung ergibt sich eine Überschreitungswahrscheinlichkeit von 2,5% womit der zugehörige z-Wert bei ≈ 1,97 liegt.

Freiheitsgrade	Signifikanzniveau				
	20%	10%	5%	1%	0,1%
1	1,64	2,71	3,84	6,63	10,83
2	3,22	4,61	5,99	9,21	13,82
3	4,64	6,25	7,81	11,34	16,27
4	5,99	7,78	9,49	13,28	18,47
5	7,29	9,24	11,07	15,09	20,51
6	8,56	10,64	12,59	16,81	22,46
7	9,80	12,02	14,07	18,48	24,32
8	11,03	13,36	15,51	20,09	26,12
9	12,24	14,68	16,92	21,67	27,88
10	13,44	15,99	18,31	23,21	29,59
11	14,63	17,28	19,68	24,73	31,26
12	15,81	18,55	21,03	26,22	32,91
13	16,98	19,81	22,36	27,69	34,53
14	18,15	21,06	23,68	29,14	36,12
15	19,31	22,31	25,00	30,58	37,70
16	20,47	23,54	26,30	32,00	39,25
17	21,61	24,77	27,59	33,41	40,79
18	22,76	25,99	28,87	34,81	42,31
19	23,90	27,20	30,14	36,19	43,82
20	25,04	28,41	31,41	37,57	45,31
21	26,17	29,62	32,67	38,93	46,80
22	27,30	30,81	33,92	40,29	48,27
23	28,43	32,01	35,17	41,64	49,73
24	29,55	33,20	36,42	42,98	51,18
25	30,68	34,38	37,65	44,31	52,62
26	31,79	35,56	38,89	45,64	54,05
27	32,91	36,74	40,11	46,96	55,48
28	34,03	37,92	41,34	48,28	56,89
29	35,14	39,09	42,56	49,59	58,30
30	36,25	40,26	43,77	50,89	59,70
50	58,16	63,17	67,50	76,15	86,66
75	85,07	91,06	96,22	106,39	118,60
100	111,67	118,50	124,34	135,81	149,45
125	138,08	145,64	152,09	164,69	179,60
150	164,35	172,58	179,58	193,21	209,27
175	190,52	199,36	206,87	221,44	238,55
200	216,61	226,02	233,99	249,45	267,54
250	268,60	279,05	287,88	304,94	324,83
300	320,40	331,79	341,40	359,91	381,42
500	526,40	540,93	553,13	576,49	603,45

Tab. A.2 ▶ Kritische Chi-Quadrat-Werte

Hinweis

Die für die Signifikanzstufen ausgewiesenen kritischen Chi-Quadrat-Werte gelten für zweiseitige Fragestellungen. Einseitige Fragestellungen sind nur bei FG = 1 zugelassen, wobei die Signifikanzstufe sich halbiert. So beträgt bei FG = 1 und einseitigen Fragestellung der kritische Chi-Quadrat-Wert für ein Signifikanzniveau von 5% 2,71. Grundsätzlich gilt, dass H_0 auf einem vereinbarten Signifikanzniveau abzulehnen ist, wenn der empirische Chi-Quadrat-Wert größer als der abzulesende Tabellenwert (= kritischer Chi-Quadrat-Wert) ist.

Freiheitsgrad n_2	Signifikanzniveau = 5% Freiheitsgrad n_1: 1	2	3	4	5	6	7	8	9	10	15	20	25	50	100	1000
1	161,45	199,50	215,71	224,58	230,16	233,99	236,77	238,88	240,54	241,88	245,95	248,02	249,26	251,77	253,04	254,19
2	18,51	19,00	19,16	19,25	19,30	19,33	19,35	19,37	19,38	19,40	19,43	19,45	19,46	19,48	19,49	19,49
3	10,13	9,55	9,28	9,12	9,01	8,94	8,89	8,85	8,81	8,79	8,70	8,66	8,63	8,58	8,55	8,53
4	7,71	6,94	6,59	6,39	6,26	6,16	6,09	6,04	6,00	5,96	5,86	5,80	5,77	5,70	5,66	5,63
5	6,61	5,79	5,41	5,19	5,05	4,95	4,88	4,82	4,77	4,74	4,62	4,56	4,52	4,44	4,41	4,37
6	5,99	5,14	4,76	4,53	4,39	4,28	4,21	4,15	4,10	4,06	3,94	3,87	3,83	3,75	3,71	3,67
7	5,59	4,74	4,35	4,12	3,97	3,87	3,79	3,73	3,68	3,64	3,51	3,44	3,40	3,32	3,27	3,23
8	5,32	4,46	4,07	3,84	3,69	3,58	3,50	3,44	3,39	3,35	3,22	3,15	3,11	3,02	2,97	2,93
9	5,12	4,26	3,86	3,63	3,48	3,37	3,29	3,23	3,18	3,14	3,01	2,94	2,89	2,80	2,76	2,71
10	4,96	4,10	3,71	3,48	3,33	3,22	3,14	3,07	3,02	2,98	2,85	2,77	2,73	2,64	2,59	2,54
11	4,84	3,98	3,59	3,36	3,20	3,09	3,01	2,95	2,90	2,85	2,72	2,65	2,60	2,51	2,46	2,41
12	4,75	3,89	3,49	3,26	3,11	3,00	2,91	2,85	2,80	2,75	2,62	2,54	2,50	2,40	2,35	2,30
13	4,67	3,81	3,41	3,18	3,03	2,92	2,83	2,77	2,71	2,67	2,53	2,46	2,41	2,31	2,26	2,21
14	4,60	3,74	3,34	3,11	2,96	2,85	2,76	2,70	2,65	2,60	2,46	2,39	2,34	2,24	2,19	2,14
15	4,54	3,68	3,29	3,06	2,90	2,79	2,71	2,64	2,59	2,54	2,40	2,33	2,28	2,18	2,12	2,07
20	4,35	3,49	3,10	2,87	2,71	2,60	2,51	2,45	2,39	2,35	2,20	2,12	2,07	1,97	1,91	1,85
25	4,24	3,39	2,99	2,76	2,60	2,49	2,40	2,34	2,28	2,24	2,09	2,01	1,96	1,84	1,78	1,72
30	4,17	3,32	2,92	2,69	2,53	2,42	2,33	2,27	2,21	2,16	2,01	1,93	1,88	1,76	1,70	1,63
35	4,12	3,27	2,87	2,64	2,49	2,37	2,29	2,22	2,16	2,11	1,96	1,88	1,82	1,70	1,63	1,57
40	4,08	3,23	2,84	2,61	2,45	2,34	2,25	2,18	2,12	2,08	1,92	1,84	1,78	1,66	1,59	1,52
45	4,06	3,20	2,81	2,58	2,42	2,31	2,22	2,15	2,10	2,05	1,89	1,81	1,75	1,63	1,55	1,48
50	4,03	3,18	2,79	2,56	2,40	2,29	2,20	2,13	2,07	2,03	1,87	1,78	1,73	1,60	1,52	1,45
75	3,97	3,12	2,73	2,49	2,34	2,22	2,13	2,06	2,01	1,96	1,80	1,71	1,65	1,52	1,44	1,35
100	3,94	3,09	2,70	2,46	2,31	2,19	2,10	2,03	1,97	1,93	1,77	1,68	1,62	1,48	1,39	1,30
125	3,92	3,07	2,68	2,44	2,29	2,17	2,08	2,01	1,96	1,91	1,75	1,66	1,59	1,45	1,36	1,26
150	3,90	3,06	2,66	2,43	2,27	2,16	2,07	2,00	1,94	1,89	1,73	1,64	1,58	1,44	1,34	1,24
200	3,89	3,04	2,65	2,42	2,26	2,14	2,06	1,98	1,93	1,88	1,72	1,62	1,56	1,41	1,32	1,21
250	3,88	3,03	2,64	2,41	2,25	2,13	2,05	1,98	1,92	1,87	1,71	1,61	1,55	1,40	1,31	1,18
500	3,86	3,01	2,62	2,39	2,23	2,12	2,03	1,96	1,90	1,85	1,69	1,59	1,53	1,38	1,28	1,14
1000	3,85	3,00	2,61	2,38	2,22	2,11	2,02	1,95	1,89	1,84	1,68	1,58	1,52	1,36	1,26	1,11

Freiheitsgrad n_2	Signifikanzniveau = 1% Freiheitsgrad n_1: 1	2	3	4	5	6	7	8	9	10	15	20	25	50	100	1000
1	4.052,18	4.999,34	5.403,53	5.624,26	5.763,96	5.858,95	5.928,33	5.980,95	6.022,40	6.055,93	6.156,97	6.208,66	6.239,86	6.302,26	6.333,92	6.362,80
2	98,50	99,00	99,16	99,25	99,30	99,33	99,36	99,38	99,39	99,40	99,43	99,45	99,46	99,48	99,49	99,50
3	34,12	30,82	29,46	28,71	28,24	27,91	27,67	27,49	27,34	27,23	26,87	26,69	26,58	26,35	26,24	26,14
4	21,20	18,00	16,69	15,98	15,52	15,21	14,98	14,80	14,66	14,55	14,20	14,02	13,91	13,69	13,58	13,47
5	16,26	13,27	12,06	11,39	10,97	10,67	10,46	10,29	10,16	10,05	9,72	9,55	9,45	9,24	9,13	9,03
6	13,75	10,92	9,78	9,15	8,75	8,47	8,26	8,10	7,98	7,87	7,56	7,40	7,30	7,09	6,99	6,89
7	12,25	9,55	8,45	7,85	7,46	7,19	6,99	6,84	6,72	6,62	6,31	6,16	6,06	5,86	5,75	5,66
8	11,26	8,65	7,59	7,01	6,63	6,37	6,18	6,03	5,91	5,81	5,52	5,36	5,26	5,07	4,96	4,87
9	10,56	8,02	6,99	6,42	6,06	5,80	5,61	5,47	5,35	5,26	4,96	4,81	4,71	4,52	4,41	4,32
10	10,04	7,56	6,55	5,99	5,64	5,39	5,20	5,06	4,94	4,85	4,56	4,41	4,31	4,12	4,01	3,92
11	9,65	7,21	6,22	5,67	5,32	5,07	4,89	4,74	4,63	4,54	4,25	4,10	4,01	3,81	3,71	3,61
12	9,33	6,93	5,95	5,41	5,06	4,82	4,64	4,50	4,39	4,30	4,01	3,86	3,76	3,57	3,47	3,37
13	9,07	6,70	5,74	5,21	4,86	4,62	4,44	4,30	4,19	4,10	3,82	3,66	3,57	3,38	3,27	3,18
14	8,86	6,51	5,56	5,04	4,69	4,46	4,28	4,14	4,03	3,94	3,66	3,51	3,41	3,22	3,11	3,02
15	8,68	6,36	5,42	4,89	4,56	4,32	4,14	4,00	3,89	3,80	3,52	3,37	3,28	3,08	2,98	2,88
20	8,10	5,85	4,94	4,43	4,10	3,87	3,70	3,56	3,46	3,37	3,09	2,94	2,84	2,64	2,54	2,43
25	7,77	5,57	4,68	4,18	3,85	3,63	3,46	3,32	3,22	3,13	2,85	2,70	2,60	2,40	2,29	2,18
30	7,56	5,39	4,51	4,02	3,70	3,47	3,30	3,17	3,07	2,98	2,70	2,55	2,45	2,25	2,13	2,02
35	7,42	5,27	4,40	3,91	3,59	3,37	3,20	3,07	2,96	2,88	2,60	2,44	2,35	2,14	2,02	1,90
40	7,31	5,18	4,31	3,83	3,51	3,29	3,12	2,99	2,89	2,80	2,52	2,37	2,27	2,06	1,94	1,82
45	7,23	5,11	4,25	3,77	3,45	3,23	3,07	2,94	2,83	2,74	2,46	2,31	2,21	2,00	1,88	1,75
50	7,17	5,06	4,20	3,72	3,41	3,19	3,02	2,89	2,78	2,70	2,42	2,27	2,17	1,95	1,82	1,70
75	6,99	4,90	4,05	3,58	3,27	3,05	2,89	2,76	2,65	2,57	2,29	2,13	2,03	1,81	1,67	1,53
100	6,90	4,82	3,98	3,51	3,21	2,99	2,82	2,69	2,59	2,50	2,22	2,07	1,97	1,74	1,60	1,45
125	6,84	4,78	3,94	3,47	3,17	2,95	2,79	2,66	2,55	2,47	2,19	2,03	1,93	1,69	1,55	1,39
150	6,81	4,75	3,91	3,45	3,14	2,92	2,76	2,63	2,53	2,44	2,16	2,00	1,90	1,66	1,52	1,35
200	6,76	4,71	3,88	3,41	3,11	2,89	2,73	2,60	2,50	2,41	2,13	1,97	1,87	1,63	1,48	1,30
250	6,74	4,69	3,86	3,40	3,09	2,87	2,71	2,58	2,48	2,39	2,11	1,95	1,85	1,61	1,46	1,27
500	6,69	4,65	3,82	3,36	3,05	2,84	2,68	2,55	2,44	2,36	2,07	1,92	1,81	1,57	1,41	1,20
1000	6,66	4,63	3,80	3,34	3,04	2,82	2,66	2,53	2,43	2,34	2,06	1,90	1,79	1,54	1,38	1,16

TAB. A.3 ▶ Kritische F-Werte bei einseitiger Fragestellung

Hinweis

Grundsätzlich gilt, dass H_0 auf einem vereinbarten Signifikanzniveau abzulehnen ist, wenn der empirische F-Wert größer als der abzulesende Tabellenwert (= kritischer F-Wert) ist.

Freiheitsgrad	Signifikanzniveau bei einseitigem Test				
	10%	5%	2,5%	0,5%	0,05%
	Signifikanzniveau bei zweiseitigem Test				
	20%	10%	5%	1%	0,1%
1	3,0777	6,3137	12,7062	63,6559	636,5776
2	1,8856	2,9200	4,3027	9,9250	31,5998
3	1,6377	2,3534	3,1824	5,8408	12,9244
4	1,5332	2,1318	2,7765	4,6041	8,6101
5	1,4759	2,0150	2,5706	4,0321	6,8685
6	1,4398	1,9432	2,4469	3,7074	5,9587
7	1,4149	1,8946	2,3646	3,4995	5,4081
8	1,3968	1,8595	2,3060	3,3554	5,0414
9	1,3830	1,8331	2,2622	3,2498	4,7809
10	1,3722	1,8125	2,2281	3,1693	4,5868
11	1,3634	1,7959	2,2010	3,1058	4,4369
12	1,3562	1,7823	2,1788	3,0545	4,3178
13	1,3502	1,7709	2,1604	3,0123	4,2209
14	1,3450	1,7613	2,1448	2,9768	4,1403
15	1,3406	1,7531	2,1315	2,9467	4,0728
16	1,3368	1,7459	2,1199	2,9208	4,0149
17	1,3334	1,7396	2,1098	2,8982	3,9651
18	1,3304	1,7341	2,1009	2,8784	3,9217
19	1,3277	1,7291	2,0930	2,8609	3,8833
20	1,3253	1,7247	2,0860	2,8453	3,8496
21	1,3232	1,7207	2,0796	2,8314	3,8193
22	1,3212	1,7171	2,0739	2,8188	3,7922
23	1,3195	1,7139	2,0687	2,8073	3,7676
24	1,3178	1,7109	2,0639	2,7970	3,7454
25	1,3163	1,7081	2,0595	2,7874	3,7251
26	1,3150	1,7056	2,0555	2,7787	3,7067
27	1,3137	1,7033	2,0518	2,7707	3,6895
28	1,3125	1,7011	2,0484	2,7633	3,6739
29	1,3114	1,6991	2,0452	2,7564	3,6595
30	1,3104	1,6973	2,0423	2,7500	3,6460
50	1,2987	1,6759	2,0086	2,6778	3,4960
75	1,2929	1,6654	1,9921	2,6430	3,4249
100	1,2901	1,6602	1,9840	2,6259	3,3905
125	1,2884	1,6571	1,9791	2,6157	3,3701
150	1,2872	1,6551	1,9759	2,6090	3,3565
175	1,2864	1,6536	1,9736	2,6042	3,3469
200	1,2858	1,6525	1,9719	2,6006	3,3398
250	1,2849	1,6510	1,9695	2,5956	3,3299
300	1,2844	1,6499	1,9679	2,5923	3,3232
500	1,2832	1,6479	1,9647	2,5857	3,3101

Tab. A.4 ▶ Kritische t-Werte

Hinweis

Grundsätzlich gilt, dass H_0 auf einem vereinbarten Signifikanzniveau abzulehnen ist, wenn der empirische t-Wert größer als der abzulesende Tabellenwert (= kritischer t-Wert) ist.

Symbol- und Abkürzungsverzeichnis

π	=	mathematische Konstante (3,14159...)
Σ	=	Summenzeichen
!	=	Fakultätszeichen
ln	=	natürlicher Logarithmus mit der Basis e
e	=	mathematische Konstante 2,718... (so genannte Euler`sche Zahl)
$\|x\|$	=	Betrag der Zahl x
$\sqrt{\ }$	=	Quadratwurzel
Mo	=	Modus
Me	=	Median
$\bar{x}$	=	arithmetisches Mittel
$\bar{x}_k$	=	klassenorientiertes arithmetisches Mittel
$\bar{x}_{gew}$	=	gewogenes arithmetisches Mittel
$\bar{x}_E$	=	Extremmittel
$\bar{x}_H$	=	harmonisches Mittel
$\bar{x}_G$	=	geometrisches Mittel
b	=	Spannbreite
d	=	durchschnittliche Abweichung
s^2	=	Varianz
s^2_{gew}	=	gewogene Varianz
s^2_k	=	klassenorientierte Varianz
s	=	Standardabweichung
s_{gew}	=	gewogene Standardabweichung
s_k	=	klassenorientierte Standardabweichung
V	=	Variationskoeffizient
Mk	=	zentrales Moment k-ter Ordnung
sin	=	Sinusfunktion
cos	=	Cosinusfunktion
μ	=	Mittelwert der Grundgesamtheit
σ	=	Standardabweichung der Grundgesamtheit
σ^2	=	Varianz der Grundgesamtheit

Formelverzeichnis

Mittelwerte: Kapitel 3 - Beschreibende Statistik			
Formelname	Formelnr. im Buch	Formel	Erläuterungen
Modus	(3.3)	$Mo = k_u + \frac{n_0 - n_{0-1}}{2 \cdot n_0 - n_{0-1} - n_{0+1}} \cdot b$	Mo = Modus k_u = untere Klassengrenze derjenigen Klasse mit der größten Häufigkeit n_0 = Anzahl der Werte in der Klasse mit der größten Häufigkeit n_{0-1} = Häufigkeit der vorhergehenden Klasse n_{0+1} = Häufigkeit der nachfolgenden Klasse b = Klassenbreite
Median	(3.4)	$Me = \frac{n}{2} + \frac{1}{2}$	Me = Median n = Anzahl Beobachtungswerte
arithmetisches Mittel	(3.5)	$\bar{x} = \frac{x_1 + x_2 + \dots + x_n}{n} = \frac{\sum_{i=1}^{n} x_i}{n}$	$\bar{x}$ = arithmetisches Mittel x_i = Beobachtungswert n = Anzahl Beobachtungswerte
gewogenes arithmetisches Mittel	(3.7)	$\bar{x}_{gew} = \frac{\sum_{i=1}^{m} n_i \cdot \bar{x}_i}{\sum_{i=1}^{m} n_i}$	$\bar{x}_{gew}$ = gewogenes arithmetisches Mittel $\bar{x}_i$ = arithmetisches Mittel n_i = Häufigkeit aus Beobachtungswerten
klassenorientiertes arithmetisches Mittel	(3.8)	$\bar{x}_K = \frac{\sum_{i=1}^{k} KM_i \cdot n_i}{\sum_{i=1}^{k} n_i}$	$\bar{x}_k$ = klassenorientiertes arithmetisches Mittel KM_i = Klassenmitte n_i = Anzahl Beobachtungswerte pro Klasse
Extremmittel	(3.9)	$\bar{x}_E = \frac{(x_{max} - x_{min})}{2}$	$\bar{x}_E$ = Extremmittel x_{max} = höchster Beobachtungswert x_{min} = niedrigster Beobachtungswert
harmonisches Mittel	(3.10)	$\bar{x}_H = \frac{n}{\sum_{i=1}^{n} \frac{1}{x_i}}$	$\bar{x}_H$ = harmonisches Mittel x_i = Beobachtungswert n = Anzahl Beobachtungswerte
gewogenes harmonisches Mittel	(3.11)	$\bar{x}_{Hgew} = \frac{\sum_{i=1}^{n} w_i}{\sum_{i=1}^{n} \frac{w_i}{x_i}}$	$\bar{x}_{Hgew}$ = gewogenes harmonisches Mittel x_i = arithmetisches Mittel w_i = Gewichtung der Beobachtungswerte
geometrisches Mittel	(3.12)	$\bar{x}_G = \sqrt[n]{x_1 \cdot x_2 \cdot \dots \cdot x_n}$	$\bar{x}_G$ = geometrischer Mittelwert x_i = Beobachtungswert n = Anzahl Beobachtungswerte

Streuungsmaße bei Grundgesamtheiten: Kapitel 3 - Beschreibende Statistik			
Formelname	Formelnr. im Buch	Formel	Erläuterungen
Spannbreite	(3.13)	$b = x_{max} - x_{min}$	b = Spannbreite x_{max} = höchster Beobachtungswert x_{min} = niedrigster Beobachtungswert
durchschnittliche Abweichung	(3.14)	$d = \frac{\sum_{i=1}^{n} \lvert x_i - \bar{x} \rvert}{n}$	d = durchschnittliche Abweichung $\bar{x}$ = arithmetisches Mittel x_i = Beobachtungswert n = Anzahl Beobachtungswerte
gewogene durchschnittliche Abweichung	(3.15)	$d_{gew} = \frac{\sum_{i=1}^{m} \lvert x_i - \bar{x} \rvert \cdot n_i}{\sum_{i=1}^{m} n_i}$	d_{gew} = gewogene durchschnittliche Abweichung $\bar{x}$ = arithmetisches Mittel x_i = Beobachtungswert n_i = Häufigkeit eines Beobachtungswertes
Varianz	(3.16)	$s^2 = \frac{\sum_{i=1}^{n} (x_i - \bar{x})^2}{n}$	s^2 = Varianz $\bar{x}$ = arithmetisches Mittel x_i = Beobachtungswert n = Anzahl Beobachtungswerte
gewogene Varianz	(3.17)	$s^2_{gew} = \frac{\sum_{i=1}^{m} (x_i - \bar{x})^2 \cdot n_i}{\sum_{i=1}^{m} n_i}$	s^2_{gew} = gewogene Varianz x_i = Beobachtungswert $\bar{x}$ = arithmetisches Mittel n_i = Häufigkeit eines Beobachtungswertes
klassenorientierte Varianz	(3.18)	$s^2_K = \frac{\sum_{i=1}^{k} (KM_i - \bar{x})^2 * n_i}{\sum_{i=1}^{k} n_i}$	s^2_K = klassenorientierte Varianz KM_i = Klassenmitte $\bar{x}$ = arithmetisches Mittel n_i = Anzahl Beobachtungswerte pro Klasse
Standard-abweichung	(3.19)	$s = \sqrt{\frac{\sum_{i=1}^{n} (x_i - \bar{x})^2}{n}}$	s = Standardabweichung $\bar{x}$ = arithmetisches Mittel x_i = Beobachtungswert n = Anzahl Beobachtungswerte
gewogene Standard-abweichung	(3.20)	$s_{gew} = \sqrt{\frac{\sum_{i=1}^{m} (x_i - \bar{x}) \cdot n_i}{\sum_{i=1}^{m} n_i}}$	s_{gew} = gewogene Standardabweichung x_i = Beobachtungswert $\bar{x}$ = arithmetisches Mittel n_i = Häufigkeit eines Beobachtungswertes
klassenorientierte Standard-abweichung	(3.21)	$s_K = \sqrt{\frac{\sum_{i=1}^{k} (KM_i - \bar{x})^2 \cdot n_i}{\sum_{i=1}^{k} n_i}}$	s_K = klassenorientierte Standardabweichung KM_i = Klassenmitte $\bar{x}$ = arithmetisches Mittel n_i = Anzahl Beobachtungswerte pro Klasse
Variations-koeffizient	(3.22)	$V = \frac{s}{\bar{x}} \cdot 100$	V = Variationskoeffizient s = Standardabweichung $\bar{x}$ = arithmetisches Mittel Beobachtungswerte pro Klasse
zentrales Moment	(3.23)	$M_k = \frac{\sum_{i=1}^{n} (x_i - \bar{x})^k}{n}$	M_k = zentrales Moment k-ter Ordnung $\bar{x}$ = arithmetisches Mittel x_i = Beobachtungswert n = Anzahl Beobachtungswerte

Kapitel 4 - Theoretische Verteilungen			
Formelname	Formelnr. im Buch	Formel	Erläuterungen
Binominalkoeffizient	(4.1)	$\binom{n}{x} = \frac{n!}{x!(n-x)!}$	
Binominalverteilung	(4.2)	$p(x) = \binom{n}{x} p^x q^{n-x}$	n = Stichprobenumfang x = Ereignishäufigkeit p = Eintrittswahrscheinlichkeit
Poisson-Verteilung	(4.3)	$p(x) = \frac{\lambda^x e^{-\lambda}}{x!}$	λ = n × p = Erwartungswert n = Stichprobenumfang p = Eintrittswahrscheinlichkeit x = 0, 1, 2, 3, ... = genaue Ereignishäufigkeit e = 2,718... = Eulersche Zahl
Rekursions-Formel	(4.4)	$p(0) = e^{-\lambda}$ $p(x+1) = \frac{\lambda}{x+1} \cdot p(x)$	
Pólya-Verteilung	(4.5)	$p(x) = \frac{\lambda(\lambda+d)\cdot(\lambda+2d)\cdot(\lambda+3d)\ldots[\lambda+(x-1)\cdot d]}{x!} \cdot \frac{1}{(1+d)^{\lambda/d+x}}$ $p(0) = \frac{1}{(1+d)^{\lambda/d}}$	λ = n · p = Erwartungswert n = Stichprobenumfang p = Eintrittswahrscheinlichkeit x = 0, 1, 2, 3, ... = genaue Ereignishäufigkeit d = Maß für die Häufungsneigung
Rekursions-Formel	(4.8)	$p(x+1) = \frac{\lambda+(x-1)\cdot d}{x\cdot(1+d)} \cdot p(x)$	
Normalverteilung	(4.9)	$f(x) = \frac{1}{\sigma\sqrt{2\pi}} \cdot e^{-\frac{(x-\mu)^2}{2\sigma^2}}$	
standardisierte Normalverteilung	(4.10)	$f(z) = \frac{1}{\sqrt{2\pi}} \cdot e^{-\frac{1}{2}z^2}$	

Kapitel 5 - Stichprobenerhebung			
Formelname	Formelnr. im Buch	Formel	Erläuterungen
Schätzung der Standardabweichung der Grundgesamtheit	(5.1)	$s = \sqrt{\frac{\sum_{i=1}^{n}(x_i - \bar{x})^2}{n-1}}$	s = Standardabweichung $\bar{x}$ = arithmetisches Mittel x_i = Beobachtungswert n = Anzahl Beobachtungswerte

Testverfahren: Kapitel 6 - Statistische Testverfahren

Formelname	Formelnr. im Buch	Formel	Erläuterungen
Vergleich zwischen theoretischer und empirischer Verteilung			
Chi-Quadrat-Anpassungstest	(6.1)	$\chi^2_{emp} = \sum_{j=1}^{k} \frac{(b_j - e_j)^2}{e_j}$	k = Gesamtzahl der Kategorien b_j = beobachtete Häufigkeit in der Kategorie j e_j = erwartete Häufigkeit in der Kategorie j
Kolmogorov-Smirnov-Anpassungstest (KSA-Test)	(6.3)	$D_{emp} = \max\|S(x_i) - F(x_i)\|$	$S(x_i)$ = kumulierte empirische relative Verteilungsfunktion $F(x_i)$ = kumulierte theoretische relative Verteilungsfunktion
Häufigkeitsvergleich zwischen empirischen Verteilungen			
Chi-Quadrat-Homogenitätstest	(6.4)	$\chi^2_{emp} = \sum_{i=1}^{l}\sum_{j=1}^{k} \frac{(b_{ij} - e_{ij})^2}{e_{ij}}$	l = Gesamtzahl der Stichproben k = Gesamtzahl der Kategorien b_{ij} = beobachtete Häufigkeit der Stichprobe i in der Kategorie j e_{ij} = erwartete Häufigkeit der Stichprobe i in der Kategorie j
Kolmogorov-Smirnov-Homogenitätstest (KSH-Test)	(6.8)	$D_{emp} = \max\|S(x_i) - S(y_i)\|$	$S(x_i)$ und $S(y_i)$= kumulierte empirische relative Verteilungsfunktionen
Sequenzanalyse			
Sequenzanalyse	(6.9 - 6.14)	$t_0 = \frac{b}{2 \cdot b - 2 \cdot c} \cdot n - \frac{a_0 + c}{2 \cdot b - 2 \cdot c}$ $t_A = \frac{b}{2 \cdot b - 2 \cdot c} \cdot n - \frac{a_1 + c}{2 \cdot b - 2 \cdot c}$ mit $a_0 = \ln\frac{\beta}{1-\alpha}$ $a_1 = \ln\frac{1-\beta}{\alpha}$ $b = \ln(1 + 2 \cdot \delta)$ $c = \ln(1 - 2 \cdot \delta)$	n = Anzahl der Beobachtungen α = Risiko für die fälschliche Annahme von HA β = Risiko für die fälschliche Annahme von H0 δ = Wert für undulierende oder oszillierende Abfolge
Parametrische Testverfahren für die Varianz			
Stichprobenvarianz und bekannter Varianzwert	(6.15)	$\chi^2_{emp} = (n-1)\frac{s^2}{B}$	s^2 = Stichprobenvarianz n = Stichprobenumfang B = bekannter Varianzwert
F-Test (Varianz zweier Stichproben)	(6.16)	$F_{emp} = \frac{s_1^2}{s_2^2}$	s_1^2, s_2^2 = Stichprobenvarianzen
Parametrische Testverfahren für das arithmetische Mittel			
Stichprobenmittel und bekannter Mittelwert	(6.18)	$t_{emp} = \frac{\|\bar{x} - B\|}{s} \cdot \sqrt{n}$	$\bar{x}$ = arithmetisches Mittel der Stichprobe s = Varianz der Stichprobe n = Umfang der Stichprobe B = vorgegebenes arithmetisches Mittel
arithm. Mittel zweier Stichproben a) $\sigma_1^2 = \sigma_2^2$ $n_1 \neq n_2$	(6.19)	$t_{emp} = \frac{\|\bar{x}_1 - \bar{x}_2\|}{\sqrt{\left(\frac{n_1 + n_2}{n_1 \cdot n_2}\right) \cdot \left(\frac{(n_1 - 1) \cdot s_1^2 + (n_2 - 1) \cdot s_2^2}{n_1 + n_n - 2}\right)}}$	$\bar{x}$ = arithmetisches Mittel der Stichprobe s = Varianz der Stichprobe n = Umfang der Stichprobe
b) $\sigma_1^2 = \sigma_2^2$ $n_1 = n_2$	(6.20)	$t_{emp} = \frac{\|\bar{x}_1 - \bar{x}_2\|}{\sqrt{\frac{s_1^2 + s_2^2}{n}}}$	
c) $\sigma_1^2 \neq \sigma_2^2$ $n_1 = n_2$	(6.21)	$t_{emp} = \frac{\|\bar{x}_1 - \bar{x}_2\|}{\sqrt{\frac{s_1^2 + s_2^2}{n}}}$	
d) $\sigma_1^2 \neq \sigma_2^2$ $n_1 \neq n_2$	(6.23)	$t_{emp} = \frac{\|\bar{x}_1 - \bar{x}_2\|}{\sqrt{\frac{s_1^2}{n_1} + \frac{s_2^2}{n_2}}}$	

Korrelationsmaße: Kapitel 7 - Korrelationsmaße			
Formelname	Formelnr. im Buch	Formel	Erläuterungen
Phi-Koeffizient	(7.1)	$\phi = \sqrt{\frac{\chi^2}{n}}$	ϕ = Phi-Koeffizient χ^2 = Empirischer Chi-Quadrat-Wert n = Anzahl Beobachtungswerte
punktbiserialer Korrelations-koeffizient	(7.7)	$r_{pb} = \frac{\bar{x}_0 - \bar{x}_1}{s_x} \cdot \sqrt{\frac{n_0 \cdot n_1}{n \cdot (n-1)}}$	r_{pb} = Punktbiserialer Korrelationskoeffizient $\bar{x}_0$ = Arithmetisches Mittel der -Teilstichprobe 0 $\bar{x}_1$ = Arithmetisches Mittel der -Teilstichprobe 1 x_i = Beobachtungswert der Variablen x S_x = Mittelwert der Variablen y n_0 = Anzahl Beobachtungswerte Teilstichprobe 0 n_1 = Anzahl Beobachtungswerte Teilstichprobe 1 n = Anzahl Beobachtungswerte
Rang-Korrelations-koeffizient	(7.9)	$r_s = 1 - \left(\frac{6 \sum_{i=1}^{n} d_i^2}{n^3 - n} \right)$	d = Differenz der Rangvariablen n = Anzahl Beobachtungswerte
Produkt-Moment-Korrelations-koeffizient	(7.11)	$r_{xy} = \frac{\sum_{i=1}^{n} (x_i - \bar{x}) \cdot (y_i - \bar{y})}{\sqrt{\sum_{i=1}^{n} (x_i - \bar{x})^2 \cdot \sum_{i=1}^{n} (y_i - \bar{y})^2}}$	r_{xy} = Produkt-Moment-Korrelationskoeffizient $\bar{x}$ = Mittelwert der Variablen x x_i = Beobachtungswert der Variablen x $\bar{y}$ = Mittelwert der Variablen y y_i = Beobachtungswert der Variablen y n = Anzahl Beobachtungswerte
Regressionsanalyse: Kapitel 8 - Regressionsanalyse			
Regressions-koeffizient	(8.2)	$b_{yx} = \frac{\sum_{i=1}^{n} (x_i - \bar{x}) \cdot (y_i - \bar{y})}{\sum_{i=1}^{n} (x_i - \bar{x})^2}$	b_{yx} = Regressionskoeffizient x_i = Werte der unabhängigen Variable x y_i = Werte der abhängigen Variablen y $\bar{x}$ = Mittelwert der Variablen x $\bar{y}$ = Mittelwert der Variablen y
Regressions-konstante	(8.3)	$a_{yx} = \frac{\sum_{i=1}^{n} x_i^2 \cdot \sum_{i=1}^{n} y_i - \sum_{i=1}^{n} x_i \cdot \sum_{i=1}^{n} x_i \cdot y_i}{n \cdot \sum_{i=1}^{n} x_i^2 - \left(\sum_{i=1}^{n} x_i \right)^2}$	a_{yx} = Regressionskoeffizient x_i = Werte der unabhängigen Variable x y_i = Werte der abhängigen Variablen y
Bestimmtheitsmaß	(8.4)	$B = \frac{b^2 \cdot s_x^2}{s_y^2}$	B = Bestimmtheitsmaß b = Regressionskoeffizient s_x^2 = Varianz der Variablen x s_y^2 = Varianz der Variablen y
Standardfehler	(8.6)	$s_b = \frac{\sqrt{s_x^2 - b_{yx}^2 \cdot s_y^2}}{s_y \cdot \sqrt{n-2}}$	s_x^2 = Varianz der Variablen x s_y^2 = Varianz der Variablen y b_{yx} = Regressionskoeffizient n = Anzahl Beobachtungswerte

Zeitreihenanalyse: Kapitel 9 - Zeitreihenanalyse			
Formelname	Formelnr. im Buch	Formel	Erläuterungen
Komponentenmodell	(9.1) (9.2)	$Y_t = T_t + P_t + Z_t$ $Y_t = T_t \cdot P_t \cdot Z_t$	Y_t = Beobachtungswerte der Zeitreihe T_t = Trendkomponente P_t = Periodische Komponente Z_t = Zufallskomponente
Trendkomponente	(9.3)	$y_i = a_{yx} + b_{yx} t_i + \varepsilon_i$	y_i = Trendwerte a_{yx} = Trendkonstante b_{yx} = Trendkoeffizient x_i = Zeitwerte i = Residuen
harmonische Analyse (Fourieranalyse)	(9.5)	$y_t = \bar{y} + \sum_{j=1}^{p} \left(A(T_j) \cos \frac{2\pi}{T_j} t + B(T_j) \sin \frac{2\pi}{T_j} t \right) + \varepsilon_t$	y_t = Beobachtungswerte der Zeitreihe (trendbereinigt) $\bar{y}$ = arithmetisches Mittel der Zeitreihe t = Beobachtungszahl innerhalb der Zeitreihe $A(T_j)$, $B(T_j)$ = Fourierkoeffizienten einer Periodizität j T_j = Periodizität bei ganzzahliger Frequenz ε_t = Werte der Restkomponente
Gesamtmodell ungeradzahlige Zeitreihe	(9.6)	$y_t = \bar{y} + \sum_{j=1}^{p_{max}} \left(A(T_j) \cos \frac{2\pi}{T_j} t + B(T_j) \sin \frac{2\pi}{T_j} t \right)$	
Gesamtmodell geradzahlige Zeitreihe	(9.7)	$y_t = \bar{y} + \sum_{j=1}^{p_{max}-1} \left(A(T_j) \cos \frac{2\pi}{T_j} t + B(T_j) \sin \frac{2\pi}{T_j} t \right) + \frac{A(T_{p_{max}})}{2} \cos \frac{2\pi}{T_{p_{max}}} t$	
Autokorrelation	(9.21)	$r_k = \frac{\sum_{t=1}^{n-k} (x_t - \bar{x}) \cdot (x_{t+k} - \bar{x})}{\sum_{t=1}^{n} (x_t - \bar{x})^2}$	k = Zeitverschiebung (= lag) um k Intervalle r_k = Autokorrelationskoeffizient zum lag k $\bar{x}$ = Mittelwert der Variablen x x_i = Beobachtungswert der Variablen x
konstantes Modell der exponentiellen Glättung	(9.24)	$x_{t+1} = \alpha x_t + (1 - \alpha) x_t$	x_t = Schätzwert x_t = Beobachtungswerte α = Glättungsparameter
Trendmodell der exponentiellen Glättung	(9.25)	$x_{t+1} = L_t + T_t$	x_{t+1} = Schätzwert L = Level-Parameter T = Trend-Parameter

Literaturverzeichnis

ANDERSEN, O. (1956): *Verteilungsfreie (nicht parametrische) Testverfahren in den Sozialwissenschaften.* In: Allgemeines Statistisches Archiv. 40:117-127

ATTERSLANDER, P. (1975): *Methoden der empirischen Sozialforschung.* Walter de Gruyter, Berlin, New York, 4. Auflage

BACKHAUS, K.; ERICHSON, B.; PLINKE, W.; WEIBER, R. (1990): *Multivariate Analysemethoden.* Eine anwendungsorientierte Einführung. Springer-Verlag, Berlin, Heidelberg, 6. Auflage

BAHRENBERG, G.; GIESE, E.; NIPPER, J. (1985): *Statistische Methoden in der Geographie.* B. G. Teubner Verlag, Stuttgart, 2. Auflage

BAHRENBERG, G.; GIESE, E.; NIPPER, J. (1992): *Statistische Methoden in der Geographie, Band II, Multivariate Statistik.* B. G. Teubner Verlag, Stuttgart

BALS, T.; RUNGGALDIER, K. (1998): *Attraktivität des Berufes Rettungsassistent / Rettungsassistentin.* Bericht zum Forschungsprojekt 7.9454 der Bundesanstalt für Straßenwesen (BASt). Wirtschaftsverlag NW

BAUER, P.; SCHEIBER V.; WOHLZOGEN, F. X. (1986): *Sequenzielle statistische Verfahren.* Gustav Fischer Verlag, München

BEHRENDT, H.; SCHMIEDEL, R. (1999): *Der öffentliche Rettungsdienst in der Bundesrepublik Deutschland.* In: Rettungsdienst 6:6-10

BEHRENDT, H.; SCHMIEDEL, R. (2000a): *Die notärztliche Versorgung in der Bundesrepublik Deutschland.* In: Handbuch des Rettungswesens A 1.8.2:1-7, Mendel Verlag, Witten

BEHRENDT, H.; SCHMIEDEL, R. (2000b): *Der Notarzteinsatz – Ein Blick aus der Bundesperspektive auf Strukturen und Leistungen.* In: Notfall & Rettungsmedizin 2:88-92

BEHRENDT, H.; SCHMIEDEL, R. (2001a): *Die bedarfsgerechte Tischbesetzung von Leitstellen - Ein praxisbezogener Modellansatz -.* In: Handbuch des Rettungswesens, A 11.5. Mendel Verlag, Witten

BEHRENDT, H.; SCHMIEDEL, R. (2001b): *Bedarfsgerechte Dispositionsbereiche von Integrierten Regionalleitstellen.* Ein Verfahren zu deren Entwicklung - Stand der Forschung. In: Notfall & Rettungsmedizin 7:495-503

BEHRENDT, H.; SCHMIEDEL, R. (2002a): *Ermittlung der bedarfsgerechten Fahrzeugvorhaltung im Rettungsdienst - Aktuelle Bemessungsverfahren.* In: Notfall & Rettungsmedizin 3:190-203

BEHRENDT, H.; SCHMIEDEL, R. (2002b): *Typische Meldespiegel.* Unveröffentlichtes Manuskript

BEHRENDT, H.; SCHMIEDEL, R. (2002c): *Ein methodisches Konzept zur Ermittlung bedarfsgerechter Integrierter Regionalleitstellen.* In: Rettungsdienst 9:22-27

BEHRENDT, H.; SCHMIEDEL, R. (2003a): *Eine ausführliche Darstellung über die Ermittlung einer bedarfsgerechten Fahrzeugvorhaltung im Rettungsdienst.* In: Handbuch des Rettungswesens,
A 1.2.1, 1-22. Mendel Verlag, Witten

BEHRENDT, H.; SCHMIEDEL, R. (2003b): *Ausgewählte Ergebnisse der Leistungsanalyse 2000/2001.* In: Handbuch des Rettungswesens, A 6.1, 1-30. Mendel Verlag, Witten

BEHRENDT, H.; SCHMIEDEL, R. (2003c): *Die aktuelle Infrastruktur des Rettungsdienstes in der Bundesrepublik Deutschland im zeitlichen Vergleich (Teil I).* In: Notfall & Rettungsmedizin 7:501-508

BEHRENDT, H.; SCHMIEDEL, R. (2004a): *Die aktuellen Leistungen des Rettungsdienstes in der Bundesrepublik Deutschland im zeitlichen Vergleich (Teil II).* In: Notfall & Rettungsmedizin 1:59-69

BEHRENDT, H.; SCHMIEDEL, R. (2004b): *Raumplanerische Ansätze zur Ermittlung einer bedarfsgerechten rettungsdienstlichen Infrastruktur.* In: STANDORT - Zeitschrift für angewandte Geographie 2:79-86

BILLETER, E. P. (1970): *Grundlagen der repräsentativen Statistik, Stichprobentheorie und Versuchsplanung.* Springer-Verlag, Berlin, Heidelberg

BILLETER, E. P.; VLACH, V. (1981): *Zeitreihen-Analyse.* Einführung in die praktische Anwendung. Physica-Verlag, Heidelberg, New-York

BILLETER-FREY, E. P.; VLACH, V. (1982): *Grundlagen der statistischen Methodenlehre.* Gustav Fischer Verlag, Uni-Taschenbücher, München

BOCK, J. (1998): *Bestimmung des Stichprobenumfangs für biologische Experimente und kontrollierte klinische Studien.* Oldenbourg Verlag, München

BÖLTKEN, F. (1976): Auswahlverfahren. *Eine Einführung für Sozialwissenschaftler.* B. G. Teubner Verlag, Wiesbaden

VON BORTKEWITSCH, L. (1898): *Das Gesetz der kleinen Zahlen.* B. G. Teubner Verlag, Wiesbaden

BORTZ, J.; DÖHRING, N. (1995): *Forschungsmethoden und Evaluation für Sozialwissenschaftler.* Springer-Verlag, Berlin, Heidelberg, 2. Auflage

BORTZ, J; LIENERT, G. A. (1998): *Kurz gefasste Statistik für die klinische Forschung.* Ein praktischer Leitfaden für die Analyse kleiner Stichproben. Springer-Verlag, Heidelberg, Berlin

BORTZ, J; LIENERT, G. A.; BOEHNKE, K. (2000): *Verteilungsfreie Methoden in der Biostatistik.* Springer-Verlag, Berlin, Heidelberg, 2. Auflage

BRINKMANN, H. (2002): *Ist Wohlfahrt drin, wo Wohlfahrt draufsteht?* Eine ökonomische Analyse des deutschen Marktes für Rettungsdienstleistungen. Stumpf und Kossendey, Edewecht, Wien

BUNDESMINISTERIUM FÜR GESUNDHEIT (1994): *Die gesetzliche Krankenversicherung in der Bundesrepublik Deutschland im Jahre 1993*

BUNDESMINISTERIUM FÜR GESUNDHEIT (1995): *Die gesetzliche Krankenversicherung in der Bundesrepublik Deutschland im Jahre 1994*

BUNDESMINISTERIUM FÜR GESUNDHEIT (1996): *Die gesetzliche Krankenversicherung in der Bundesrepublik Deutschland im Jahre 1995*

BUNDESMINISTERIUM FÜR GESUNDHEIT (1997): *Die gesetzliche Krankenversicherung in der Bundesrepublik Deutschland im Jahre 1996*

BUNDESMINISTERIUM FÜR GESUNDHEIT (1998): *Die gesetzliche Krankenversicherung in der Bundesrepublik Deutschland im Jahre 1997*

BUNDESMINISTERIUM FÜR GESUNDHEIT (1999): *Die gesetzliche Krankenversicherung in der Bundesrepublik Deutschland im Jahre 1998*

BUNDESMINISTERIUM FÜR GESUNDHEIT (2000): *Die gesetzliche Krankenversicherung in der Bundesrepublik Deutschland im Jahre 1999*

BUTTLER, G.; FICKEL, N. (2002): *Statistik mit Stichproben.* Rowohlt Taschenbuch Verlag, Reinbek

CHATFIELD, C. (1982): *Analyse von Zeitreihen.* Eine Einführung. BSG B. G. Teubner Verlagsgesellschaft, Wiesbaden

DACUNHA-CASTELLE, D. (1997): *Spiele des Zufalls - Instrumente zum Umgang mit Risiken.* Gerling Akademie Verlag, München

DIEKMANN, A. (2002): *Empirische Sozialforschung. Grundlagen, Methoden, Anwendungen.* Rowohlt Taschenbuch Verlag, Reinbek, 9. Auflage

DIEKMANN, A., JANN, B. (2001): *Anreizform und Ausschöpfungsquoten bei postalischen Befragungen.* Eine Prüfung der Reziprozitätshypothese. In: ZUMA-Nachrichten 48:18-27

DIEPGEN, R. (1987): *Dropje voor dropje. Oder: Sequenzialstatistik, die ignorierte Alternative.* In: Zeitschrift für Sozialpsychologie 1:19-27

EGGENBERGER, F. (1924): *Die Wahrscheinlichkeitsansteckung. Ein Beitrag zur theoretischen Statistik.* Dissertation an der Eidgenössischen Technischen Hochschule Zürich. Nr. 371

EGGENBERGER, F.; PÓLYA G. (1923): *Über die Statistik verketteter Vorgänge.* In: Zeitschrift für angewandte Mathematik und Mechanik 3:279-289

FISHER, R. A. (1956): *Statistische Methoden für die Wissenschaft.* Oliver and Boyd, Plymouth, 12. Auflage

FLAKE, F.; RUNGGALDIER, K. (2004): *Qualitätsverbesserungen im Rettungsdienst: Systematische Audits als optimales Hilfsmittel.* In: Rettungsdienst 8:750-757

FRIEDRICHS, J. (1990): *Methoden empirischer Sozialforschung.* Westdeutscher Verlag, Wiesbaden, 14. Auflage

FRIEDMANN, D. (1999): *Der ökonomische Code: wie wirtschaftliches Denken unser Handeln bestimmt.* Eichborn Verlag, Frankfurt

FÜRTH, R. (1918): *Statistik- und Wahrscheinlichkeitsnachwirkung.* In: Physikalische Zeitschrift 19:421-126 sowie 20:21

GALLHOFER, I. N.; WILLEM, E. S. (2000): *Formulierung und Klassifikation von Fragen.* In: ZUMA-Nachrichten 46:43-72

GIGERENZER, G. (2002): *Das Einmaleins der Skepsis - Über den richtigen Umgang mit Zahlen und Risiken.* Berlin Verlag, Berlin

GNEDENKO, B. W. (1997): *Lehrbuch der Wahrscheinlichkeitstheorie.* Verlag Harri Deutsch, Frankfurt, 10. Auflage

GRIESMEIER, H. H. (1951): *Zur Stellung L. A. Quetelets in der Geschichte der Statistik.* In: Allgemeines Statistisches Archiv 35:137-145

GOODMAN, L. A. (1954): *Kolmogorov-Smirnov Tests for Psychological Research.* In: Psychological 2:160-168

GÜSSEFELDT, J. (1999): *Regionalanalyse - Methodenhandbuch und Programmsystem Graphgeo (Win).* Oldenbourg Verlag, München, 2. Auflage

HANSMANN, K.-W. (1983): *Kurzlehrbuch Prognoseverfahren: mit Aufgaben und Lösungen.* Verlag Gabler, Wiesbaden

HARTUNG, J. (1999): *Statistik - Lehr- und Handbuch der angewandten Statistik.* Oldenbourg Verlag, München, 12. Auflage

HÜTT, M.-T. (2001): *Datenanalyse in der Biologie. Eine Einführung in die Methoden der nichtlinearen Dynamik, fraktalen Geometrie und Informationstheorie.* Springer-Verlag, Berlin, Heidelberg

JAHODA, M.; LAZARSFELD, P.; ZEISEL, H. (1975): *Die Arbeitslosen von Marienthal. Ein soziographischer Versuch über die Wertung langandauernder Arbeitslosigkeit. Mit einem Anhang zur Geschichte der Soziographie.* Suhrkamp Verlag, Frankfurt

JUNG, R. (1999): *Zeitreihenanalyse für Zähldaten: Eine Untersuchung ganzzahliger Autoregressiver-Moving-Average-Prozesse.* Reihe: Quantitative Ökonomie, Band 100. Josef Eul Verlag, Lohmar

KELLERER, H. (1950): *Zur Geschichte der internationalen Statistik* (bis Ende 1948). In: Allgemeines Statistisches Archiv 34:252-256

KENESSEY, Z. (1964): *Zur geschichtlichen Entwicklung des Stichprobenverfahrens in der amtlichen Statistik.* In: Allgemeines Statistisches Archiv 48:313-330

KÖHLER, W.; SCHACHTEL, G.; VOLESKE, P. (1995): *Biostatistik. Einführung in die Biometrie für Biologen und Agrarwissenschaftler.* Springer-Verlag, Berlin, Heidelberg, 2. Auflage

KÖLTRINGER, R. (1997): *Richtig fragen heißt besser messen. Optimale Formulierungstechniken für Umfragen.* Forschung Raum und Gesellschaft e.V. Mannheim

KREIENBROCK, L. (1993): *Einführung in die Stichprobenverfahren. Lehr- und Übungsbuch der angewandten Statistik.* Oldenbourg Verlag, München

KÜHN; D.; LUXEM, J.; RUNGGALDIER, K. (Hrsg.) (2004): *Rettungsdienst. Interdisziplinäres Lehrbuch für den Rettungsdienst.* Urban und Fischer, München, Jena, 3. Auflage

LOREY, W. (1993/34): *Die Bedeutung von Laplace für die Statistik.* In: Allgemeines Statistisches Archiv 23:398-410

MAYNTZ, R.; HOLM, K.; HÜBNER, P. (1978): *Einführung in die Methoden der empirischen Soziologie.* Westdeutscher Verlag, Wiesbaden, 5. Auflage

MOECKE, H. P.; AHNEFELD, F. W. (HRSG.) (1995): *Qualitätsmanagement in der Notfallmedizin.* Blackwell Wissenschaftsverlag, Berlin

NOELLE-NEUMANN, E.; PETERSEN, T. (1996): *Alle, nicht jeder. Einführung in die Methoden der Demoskopie.* Deutscher Taschenbuch Verlag, München

NOETHER, G. E. (1963): *Note of the Kolomogorov Statistic in Diskrete Case.* In: Metrika 7: 115-116

NORCLIFFE, G. B. (1981): *Schließende Statistik für Geographen. Eine Einführung.* Springer-Verlag, Berlin, Heidelberg

OBERSCHALL, A. (1997): *Empirische Sozialforschung in Deutschland 1848 - 1914.* Alber-Reihe, Kommunikation. Band 21. Verlag Karl Alber, Freiburg

PETERS, O.; RUNGGALDIER, K. (2005): *Algorithmen im Rettungsdienst. Die 27 wichtigsten Notfälle.* Urban und Fischer, München, Jena. Verlag, 2. Auflage

PÓLYA, G (1919): *Wahrscheinlichkeitsrechnung. Fehlerausgleichung. Statistik.* In: Abderhalden, E. (Hrsg.) Handbuch der biologischen Arbeitsmethoden. Abt. V., Teil 2

POPPER, K. R. (1999): *Die Logik der Sozialwissenschaften.* In: Popper, K. R.: Auf der Suche nach einer besseren Welt. Vorträge und Ausätze aus dreißig Jahren. Piper Verlag, München

POPPER, K. R. (1994a): *Logik der Forschung.* Verlag Mohr, Tübingen, 10. Auflage.

POPPER, K. R. (1994b): *Ausgangspunkte. Meine intellektuelle Entwicklung.* Hoffmann und Campe, Hamburg, 2. Auflage

QUATEMBER, A. (1996): *Das Problem mit dem Begriff Repräsentativität.* In: Allgemeines Statistisches Archiv 80:236-241

QUATEMBER, A. (2001): *Das Jahrhundert der Stichproben.* In: Österreichische Zeitschrift für Statistik 1:45-60

RINNE, H.; SPECHT, K. (2002): *Zeitreihen - statistische Modulierung, Schätzung und Prognose.* Verlag Franz Vahlen, München

RUNGGALDIER, K.; ENKE, K.; BALS, T. (1994): *Die Berufsausbildung im Rettungsdienst – eine berufspädagogische Untersuchung in den alten und neuen Bundesländern.* Schriftenreihe des DRK-Institutes für Rettungsdienst 8. Verlagsgesellschaft des Deutschen Roten Kreuzes

RUNGGALDIER, K. (1994): *Der vergessene »Outlaw« zur Qualitätssicherung im Rettungswesen.* In: Notfallmedizin, Heft 11:561-563

RUNGGALDIER, K.; BALS, T.(1997): *Evaluierung der Berufsausbildung zum Rettungsassistenten.* Schriftenreihe des DRK-Institutes für Rettungsdienst, Band 16. Verlagsgesellschaft des Deutschen Roten Kreuzes

RUNGGALDIER, K. (1998): *Die Berufsausbildung zum Rettungsassistenten. Evaluationsstudie zur Ausbildungsqualität eines neuen Berufsbildes.* Peter Lang Verlag, Bern, Brüssel, Frankfurt, New York

RUNGGALDIER, K.; FLAKE, F. (2002): *Qualität rettet Leben – Qualitätsmanagement im Malteser Rettungsdienst.* In: Qualitätsmanagement in Klinik und Praxis 3:75-81

RUNGGALDIER, K. (2003): *Qualitätsmanagement im Rettungsdienst.* In: Ständige Konferenz für den Rettungsdienst (Hrsg.): *Rettungsdienst auf dem Prüfstand III., 49-55.* Mendel Verlag, Witten

RUNGGALDIER, K. (2004): *Patientenzufriedenheit im Rettungsdienst - Ergebnisse einer ersten bundesweiten Befragung.* In: Rettungsdienst 5:458-465

RUNGGALDIER, K.; BEHRENDT, H (2004): *Qualität des Rettungsdienstes aus Sicht des Patienten – Ergebnisse aus einer Befragung des Malteser Hilfsdienstes.* In: Handbuch des Rettungswesens. Mendel Verlag, Witten

RUNGGALDIER, K.; PETERS, O. (2004): *Zur Verbesserung der Prozess- und Ergebnisqualität: Algorithmen im Rettungsdienst.* In: Handbuch des Rettungswesens. A 3.1. Mendel Verlag, Witten

RUWE, M. (2002): *Ein neues grafisches und formales Verfahren zur Überprüfung der Normalverteilungsannahme.* Reihe: Quantitative Ökonomie, Band 124. Josef Eul Verlag, Lohmar

SACHS, S. (1997): *Angewandte Statistik.* Springer-Verlag, Berlin, Heidelberg, 8. Auflage

SCHAICH, E.; SCHWEITZER, W. (1995): *Ausgewählte Methoden der Wirtschaftsstatistik.* Verlag Franz Vahlen, München

SCHLITTGEN, R.; STREITBERG, B. H. J. (1984): *Zeitreihenanalyse.* Oldenbourg Verlag, München

SCHMIEDEL, R. (1997): *Leistungen des Rettungsdienstes 1994/95.* Hrsg.: Bundesanstalt für Straßenwesen Berichte der Bundesanstalt für Straßenwesen. Mensch und Sicherheit, Heft M 72. Wirtschaftsverlag NW, Bergisch Gladbach, Bremerhaven

SCHMIEDEL, R. (1998a): *Leistungen des Rettungsdienstes 1996/97.* Hrsg.: Bundesanstalt für Straßenwesen. Berichte der Bundesanstalt für Straßenwesen. Mensch und Sicherheit, Heft M 97. Wirtschaftsverlag NW, Bergisch Gladbach, Bremerhaven

SCHMIEDEL, R. (1998b): *Analyse organisatorischer Strukturen im Rettungswesen.* Hrsg.: Bundesanstalt für Straßenwesen Berichte der Bundesanstalt für Straßenwesen. Mensch und Sicherheit, Heft M 100. Wirtschaftsverlag NW, Bergisch Gladbach, Bremerhaven

SCHMIEDEL, R.; BEHRENDT, H. (2000): *Leistungen des Rettungsdienstes 1998/99.* Hrsg.: Bundesanstalt für Straßenwesen Berichte der Bundesanstalt für Straßenwesen. Mensch und Sicherheit, Heft M 118. Wirtschaftsverlag NW, Bergisch Gladbach, Bremerhaven

SCHMIEDEL, R.; BEHRENDT, H. (2002): *Zusammenstellung von Infrastrukturdaten zum Rettungsdienst und Analyse des Leistungsniveaus im Rettungsdienst für die Jahre 2000 und 2001.* Hrsg.: Bundesanstalt für Straßenwesen. Berichte der Bundesanstalt für Straßenwesen. Mensch und Sicherheit, Heft M 147. Wirtschaftsverlag NW, Bergisch Gladbach, Bremerhaven

SCHMIEDEL, R.; BEHRENDT, H. (2003): *Die Einsatzentscheidung der Leitstelle und ihre Wirkungen auf die Notfallvorhaltung.* In: Rettungsdienst 7:29-33

SCHMIEDEL, R.; BEHRENDT, H.; BETZLER, E. (2004): *Bedarfsplanung im Rettungsdienst. Standorte, Fahrzeuge, Personal, Kosten.* Springer-Verlag, Berlin, Heidelberg

SCHMIEDEL, R.; MOECKE, H. P.; BEHRENDT, H. (2002): *Optimierung von Rettungsdiensteinsätzen – Praktische und ökonomische Konsequenzen.* Hrsg.: Bundesanstalt für Straßenwesen. Berichte der Bundesanstalt für Straßenwesen. Mensch und Sicherheit, Heft M 140. Wirtschaftsverlag NW, Bergisch Gladbach, Bremerhaven

SCHNEIDER, I. (1988): *Die Entwicklung der Wahrscheinlichkeitstheorie von den Anfängen bis 1933.* Wissenschaftliche Buchgesellschaft, Darmstadt

SCHÖNWIESE, C. D. (2000): *Praktische Statistik für Meteorologen und Geowissenschaftler.* Gebrüder Borntraeger, Stuttgart, 2. Auflage

SEDELMEIER, P.; KÖHLERS, D. (2001): *Wahrscheinlichkeiten im Alltag, Statistik ohne Formeln.* Westermann Schulbuchverlag, Braunschweig

SEYDEL, H. (1976): *Statistik in der Medizin. Ein Entwurf zu ihrer Geschichte.* Kieler Beiträge zur Geschichte der Medizin und Pharmazie, Band 15. Karl-Wachholtz-Verlag, Neumünster

SIEGEL, S. (1985): *Nichtparametrische statistische Methoden.* Fachbuchhandlung für Psychologie, Verlagsabteilung, Frankfurt, 2. Auflage

SPIEGEL, M. R.; STEPHENS, L. J. (1999): *Statistik.* McGraw-Hill International, Maidenhead, 3. Auflage

STENGER, H. (1986): *Stichproben.* Physica-Verlag, Heidelberg, New York

STIENS, G. (1996): *Prognostik in der Geographie.* Westermann Schulbuch Verlag, Braunschweig

STIER, W. (2001): *Methoden der Zeitreihenanalyse.* Springer-Verlag, Berlin, Heidelberg.

STIGLER, S. M. (1986): *The History of Statistics.* Belknap Press of Harvard University Press, Cambridge, London

STÖRIG, H. J. (1983): *Kleine Weltgeschichte der Philosophie.* Fischer Taschenbuch Verlag, Frankfurt, 11. Auflage

SYMPOSIUM »QUANTITATIVE GEOGRAPHIE« GIESSEN 1974 (1975): *Möglichkeiten und Grenzen der Anwendung mathematisch-statistischer Methoden in der Geographie.* Gießener Geographische Schriften, Heft 32. Selbstverlag des Geographischen Instituts der Justus-Liebig-Universität Gießen. Gebrüder Borntraeger-Verlag, 3. Auflage.

TARASSOW, L. (1998): *Wie der Zufall will? Vom Wesen der Wahrscheinlichkeit.* Spektrum Akademischer Verlag, München, Jena

TAUBENHEIM, J. (1969): *Statistische Auswertung geophysikalischer und metrologischer Daten.* Akademische Verlagsgesellschaft, Berlin

THOMA, M.; ZIMMERMANN, N. (1996): *Zum Einfluss der Befragungstechnik auf den Rücklauf bei schriftlichen Umfragen - Experimentelle Befunde zur »Total-Design-Methode«.* In: ZUMA-Nachrichten 39:41-159

VAN DER WAERDEN, B. L. (1957): *Mathematische Statistik.* Springer-Verlag, Berlin, Heidelberg

VAN DER WAERDEN, B. L. (1977): *Über die Methode der kleinsten Quadrate.* Nachrichten der Akademie der Wissenschaften in Göttingen. II. Mathematisch-Physikalische Klasse. Nr. 8. Vandenhoeck & Ruprecht, Göttingen

VON RANDOW, D. (1993): *Das Ziegenproblem – Denken in Wahrscheinlichkeiten.* Rowohlt Taschenbuch Verlag, Reinbek

VOSS, W. (2000): *Taschenbuch der Statistik.* Carl-Hanser-Verlag, München

WANNER, E. (1937): *Zur Statistik der Erdbeben. I, II.* In: Gerhards Beiträge zur Geophysik 50: 85-99, 223-228

WEBER, E. (1961): *Grundriss der biologischen Statistik.* VEB Gustav Fischer Verlag, Jena, 4. Auflage

WEISCHEDEL, W. (1993): *Die philosophische Hintertreppe.* 34 Große Philosophen im Alltag und Denken, Deutscher Taschenbuch Verlag, München, 23. Auflage

WELLEK, S. (1994): *Statistische Methoden zum Nachweis von Äquivalenz.* Gustav Fischer Verlag, München, Jena

WESSEL, K. (1996): *Empirisches Arbeiten in der Wirtschafts- und Sozialgeographie: Eine Einführung.* UTB für Wissenschaft, Stuttgart

WESTERGAARD, H.; NYBØLLE, H. C. (1928): *Grundzüge der Theorie der Statistik.* Gustav Fischer Verlag, München, Jena, 2. Auflage

ZOBEL, H. (2003): *Untersuchung der zeitlichen Abfolge von Notfall- und Krankentransportfahrten als Grundlage einer bedarfsgerechten Fahrzeugvorhaltung für die Notfallrettung.* Diplomarbeit an der Hochschule für angewandte Wissenschaften, Fachbereich Wirtschaft Hamburg

Stichwortverzeichnis

Autoren

Dipl.-Geogr. Holger Behrendt

Studium der Geographie an der Friedrich-Wilhelms-Universität Bonn; zurzeit tätig als wissenschaftlicher Mitarbeiter bei der Firma Forplan Dr. Schmiedel GmbH; beteiligt an diversen Forschungsprojekten der Bundesanstalt für Straßenwesen (BASt), z.B. Leistungsanalyse, Analyse organisatorischer Strukturen im Rettungswesen und Optimierung von Rettungsdiensteinsätzen, außerdem Entwicklung und Erweiterung von methodischen Ansätzen zur Bedarfsplanung im Rettungsdienst; Autor zahlreicher Fachveröffentlichungen

Dr. phil. Klaus Runggaldier

Rettungsassistent, Berufs- und Wirtschaftspädagoge, Dipl.-Gesundheitslehrer, wissenschaftlicher Mitarbeiter an der Universität Osnabrück und bei einer Forschungs- und Planungsgesellschaft des Rettungswesens; zurzeit tätig als Leiter Rettungsdienst und Qualitätsmanagement des Malteser Hilfsdienstes auf Bundesebene und Schulleiter des Schulungszentrums Neuenkirchen-Nellinghof; Lehraufträge an nationalen und internationalen Hochschulen, z.B. der Donau Universität Krems und der Fachhochschule Köln; Mitarbeiter verschiedener Fachzeitschriften sowie Autor und Herausgeber zahlreicher einschlägiger Veröffentlichungen